U0273915

中医古籍医案辑成·学术流派医案系列

伤寒学派医案

（一）

王　熙　孙思邈　许叔微
喻　昌　张　璐　徐大椿

主　编　李成文

中国中医药出版社

·北　京·

图书在版编目（CIP）数据

伤寒学派医案（一）/李成文主编.—北京：中国中医药出版社，2015.8

（中医古籍医案辑成·学术流派医案系列）

ISBN 978-7-5132-2026-2

Ⅰ.①伤… Ⅱ.①李… Ⅲ.①伤寒（中医）—医案—汇编—中国 Ⅳ.①R254.1

中国版本图书馆 CIP 数据核字（2014）第 211040 号

中 国 中 医 药 出 版 社 出 版

北京市朝阳区北三环东路 28 号易亨大厦 16 层

邮政编码 100013

传真 010 64405750

廊坊市三友印刷有限公司印刷

各地新华书店经销

*

开本 880×1230 1/32 印张 12.5 字数 296 千字

2015 年 8 月第 1 版 2015 年 8 月第 1 次印刷

书号 ISBN 978-7-5132-2026-2

*

定价 45.00 元

网址 www.cptcm.com

中医古籍医案辑成

九七庚叟朱良春老题

《伤寒学派医案（一）》编委会

主　编　李成文

副主编　刘银伟　张　瑞

编　委　（按姓氏笔画排序）

　　　　刘银伟　李成文　张　瑞

内容提要

　　收录伤寒学派自西晋至清代著名医家王熙、孙思邈、许叔微、喻昌、张璐、徐大椿的临证医案，包括选录他人的医案，以医家为纲，以病为目，重新分类，按内科、妇科、儿科、外科、眼科、耳鼻喉科排序，注明出处，便于查阅。

　　本书贴近临床，切合实际，方便阅读，对学习掌握古代名医辨病思路与临证用药特色很有帮助，适于临床医师、中医药院校师生、科研人员及中医爱好者参阅。

前　言

医案揭示了历代医家在临证过程中的辨病辨证思路、经验体会和用药特色，浓缩并涵盖了中医基础理论、临床、本草、针灸推拿等多学科内容，理法方药俱备，临病措方，变化随心，对学习借鉴名医经验、临证思路，指导用药，提高临床疗效，继承发展中医学具有重要的意义，因而备受历代医家青睐。

明代医家李延昰在《脉诀汇辨》中指出："医之有案，如弈者之谱，可按而覆也。然使失之晦与冗，则胡取乎？家先生之医案等身矣，语简而意明，洵足以尽脉之变。谨取数十则殿之，由此以窥轩岐之诊法焉，千百世犹旦暮也。"孙一奎在《孙氏医案》中指出："医案者何？盖诊治有成效，剂有成法，固纪之于册，俾人人可据而用之。如老吏断狱，爰书一定，而不可移易也。"清代医家周学海强调说："宋以后医书，惟医案最好看，不似注释古书之多穿凿也。每部医案中，必有一生最得力处，潜心研究，最能汲取众家之所长。"俞震在《古今医案按》中说："闻之名医能审一病之变与数病之变，而曲折以赴之，操纵于规矩之中，神明于规矩

1

之外，靡不随手而应，始信法有尽，而用法者之巧无尽也。成案甚多，医之法在是，法之巧亦在是，尽可揣摩。"方耕霞指出："医之有方案，犹名法家之有例案，文章家之有试牍。"余景和在《外证医案汇编》中说："医书虽众，不出二义。经文、本草、经方，为学术规矩之宗；经验、方案、笔记，为灵悟变通之用。二者皆并传不朽。"章太炎指出："中医之成绩，医案最著。欲求前人之经验心得，医案最有线索可寻，循此钻研，事半功倍。"恽铁樵在给《宋元明清名医类案》作序时强调："我国汗牛充栋之医书，其真实价值不在议论而在方药，议论多空谈，药效乃事实，故选刻医案乃现在切要之图。"姚若琴在阐述编辑《宋元明清名医类案》大意时指出："宋后医书，多偏玄理，惟医案具事实精核可读，名家工巧，悉萃于是。"张山雷在《古今医案评议》中说："医书论证，但纪其常，而兼证之纷淆，病源之递嬗，则万不能条分缕析，反致杂乱无章，惟医案则恒随见症为迁移，活泼无方，具有万变无穷之妙，俨如病人在侧，馨咳亲闻。所以多读医案，绝胜于随侍名师，直不啻聚古今之良医而相与晤对一堂，上下议论，何快如之。"秦伯未说："合病理、治疗于一，而融会贯通，卓然成一家言。为后世法者，厥惟医案。""余之教人也，先以《内》《难》《本经》，次以各家学说，终以诸家医案。"程门雪认为："一个中医临床医生，没有扎实的理论基础，就会缺乏指导临床实践的有力武器，而如无各家医案作借鉴，那么同样会陷入见浅识寡，遇到困难束手无策的境地。"俞长荣认为："医案是中医交流和传授学术经验的传统形式之一。它既体现了中医辨证论治的共同特点，又反映了中医不同学派在诊疗方法方面的独特风格。读者从医案中可以体会到怎样用理论来指导实践，并怎样通过实践来证实理论；怎样适当地运用成法和常方，并怎样有创造性地权宜应变。因此，医案不仅在交流临床经验、传播中医学术方面具有现实意义，同时对继承老中医学术经验也起了积极的推进作用。"

医案始于先秦，奠基于宋金元，兴盛于明清。晋代王叔和的《脉经》内附医案。唐代孙思邈《备急千金要方》记录有久服石散而导致消渴的医案，陈藏器《本草拾遗》药后附案。北宋钱乙首次在《小儿药证直诀》中设置医案专篇，寇宗奭《本草衍义》药后附案。南宋许叔微首撰医案专著《伤寒九十论》，其《普济本事方》与工璆《是斋百一选方》方后附案，张杲《医说》记录了许多医案。金代张从正撰《儒门事亲》，李杲撰《脾胃论》《兰室秘藏》《东垣试效方》，王好古撰《阴证略例》，罗天益撰《卫生宝鉴》，以及元代朱震亨撰《格致余论》等综合性医著中论后均附案。自宋金元以后，学习医案、应用医案、撰写医案蔚然成风，医案专著纷纷涌现，如《内科摘要》《外科枢要》《保婴撮要》《女科撮要》《孙氏医案》《寓意草》《里中医案》《临证指南医案》《洄溪医案》《吴鞠通医案》《杏轩医案》《回春录》《经方实验录》等。明代著名医家韩懋、吴昆及明末清初的喻昌还对撰写医案提出了详细要求。而从明代就开始对前人的医案进行整理挖掘并加以研究利用，代不乏人，代表作有《名医类案》《续名医类案》《宋元明清名医类案》《清代名医医案精华》《清宫医案》《二续名医类案》《中国古今医案类编》《古今医案按》《历代儿科医案集成》《王孟英温热医案类编》《易水四大家医案类编》《张锡纯医案》《〈本草纲目〉医案类编》等。由于中医古籍汗牛充栋，浩如烟海。但是，受多方面因素的影响及条件制约，已有的医案类著作所收医案不够全面，参考中医古籍有限，分类整理方法简单局限，难以满足日益增长的不同读者群及临床、教学与科研的需求。因此，从3200多种中医古籍包括医案专著中系统收集整理其中的医案日益迫切。这可以充分发挥、利用中医古籍的文献学术价值，对研究中医证候特点与证型规律，提高临床疗效，具有重要的支撑价值。

本套丛书收录1949年以前历代医家编纂的3200余种中医古籍文献中的医案，分为学术流派医案、著名医家医案、常见疾病医案、名方小方医案四大系列。本书在建立专用数据库基础上，根据临床实际需要，结合现代阅读习惯，参考中医院校教材，对所有医案进行全面分类，以利于了解、学习和掌握历代名医治疗疾病的具体方法、应用方药技巧，为总结辨治规律，提高临床疗效提供更好的借鉴。其中，《学术流派医案系列》以学派为纲，医家为目，分为伤寒学派医案、河间学派医案、易水学派医案、温病学派医案、汇通学派医案;《著名医家医案系列》以医家为纲，以病为目，选取学术成就大、影响广、医案丰富的著名医家的医案;《常见疾病医案系列》以科为纲，以病为目，选取临床常见病和多发病医案;《名方小方医案系列》以方为纲，以病为目，选取临床常用的经方、名方、小方所治医案。

本丛书编纂过程中得到中华中医药学会名医学术思想研究分会的大力支持，年届97岁的首届国医大师朱良春先生特为本书题写书名，中国工程院院士王永炎教授担任主审，在此一并表示衷心的感谢。

由于条件所限，加之中医古籍众多，医案收录过程中难免遗漏，或分类不尽如人意，敬请读者提出宝贵意见，以便再版时修订提高。

《中医古籍医案辑成》编委会

2015 年 6 月

凡 例

《中医古籍医案辑成·学术流派医案系列》依据贴近临床、同类合并、参考中医教材教学大纲、利于编排、方便查阅的原则对医案进行分类与编排。

内科医案按肺系、心系、脾胃、肝胆、肾系、气血津液、肢体经络等排列。

妇科医案按月经病、带下病、妊娠病、生产与产后病、乳房疾病、妇科杂病等排列，并将传统外科疾病中与妇科相关的乳痈、乳癖、乳核、乳岩等医案调整到妇科，以满足临床需要。

儿科医案按内科、外科、妇科、五官科、骨伤科顺序排列。年龄限定在十四岁以下，包括十四岁；对于部分医案中"一小儿"的提法则视医案出处的具体情况确定。

外科医案按皮肤病、性传播疾病、肛门直肠疾病、男性疾病等排列。

五官科医案按眼、耳、鼻、口齿、咽喉顺序排列。

对难以用病名或主症分类，而仅有病因、病机、舌脉等的描述者，归入其他医案。

《学术流派医案系列》为全面反映各学术流派的学术成就，其著作中所摘录或引用其他人的部分医案采用"附"的形式也予以摘录。医案中的方药及剂量原文照录，不加注解。对于古今疾病或病名不一致的医案，按照相关或相类的原则，或根据病因病机，或根据临床症状，或根据治法和方剂进行归类。同一医案有很多临床症状者，一般根据主症特征确定疾病名称。

对因刊刻疑误或理解易有歧义之处，用括号加"编者注"的形式注明本书作者的观点。原书有脱文，或模糊不清难以辨认者，以虚阙号"□"按所脱字数一一补入，不出校。

原书中的异体字、古字、俗字，统一以简化字律齐，不出注。

原书中的药物异名，予以保留，不出注。原书中的药名使用音同、音近字者，如朱砂作珠砂、僵虫作姜虫、菟丝子作兔丝子等，若不影响释名，不影响使用习惯，以规范药名律齐，不出注。

本书采用横排、简体、现代标点。版式变更造成的文字含义变化，今依现代排版予以改正，如"右药"改"右"为"上"，不出注。

每个医案尽量标明出处，以助方便快捷查找医案原文，避免误读或错引。

对部分医案或承上启下，或附于医论，或附于方剂，或附于本草，或案中只有方剂名称而无组成和剂量，采用附录的形式，将原书中的疾病名称、病机分析、方剂组成、方义分析、药物用法等用原文解释，以便于更好地理解和掌握。附录中的方剂组成，是根据该医案作者的著作中所述该方剂而引用的，包括经方或名方。

伤寒学流派概论

　　中医学术流派研究是研究中医学术发展沿革的重要方法之一，其便于理清中医学术发展的思想脉络，深入研究历代名医学术思想与临床经验，分清哪些是对前人的继承，哪些是继承中的发展，哪些是个人的创新见解与经验，为中医学进一步发展提供借鉴。学术流派或体系是后人依据著名医家们的师承关系、学术主张或学术倾向、学术影响而划分的。由于中医学术流派形成发展过程中的融合、交叉、分化，学派之间存在千丝万缕的联系，故划分学派的标准不一，有按学科分类，有按著名医家分类，有按学术研究方向分类，有按著作分类，有按地域分类，因而划分出外感学派、内伤学派、热病学派、杂病学派、刘河间学派、李东垣学派、张景岳学派、薛立斋（薛己）学派、赵献可学派、李士材学派、医经学派、经方学派、伤寒学派、河间学派、易水学派、温病学派、汇通学派、攻邪学派、丹溪学派、温补学派、正宗学派、全生学派、金鉴学派、心得学派、寒凉学派、蔺氏学派、经穴学派、穴法学派、重灸学派、重针学派、骨伤推拿学派、指压推拿学派、一指禅推拿学派、经穴推拿学派、腹诊推拿学派、儿科推拿学派、五轮学派、八廊学派、内外障学派、少林学派、武当学派、新安学派等，这对中医学术的发展起到了积极作用。然而，学派研究目前也存在不少问题，主要在于学术流派形成年代、学派划分标准、学派研究学术价值等方面。争论的焦点是基础医学及临床领域中的医经学派、经方学派、汇通学派是否存在，攻邪学派、丹溪学派、温补学派能否另立门户，学派之间的渗透与交叉重复如何界定等；另外，每一学派的代表医家虽然在师承或学术上一脉相承，但其学术理论、临证辨病思路、处方用药方面或相差甚远，这些医学大家大多数是全才，如以学派分类，难免以偏概全；加之以往学术流派研究偏重理论，忽略临床，因此，以派为纲研究著名医家也有其不利的一面。为弥补学术流派研究轻临床的不足，拓展学派研究的内涵与外延，收集学术流派相关医家的涵盖中医基础理论和临床经验的医案已成为当务之急。因为这些医案不仅是著名医家学术思想的直接鉴证，也是研究学术流派源流的最重要的参考依据。

为此，我们编纂《中医古籍医案辑成·学术流派医案系列》，根据近年来的研究成果，并考虑到张锡纯、陆渊雷、祝味菊、施今墨的学术影响及当代中西医结合的实际情况，汇聚伤寒学派、河间学派、易水学派、温病学派、汇通学派五个学术流派代表医家的医案，以医家为纲，以病为目，按年代排列，汇集成册。学习和研究这些医案，不仅能加深对中医学术流派的深入理解和掌握，而且还能丰富和深化理论知识，满足实际需要，开阔视野，启迪思路，提高临床诊疗水平。

伤寒学派是以研究张机《伤寒论》辨证论治规律及用药心得

为中心的学术群体。该派始于晋唐，盛于明清。其学术研究历千余年而不衰，对中医理论和临床医学的发展，特别是对外感热病辨证论治体系的发展，有深远的影响。根据不同时期的学术研究特点，伤寒学派大致可分为宋金以前伤寒八家和明清时期伤寒三派。前者包括晋代王熙，唐代孙思邈、宋代韩祗和、朱肱、庞安时、许叔微、郭雍，金代成无己。后者包括错简重订派、维护旧论派与辨证论治派，三者互相争鸣，促进了仲景学说的发展与进步，并和温病学派进行争鸣，更促进了中医辨治外感热病的进步。其中错简重订派认为世传本《伤寒论》有错简，主张考订重辑，方有执首先提出，清初喻昌大力倡导，从其说者甚众，如张璐、吴仪洛、吴谦、程应旄、章楠、周扬俊等，该派医家思想活跃，不囿于旧说，有一定创新精神，为伤寒研究注入了新风。维护旧论派主张维护世传《伤寒论》旧本内容的完整性和权威性，尊王叔和，赞成无己，认为《伤寒论》诸法不仅能治伤寒，还可治疗杂病，代表医家有张遂辰、张志聪、张锡驹、陈念祖等。辨证论治派强调探讨和发挥《伤寒论》辨证论治的规律，根据其研究特点，又分为以柯琴、徐大椿为代表的以方类证派，以尤怡、钱潢为代表的以法类证派和以陈念祖、包诚为代表的分经审证派。

王熙，字叔和，晋代人。其对已散佚不全的《伤寒论》进行收集整理和编次，使之得以保存并流传后世，影响深远。王氏还编写了《脉经》，辑录历代诸家脉法论述，通过分析归纳、系统整理，对脉学理论及诊脉方法做出了重要的贡献。其中卷九记录11个医案，妇科病多包括月经异常、崩漏、闭经、妊娠、转胞等，即便是内科背痛、泄泻医案也是妇人所患。而月经、居经、避年等学术名词至今仍在应用。

孙思邈，唐代人，著《千金要方》《千金翼方》。创用"方证同条，比类相附"的研究方法，以方为纲，归类相从，以揭示伤寒六经辨治的规律。推崇太阳病中桂枝、麻黄、青龙三方的运用，对后世医家产生了深远影响，明代方有执、喻昌宗其说而发挥为"三纲鼎立"之说，成为错简重订派的主要学术观点之一。《千金要方》记载了脚气病医案和消渴死亡2个医案，不但症状详尽，还有病机分析，尤其是方药剂量与加减、煎煮服用方法非常完备。

韩祗和，宋代人，著《伤寒微旨论》。主张师仲景之心法，而不泥论中之方药，临证多自拟方；认为伤寒之病机为阳气内郁，强调从脉证入手分辨。主张杂病证为先，脉为后；伤寒脉为先，证为后，融伤寒杂病于一炉。

许叔微，字知可，宋代人，著《伤寒百证歌》《伤寒发微论》《伤寒九十论》等。主张以阴阳为纲，统领表里寒热虚实，于八纲辨证最有研究，并把六经分证和八纲辨证紧密结合起来。其《伤寒九十论》是中医学发展史上第一部医案专著，共收录应用经方验案90例，涉及内科、妇科等，还摘录他人医案，并记载有死亡医案，对后世产生了较大影响。

朱肱，字翼中，宋代人，著《南阳活人书》。主张从经络辨识病位，谓："治伤寒须先识经络，不识经络，触途冥行，不知邪气之所在。"认为伤寒三阴三阳病即以手足六经为病，强调脉与证合参以辨阴阳表里，注重病与证的鉴别诊断。方药研究则承袭孙思邈之法，以方汇证，颇切实用。

庞安时，字安常，宋代人，著《伤寒总病论》。其认为广义伤寒是由寒毒侵袭所致，天行温病为感受四时乖戾之气而发，具有流行性、传染性。其辨治既与伤寒大异，也不同于一般温病，治疗重用石膏清热解毒，对后世余霖治疫不无影响。

郭雍，字子和，宋代人，著《伤寒补亡论》。因《伤寒论》中方药多有缺失，遂撷取朱肱、庞安时、常器之等医家之方补《伤寒论》之未备，其中引用常器之之论是后世研究常氏的重要参考资料。

成无己，金代人，著《注解伤寒论》《伤寒明理论》。主张以经释论，即以《内经》《难经》的理论来解释《伤寒论》条文的机理，是注解《伤寒论》的第一家。重视对伤寒症状的鉴别，《伤寒明理论》是伤寒临床症状鉴别诊断专著，列举了《伤寒论》中50个常见的主要症状进行类症鉴别，如发热、寒热、潮热、烦躁四者的异同，四逆和厥冷的鉴别等，其于定体、分形、析证、明理，颇有独到见解。

方有执，字中行，明代人，著《伤寒论条辨》。认为世传本《伤寒论》有错简，主张考订重辑，采取削去《伤寒例》，合《辨脉》《平脉》改置篇末，对六经证治诸篇大加改订；把太阳病三篇分别更名为《卫中风》《营伤寒》和《营卫俱中伤风寒》，另增《辨温病风温杂病脉证并治篇》，以为如此便基本恢复《伤寒论》原貌。方氏成为错简重订派的开山，清初喻昌大力倡之，从其说者甚众，开启后世伤寒学术争鸣之端。

喻昌，字嘉言，明末清初人，著《尚论张仲景伤寒论重编三百九十七法》《尚论篇》《寓意草》《医门法律》《喻选古方试验》《〈痘疹〉生民切要》等。在王熙、孙思邈、方有执基础上，提出伤寒三纲鼎立之说，即四时外感以冬月伤寒为大纲，伤寒六经以太阳经为大纲，太阳经以风伤卫、寒伤营、风寒两伤营卫为大纲；并以此三纲订正《伤寒论》。临证强调"先议病、后议药"，重视"议病"，师法仲景，善用经方，其医案专著《寓意草》共收录70余案，详述病因、病情，剖析辨证、治疗，并多以层层设问或师徒问答方式，阐明案中关键和疑难之处，有许多独到和精辟的见解。清代著名医家李冠仙受其影响，撰《仿寓意草》将20年验案之"精心独造得古人法外法者"集为一轶；谢甘澍有感于《寓意草》辞精理博、意深旨奥，对其条分缕析，注疏引申，撰《寓意草注释》，成为阅读喻氏原著的重要参考书。

张璐，字路玉，明末清初人，著《张氏医通》《伤寒缵论》《伤寒绪论》《本经逢原》《诊宗三昧》《千金方衍义》等。重视伤寒研究，学宗方有执、喻昌，崇尚三纲鼎立之说，以"阴阳传中"为纲，分辨六经经腑及表里寒热，辨治伤寒病，其云，"夫治伤寒之法，全在得其纲领，邪在三阳，则当辨其经府，病入三阴，则当分其传中，盖经属表，宜从外解，腑属里，必须攻下而除。传属热……中属寒。"辨治杂病，崇尚温补，虽出入于李杲、朱震亨、薛己、张介宾、王肯堂、李中梓之间，但又不为诸家之说所拘束，善于在散漫纷繁之中寻出条理，临证投药，必参酌古今，断以己意，反复推论，积累了丰富的临床经验，与喻昌、吴谦并称为清初三大家。《张氏医通》收录了张氏父子内、外、妇、儿等各科医案261案，包括死亡医案及精选宋元明各朝名医医案。医案症脉详细，病因清楚，病机分析精辟，用方灵活，交代疗效，备受后世青睐。

　　吴仪洛，字遵程，清代人，著《本草从新》《成方切用》《伤寒分经》等。对本草、方剂、伤寒论均有研究，推崇张元素的用药法象。把药物的气味厚薄、阴阳寒热与脏腑理论结合起来，并根据临床实践，提出以形、色、性、味来区分用药；强调药物的四气五味、升降浮沉与临床药效之间的密切关系。治伤寒推崇喻昌《尚论篇》，附和其三百九十七法之说。

　　吴谦，字六吉，清代人，编著《医宗金鉴》。其《订正伤寒论注》以《伤寒论条辨》为基础，多取方、喻之注，对后世方、喻之说的广泛传播不无影响。

　　程应旄，字郊倩，清代人，著《伤寒论后条辨直解》。崇尚方有执之说，倡伤寒六经统赅百病之旨。

　　章楠，字虚谷，清代人，著《医门棒喝初集》、《伤寒论本旨》（又名（医门棒喝二集》)、《灵素节注类编》（又名（医门棒喝三集》)。章氏推崇张机辨证论治理论，又深受叶桂等温病学家的影响，强调伤寒与温病不同；治伤寒依方有执风伤卫、寒伤营、风寒两伤营卫之例对《伤寒论》进行编次整理。《医门棒喝初集》论后多附有医案，诊治过程详尽，后附按语，或设问答形式分析辨证思路及临证用药经验，读后有豁然开朗之感。

　　周扬俊，字禹载，清代人，著《伤寒论三注》《温热暑疫全书》。其治伤寒兼采方、喻两家之说，合以己见，但又有创见。如将"病有发热恶寒者，发于阳也；无热恶寒者，发于阴也。发于阳者七日愈，发于阴者六日愈，以阳数七，阴数六故也"作为辨识阳证阴证的大纲，列为太阳篇首条。

　　黄元御，字坤载，清代人，著《伤寒悬解》《四圣悬枢》《伤寒说意》《四圣心源》《素灵微蕴》《长沙药解》《玉楸药解》《金匮悬解》《素问悬解》《难经悬解》《灵枢悬解》《道德悬解》《周易悬解》等。崇尚方有执、喻昌，重新编次《伤寒论》，以气化学说阐释《伤寒论》，强调里气、阳气在伤寒发病、传经、治疗、预后中的重要性。

张遂辰，字卿子，清代人，著《伤寒论参注》。认为王熙收集整理的《伤寒论》内容与张仲景原著相差不远，故依据成注本卷次，引经据典，并选取朱肱、许叔微、庞安时、张元素、李杲、朱震亨、王安道、王三阳、王肯堂诸家之说进行注释。其门人有张志聪、张锡驹。

张志聪，字隐庵，清代人，著《伤寒论宗印》《伤寒论集注》《本草崇原》《本草崇原集说》《黄帝内经灵枢集注》《黄帝内经素问集注》《金匮要略注》《侣山堂类辩》《医学要诀》等。主张对《伤寒论》原本"汇节分章"，"节解句释，阐幽发微"，并将《辨脉》《平脉》置于论末，如此则"理明义尽，至当不移"。首倡六经气化说，以五运六气、标本中气之理阐发伤寒六经生理病理。

张锡驹，字令韶，清代人，著《伤寒论直解》。认为六经六气有正邪两个方面，正气之行，由一而三，始于厥阴，终于太阳，运行不息，周而复始；邪气之传，由三而一，初犯太阳，终传厥阴，惟其传变有不依次，当随其证而治之。

陈念祖，字修园，清代人，著《伤寒论浅注》《伤寒真方歌括》《长沙方歌括》《伤寒医诀串解》《金匮要略浅注》《景岳新方砭》《灵素集注节要》《女科要旨》《神农本草经读》《时方歌括》《医学从众录》《医学精义》《陈修园医案》《南雅堂医案》等。其依据张志聪《伤寒论集注》所分章节，定为三百九十七法。还采用分经审证方法研究《伤寒论》，融入六经气化之说，将深奥的理论落实到临床证治。如将太阳病分为经证、腑证和变证。经证有虚实之分，虚者桂枝汤，实者麻黄汤；腑证有蓄水蓄血之异，蓄水证用五苓散，蓄血证用桃仁承气汤；变证有从阳从阴之化，阳虚者多从少阴寒化，四逆汤、桂枝加附子汤，阴虚者多从阳明热化，白虎加人参汤、承气汤之类。其他如阳明少阳皆分经腑，太阴有阴化阳化，少阴有水化火化，厥阴有寒化热化。有利于掌握六经病机、传变特点和证治规律。其医案包括内、外、妇、儿及五官各科，语言精炼，用药法度严谨。

柯琴，字韵伯，清代人，著《伤寒论注》《伤寒论翼》《伤寒附翼》，三书合称《伤寒来苏集》。其主张以方名证，证从经分。首先提出汤证概念，即将某汤方的主治证称作某汤证，如桂枝汤证、麻黄汤证等，汇集方证条文分属于六经篇中。提出六经地面说，六经为百病立法，指出"伤寒杂病，治无二理，咸归六经节制"，扩大了六经辨证论治的范围。

徐大椿，字灵胎，清代人，著《伤寒论类方》《六经病解》《兰台轨范》《难经经释》《伤寒约编》《神农本草经百种录》《药性切用》《医砭》《医贯砭》《医学源流论》《洄溪医案》《女科医案》等。其治伤寒主张类方研究，方不分经，并突破六经束缚，将113方分作桂枝、麻黄、葛根、柴胡、栀子、承气、泻心、白虎、五苓、四逆、理中、杂方等12类。除杂方外，11类各有主方与其主治条文，次列与主方有关的加减方。徐氏医案重视医理分析，突出治则与用药心法，常独出机杼，并注明预后与治疗效果。

钱潢，一名虚白，字天来，清代人，著《伤寒论证治发明溯源集》。其承袭三纲学说，以法类证，归纳较为详细。

尤怡，字在泾，清代人，著《伤寒贯珠集》《金匮要略心典》《金匮翼》《医学读书记》。其研究伤寒依据主证病机，归纳治法。将三阳篇归纳为正治法、权变法、斡旋法、救逆法、类病法、明辨法、杂治法和刺法八法。尤氏医案症状简略与病机夹叙夹议，突出治则，处方没有剂量，多为一诊病例，复诊较少。

包诚，字兴言，清代人，著《伤寒审证表》《十剂表》《广生篇》。按照经病主表，脏腑主里，腑病多实，脏病多虚的原则对《伤寒论》进行分类研究。

总之，伤寒学派的形成、发展与鼎盛反映了伤寒学研究的成长过程，使仲景学说深入人心，成为中医学最为重要的组成部分，促进了中医理论与临床的发展与进步，为中医学作出了巨大贡献。

目　录

王　熙

孙思邈

许叔微

附：选录他人医案

喻 昌

张　璐

附：选录他人医案

附：儿子张飞畴医案

徐大椿

附：选录他人医案

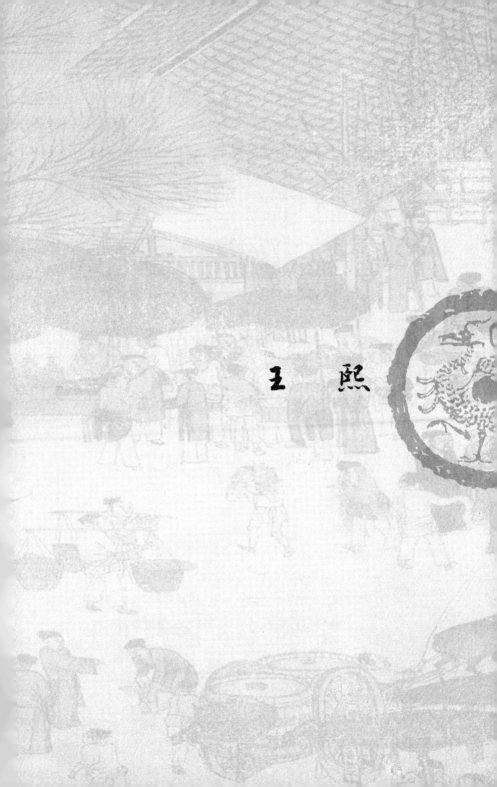

王　熙

内科医案

◆ 少食

问曰：有一妇人年五十所，病但苦背痛，时时腹中痛，少食多厌，喜膹胀，其脉阳微，关尺小紧，形脉不相应，愿知所说。师曰：当问病者饮食何如。假令病者言，我不欲饮食，闻谷气臭者，病为在上焦；假令病者言，我少为欲食，不食亦可，病为在中焦；假令病者言，我自饮食如故，病在下焦，为病属带下，当以带下治之。（《脉经·卷九》）

◆ 泄泻

问曰：妇人年五十所，病下利数十日不止，暮则发热，少腹里急痛，腹满，手掌热，唇口干燥，何也？师曰：此病属带下，何以故？曾经半产，瘀血在少腹中不去。何以知之？其证唇日干燥，故知之。当与温经汤。（《脉经·卷九》）

妇科医案

◆ 月经过少

师曰：有一妇人来诊，言经水少，不如前者何也？师曰：曾更下利，若汗出，小便利者，可。何以故？师曰：亡其津液，故令经水少。设经下反多于前者，当所苦困。当言恐大便难，身无复汗也。（《脉经·卷九》）

◆ 月经不断

师曰：有一妇人，年六十所，经水常自下，设久得病利，少腹坚满者为难治。（《脉经·卷九》）

师曰：有一妇人来，脉反得微涩，法当吐，若下利，而言不，因言夫人年几何？夫人年七七四十九，经水当断，反至今不止，以故致此虚也。（《脉经·卷九》）

◆ 闭经

师曰：有一妇人将一女子年十五所来诊。言女年十四时经水自下，今经反断，其母言恐怖。师曰：此女为是夫人亲女非耶？若亲者，当相为说之。妇人因答言：自是女尔。师曰：所以问者无他，夫人年十四时，亦以经水下，所以断，此为避年，勿怪，后当自下。（《脉经·卷九》）

师曰：有一妇人来诊（一作脉，编者注），自道经断不来。师言：一月为衃，二月为血，三月为居经。是定作躯也，或为血积，

3

譬如鸡乳子，热者为禄，寒者多浊，且当须后月复来，经当入月几日来。假令以七日所来，因言且须后月十日所来相间。设其主复来者，因脉之，脉反沉而涩，因问曾经半生，若漏下亡血者，定为有躯。其人言实有是，宜当护之。今经微弱，恐复不安。设言当奈何了当为合药治之。（《脉经·卷九》）

师曰：有一妇人来诊，自道经断，即去。师曰：一月血为闭，二月若有若无，三月为血积，譬如鸡伏子，中寒即浊，中热即禄，欲令胎寿，当治其母，挟寒怀子，命则不寿也。譬如鸡伏子，试取鸡一，毛拔去，覆子不遍，中寒者浊。今夫人有躯，少腹寒，手掌反逆，奈何得有躯？妇人因言，当奈何？师曰：当与温经汤。设与夫家俱来者，有躯；与父母家俱来者，当言寒多，久不作躯。（《脉经·卷九》）

◆ 妊娠

问曰：有一妇人，年二十所。其脉浮数，发热呕咳，时下利，不欲食，脉复浮，经水绝，何也？师曰：法当有娠，何以故？此虚家法当微弱，而反浮数，此为戴阳。阴阳和合，法当有娠。到立秋，热当自去。何以知然？数则为热，热者是火，火是木之子，死于未。未为六月位，土王，火休废，阴气生，秋节气至，火气当罢，热自除去，其病即愈。（《脉经·卷九》）

有一妇人来诊，因言阴阳俱和调，阳气长，阴气短，但出不入，去近来远，故曰反。以为有躯，偏反血断，断来几日，假令审实者，因言急当治，恐经复下。设令宫中人，若寡妇无夫，曾夜梦寐交通邪气，或怀久作癥瘕，急当治下，服二汤。设复不愈，因言发汤，当中。下胎而反不下，此何等意邪？可使且将视赤乌（一作赤马，编者注）。（《脉经·卷九》）

◆**转胞**

问曰：有一妇人病，饮食如故，烦热不得卧，而反倚息者，何也？师曰：得病转胞，不得溺也。何以故？师曰；此人故肌盛，头举身满，今反羸瘦，头举中空减（一作减，编者注）。胞系了戾，故致此病，但利小便则愈，宜服肾气丸，以中有茯苓故也。方在《虚劳》中。(《脉经·卷九》)

其他医案

◆涩脉

师曰：有一妇人好装衣来诊，而得脉涩，因问曾乳子、下利？乃当得此脉耳，曾半生、漏下者可；设不者，经断三月、六月。设乳子漏下，可为奄续，断小儿勿乳，须利止，复来相问，脉之。

师曰：寸口脉微迟，尺微于寸，寸迟为寒，在上焦，但当吐耳。今尺反虚，复为强下之，如此，发胸满而痛者，必吐血；少腹痛、腰脊痛者，必下血。师曰：寸口脉微而弱，气血俱虚。若下血、呕吐、汗出者可；不者，趺阳脉微而弱。春以胃气为本，吐利者可；不者，此为水气，其腹必满，小便则难。（《脉经·卷九》）

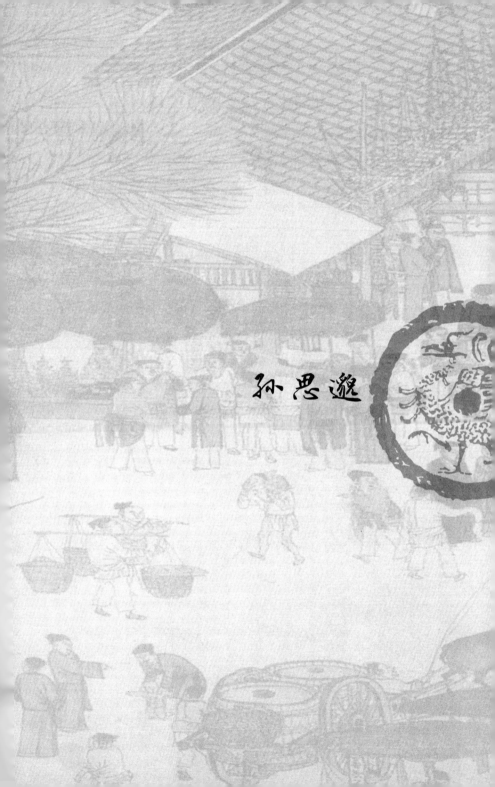

孙思邈

内科医案

◆ 脚气

湘东王至江州，王在岭南病悉如此，极困笃，余作此汤（道人深师增损肾沥汤。编者注）令服，即得力。病似此者，服无不瘥，随宜增损之方。（《备急千金要方·卷七》）

【注】病悉如此：指脚弱疼痹或不随，下焦虚冷，胸中微有客热，心虚惊悸不得眠，食少失气味，日夜数过心烦，迫不得卧，小便不利，又时复下。

◆ 消渴

贞观十年（636年，编者注），梓州刺史李文博，先服白石英久，忽然房道强盛，经月余渐患渴，经数日小便大利，日夜百行以来，百方治之，渐以增剧，四体羸瘦，不能起止，精神恍惚，口舌焦干而卒。此病虽稀，甚可畏也。利时脉沉细微弱，服枸杞汤即效，但不能长愈。服铅丹散亦即减，其间将服除热宣补丸。（《备急千金要方·卷二十一》）

◆ 中风

大理赵卿患风，腰脚不随，不能跪起行。针上髎一穴、环跳一穴、阳陵泉一穴、巨虚、下廉一穴，即得跪。（《备急千金要方·卷第八》）

库狄钦患偏风不得挽弓。针肩髃一穴，即得挽弓。甄权所行。

(《备急千金要方·卷第八》)

◆ **水肿**

有人患气虚损久不瘥，遂成水肿，如此者众，诸皮中浮水攻面目，身体从腰以上肿，皆以此发汗方，悉愈。方：麻黄四两，甘草二两。上二味，㕮咀，以水五升煮麻黄，再沸去沫，纳甘草，煮取三升，分三服。重覆取汗，愈。慎风冷等。(《备急千金要方·卷第二十一》)

贞观九年汉阳王患水，医所不治，余处此方，日夜尿一二斗，五六日即瘥。瘥后有他犯，因而殂矣。(《备急千金要方·卷第二十一》)

有人患水肿，腹大，四肢细小，腹坚如石，小劳苦足胫肿，小饮食便气急，此终身之疾。服利下药不瘥者，宜服此药，微除风湿，利小便，消水谷，岁久服之乃可得力，瘥后可常服：丹参、鬼箭羽、白术、独活各五两，秦艽、猪苓各三两，知母、海藻、茯苓、桂心各二两。

上十味，㕮咀，以酒三斗，浸五日，服五合，日三。任性量力渐加之。(《备急千金要方·卷第二十一》)

◆ **霍乱**

武德中有德行尼名净明，患此（指霍乱，编者注）已久，或一月一发，或一月再发，发即至死，时在朝太医蒋许甘巢之徒亦不能识，余以霍乱治之，处此方得愈，故疏而记之。(《备急千金要方·卷第二十》)

9

外科医案

◆ 疗

余以贞观四年，忽口角上生疗肿，造甘子振母为贴药，经十日不瘥，余以此药涂之，得愈。以后常作此药以救人，无不瘥者，故特论之以传后人。疗肿方千首，皆不及此，虽齐州荣姥方亦不能胜，此物之造次易得也。（《备急千金要方·卷第二十二》）

◆ 外伤

贞观中有功臣远征，被流矢中其背胛上，矢入四寸，举天下名手出之不得，遂留在肉中，不妨行坐，而常有脓出不止。永徽元年秋，令余诊看，余为处之瞿麦丸方：

瞿麦二两，雄黄一两半（研），干地黄、王不留行各五分，麻黄（去节）、茅根、败酱、防风、雀李根皮、牛膝、大黄、蓝实、石龙芮、蔷薇根皮各□两。

上一十四味，捣筛为末，炼蜜和丸如梧子，酒服十丸，日二，稍稍加至二十丸，以知为度，忌猪鱼生冷等，可直断口味，凡箭镞及折刺入身中，四体皆急，当合此药服之，令四体皆缓，缓则其镞必自跳出，余常教服此药与断肉，遂日日渐瘦，其镞遂跳出一寸，戴衣不得行，因即错却乃得行动，已觉四体大缓，不比寻常，终冬至春，其镞不拔自然而落，取而量之犹得三寸半，是以身必须断口味令瘦，肉缓，刺则自出矣，故以记之。（《千金翼方·卷第二十》）

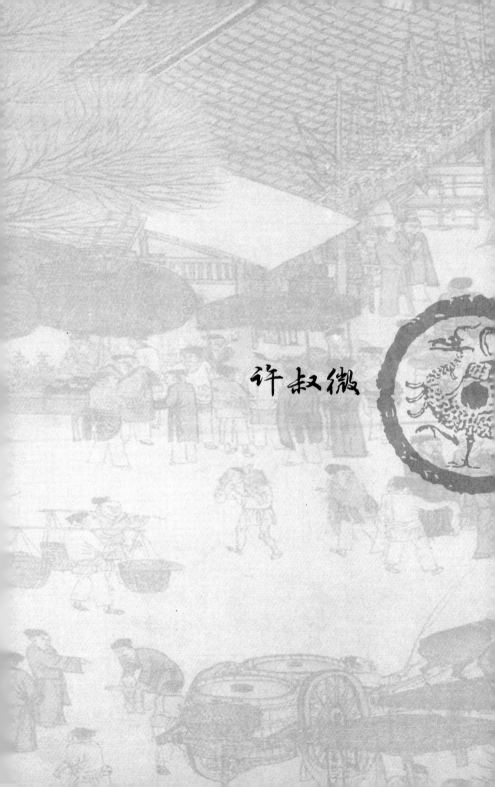

许叔微

内科医案

◆ 伤寒

李思顺得伤寒，恶寒发热，口中气热，如火不绝，七八日矣，而目闭不肯开。予诊其脉，阴阳俱紧，是必汗之而复下之故也，此坏证矣。病家曰：一医于三日前汗之不愈，一医复下之，而目闭矣。遂投以小柴胡汤，五啜而愈。

许叔微按：或问何以知其汗下而目闭？予曰：仲景称伤寒发热，口中气勃勃然，头痛目黄，若下之则目闭。又云：伤寒脉阴阳俱紧，恶寒发热，目赤脉多，睛不慧，医复汗之，咽中伤，若复下，则两目闭。此坏证，须小柴胡汤，调之愈。（《伤寒九十论·伤寒闭目证第七十七》）

昔有乡人丘生者病伤寒。予为诊视，发热，头疼，烦渴，脉虽浮数而无力，尺以下迟而弱。予曰：虽属麻黄证，而尺迟弱。仲景云：尺中迟者，荣气不足，血气微少，未可发汗。予建中汤加当归、黄芪令饮，翌日脉尚尔，其家煎迫，日夜督发汗药，言几不逊矣。予忍之，但只用建中调荣而已。至五日尺部方应，遂投麻黄汤。啜第二服，发狂，须臾稍定，略睡已得汗矣。信知此事是难。（《普济本事方·卷第八》）

乡里豪子得伤寒，身热目痛，鼻干不眠，大便不通，尺寸俱大，已数日矣，自昨夕，汗大出。予曰：速以大柴胡下之。众医骇然，曰：阳明自汗，津液已竭，当用蜜兑，何故用大柴胡药？予曰：此仲景不传妙处，诸公安知之。予力争，竟用大柴胡两服而愈。

许叔微按：仲景论阳明云：阳明病，多汗者，急下之。人多谓已自汗，若更下之，岂不表里俱处也。论少阴云：少阴病一二日，口干燥者，急下之。人多谓病发于阴，得之日浅，但见干燥，若更下之，岂不阴气愈盛也。世人罕读，予以为不然，仲景称急下之者，亦犹急当救表，急当救里。凡称急者，急下之，有三处，才觉汗出多，未至津液干燥，速下之，则为径捷，免致用蜜兑也。盖用蜜兑，已是失下，出于不得已耳。若胸中识得了了，何疑殆之有哉。(《伤寒九十论·阳明急下证第十四》)

乡人李生，病伤寒身热，大便不通，烦渴郁冒。一医以巴豆丸下之，虽得溏利，而病宛然如旧。予视之曰：阳明热结在里，非大柴胡、承气不可，巴豆止去寒积，岂能荡涤邪热温毒耶？亟进大柴胡，三服而溏利止，中夜汗解。

许叔微按：仲景一百十三方，丸者有五，理中、陷胸、抵当、麻仁、乌梅也。理中、陷胸、抵当皆大弹丸，煮化而服之，与汤散无异。至于麻仁治脾约，乌梅治湿蜃，故须小丸达下部。其他皆入经络，逐邪毒，破坚癖，导血，润燥屎之类，必凭汤剂也。未闻巴豆小丸以下邪毒，且如巴豆性热大毒，而病热人服之，非徒无益，而为害不小矣。李生误服不死，其大幸欤！(《伤寒九十论·阳明当下证第十八》)

仪征一妇，病伤寒八九日，发热，昏闷不识人，手循衣缝，摸床谵语，不识人事。他医不识，或汗或利，旬日增甚。予诊之曰：此脉涩而小便不利，不可治也。翌日死。

许叔微按：华佗云，病人循衣摸床谵语，不可治。仲景云：伤寒吐下后不解，不大便五六日，发潮热，不识人，循衣撮空，微喘直视，脉弦者生，脉涩者死。又云：小便利者，可治。今脉

涩，小便不利，见其两死，不见一生，吾莫能为也。（《伤寒九十论·循衣摸床证第二十八》）

友人孔彦辅病伤寒，身大热，头痛，自汗，恶热，阳明证也。此公不慎将理，病未除，当风取凉以自快，越半月，寒热大交作。予再视之，则为坏病温疟矣。仲景云：若十三日以上，更感异气，变为他病者，当依旧坏病证而治之。若脉阴阳俱盛，重感于寒，变成温疟，脉之变证，方治如法，乃小柴胡汤之类，加桂枝治之愈。

许叔微按：往来尝见一士人施疟方，以榜睢阳市肆，柴胡白虎之类也。俗人不问是何疟证，例用前方，往往反变大疾。呜呼！将欲济人，反致损人，岂理也哉！予尝谓疟证最多，有暑疟、食疟、脾寒疟，手足三阴三阳皆有疟，脾肺肾肝心胃亦有疟，各各不同，安得一概与柴胡白虎汤耶？误治尚可拟议，惟脾寒、中暑二证，若水火不相将。《素问》曰：夏伤于暑，秋为痎疟。又曰：夏暑汗不出者，秋成风疟。始因伏暑，得秋气乃发，故先热后寒，或热多寒少，头目昏痛，虚则发战，汗出一时而止。盖心恶暑气，心为君，心不受邪，而心包络痰涎所聚，暑伏于涎中，岂比脾寒而厚朴、草果所能驱，温疟而柴胡、黄芩所能止也，非砒朱、脑麝之属不能入。故暑疟脾寒患者多，而医者不识，妄投以寒药，真气先受病，所以连绵不已也。予尝精究疟证一病，须详审谛当，然后行药，十治十中，无有失者。众人以疟为难疗，予独以为易治，要在别其证类，识其先后耳。因论温疟言及此，欲使患者知药不可妄投也。《素问·疟论》甚详，当精观之。（《伤寒九十论·伤寒温疟证第六十五》）

有人患伤寒，得汗数日，忽身热自汗，脉弦数，心不得宁，真劳复也。予诊曰：劳心之所致，神之所舍，未复其初，而又劳伤其神，荣卫失度。当补其子，益其脾，解发其劳，庶几得愈。授以补脾汤，佐以小柴胡，得解。或者难曰：虚则补其母，今补其子何也？予曰：子不知虚劳之异乎？《难经》曰：虚则补其母，实则泻其子。此虚当补其母，人所共知也。《千金》曰：心劳甚者，补脾气以益之。脾旺则感于心矣。此劳则当补其子，人所未闻也。盖母生我者也，子继我而助我者也。方治其虚，则补其生者。《锦囊》所谓本体得气，遗体受荫同义。方治其劳，则补其助我者，荀子所谓未有子富而父贫同义。此治虚与劳所以异也。（《普济本事方·卷第八》）

又记有人病伤寒下利，身热神昏多困，谵语不得眠，或者见下利，便以谵语为郑声，为阴虚证。予曰：此小承气证。众骇然曰：下利而服小承气，仲景之法乎？予曰：此仲景之法也。仲景云：下利而谵语者，有燥屎也，属小承气汤而得解。予尝读《素问》云：微者逆之，甚者从之，逆者正治，从者反治，从少从多，观其事也。帝曰：何谓反治？岐伯曰：塞因塞用，通因通用。王冰注云：大热内结，注泻不止，热宜寒疗，结复未除，以寒下之，结散利止，此通因通用也。正合于此。（《普济本事方·卷第九》）

豫章刘商人伤寒，发热，口苦咽干，腹满，能食，大便闭，医作阳明治。召予视，同坐。予问医曰：何以见证属阳明？医曰：仲景云：阳明中风，口苦咽干，腹满。又云：阳明病若能食，名曰中风；不能食，名曰伤寒。又曰：少阳阳明者，胃中烦，大便难。是审兹三者，全是阳明证也。予曰：阳明之脉长而实，中风者，必自汗。今证虽阳明，然脉反见数，而身无汗，果可作阳明治否？医无以应。予曰：以仆观之，所谓阳结也。今计其日已十六日矣，来日当病剧，当与公治之。其家疑而不决，来日病果大作，亟召。予曰：是阳结证也。仲景云：脉有阴结阳结，何以别之？

答曰：其脉浮而数，能食，不大便，此为实，名阳结也，期十七日当剧。其脉沉而迟，不能食，身体重，大便反硬，名曰阴结，期十四日当剧。今病者十七日而剧者，是其候也。乃投以大柴胡，两啜而病除矣。

许叔微按：仲景云：脉来霭霭如车盖者，名曰阳结。脉来累累如循长竿者，名曰阴结。霭霭如车盖，则是浮是数之状，仲景所谓善取象矣。然则阳结何以十七日当剧？阴结何以十四日当剧？盖十七日，老阳少阳之数；十四日，老阴少阴之数也。老阳之数九，少阳之数七，七九计十六，更进一数，阳之数而其道常绕，又阳数奇故也。老阴之数六，少阴之数八，八六计十四日，不进者，阴主静，而其道常乏，又阴数偶也。如此盈虚消长，不能逃乎时数。（《伤寒九十论·阳结证第六十八》）

尝记有人病伤寒，心烦喜呕，往来寒热。医以小柴胡与之，不除。予曰：脉洪大而实，热结在里，小柴胡安能去之？仲景云：伤寒十余日，热结在里，复往来寒热者，与大柴胡汤。三服而病除。大黄荡涤蕴热，伤寒中要药。王叔和云：若不用大黄，恐不名大柴胡。大黄须是酒洗，生用为有力。昔后周姚僧垣，名医也。帝因发热，欲服大黄药。僧垣曰：大黄乃是快药，至尊年高，不可轻用。帝不从，服之遂至不起。及元帝有疾，诸医皆谓至尊至贵不可轻服，宜用平药。僧垣曰：脉洪而实，必有宿食，不用大黄，必无瘳理。元帝从之，果下宿食乃愈。合用与不合用，必心下明得谛当，然后可。又记有人患伤寒，身热目痛鼻干，不得卧，大便不通。尺寸脉俱大，已数日。一夕汗出，予谓速以大柴胡下之。医骇曰：阳明自汗，津液已漏，法当行蜜兑，何苦须用大黄药。予谓曰：子只知抱稳，若用大柴胡，此仲景不传之妙，公安能知？予力争，竟用大柴胡，二服而愈。仲景论阳明之病多汗者急下之，人多谓已是自汗，若更下之，岂不表里俱虚？又如论少阴证云：少阴病一二日，口干燥者，急下之。人多谓病发于阴，得之日浅，但见干燥，若更下之，岂不阴气愈盛？举斯二者，则其他疑惑处，不可胜数。此仲景之书，世人罕读也，予以为不然。仲景称急下之者，亦犹急当救表，急当救里。凡称急者，有三处。谓才觉汗多，未至津液干燥，便速下之，则为径捷，免致用蜜兑也。若胸中识得了了，方可无疑。若未能了了误用之，反不若蜜兑为稳也。（《普济本事方·卷第八》）

丁未五月，乡人邢原晖病伤寒，寒热往来，心下郁闷，舌上白滑苔。予曰：舌上滑苔有数证，有阴阳脉紧，鼻出涕者；有脏结而不可治者；有温瘴丹田有热者，有阳明胁下坚者。此证属阳明，宜栀子汤吐之于前，小柴胡继于其后，数日汗解而愈。（《伤寒九十论·舌上滑苔证第六十二》）

乙巳六月，吉水谭商人寓城南，得伤寒八九日，心下惕惕然，以两手扪心，身体振振动摇，他医以心痛治之，不效。予曰：此汗过多之所致也。仲景云：未持脉时，病人又手自冒心，心下悸。所以然者，以重获汗，虚，故如此。又云：发汗过多，其人又手自冒心，心下悸，欲得按者，桂枝甘草汤证。予投黄芪建中、真武及甘草桂枝，渐得平复。（《伤寒九十论·又手冒心证第五十八》）

庚戌五月，李氏病伤寒，身热，头痛，无汗，浑身疼痛，脉浮大而紧。予投以麻黄汤，数服终不得汗，又多用张苗烧蒸之法，而亦不得。予教令刺阳明，少间汗出，漐漐遍身一时间，是夕身凉病退。

许叔微按：《刺热论》云：热病先手臂痛，刺阳明而汗出。又曰：刺阳明出血如大豆，病已。盖谓刺也，阳明穴在手大指内侧，去爪甲角，手阳明脉之所出也。刺可入同身寸之一分，留一呼。

大凡伤寒、热病，有难取汗者，莫如针之为妙。仲景云：凡治温病，可刺五十九穴。《素问》云：病甚者，为五十九刺。其详在注中。(《伤寒九十论·刺阳明证第五十五》)

何保义从王太尉军中，得伤寒，脉浮涩而紧。予曰：若头疼发热，恶风无汗，则麻黄证也；烦躁，则青龙汤证也。何曰：今烦躁甚。予投以大青龙汤，三投汗解。

许叔微按：桂枝、麻黄、青龙，皆表证发汗药。而桂枝治汗出恶风，麻黄治无汗恶寒，青龙治无汗而烦，三者皆欲微汗解。若汗多亡阳为虚，则烦躁不眠也。(《伤寒九十论·大青龙汤证第五》)

己酉，王仲贤患伤寒，发热，头痛，不恶风，身无汗，烦闷，脉浮而紧，八九日不退。予诊之曰：麻黄证也。所感多热，是以烦躁，遂投以麻黄汤三服。至暮，烦愈甚，手足躁乱，扬踯不止。或以为发狂，须用寒药。予争之曰：此汗证也，幸勿忧，切忌乱服药。守一时，须稍定，必寐，少时中汗出矣。仲景云：至六七日，三部大、手足躁乱者，欲解也，盖谓此耳。若行寒剂，定是医杀。(《伤寒九十论·扬手踯足证第六十》)

里间张太医家，一妇病伤寒，发热，恶风，自汗，脉浮而弱。予曰：当服桂枝，彼云家有自合者，予令三啜之，而病不除。予询其药中用肉桂耳，予曰：肉桂与桂枝不同。予自治以桂枝汤，一啜而解。

许叔微按：仲景论用桂枝者，盖取桂枝轻薄者耳，非肉桂之肉厚也。盖肉桂厚实，治五脏用之，取其镇重。桂枝清轻，治伤寒用之，取其发散。(《伤寒九十论·桂枝证第三十一》)

里人秦氏子得伤寒，发热身疼，骨节疼痛，恶风无汗。或者劝其不须服药，待其自安。如是半月矣，而病不除，不得已，召医治之。医至，问日数，又不审其脉与外证，但云已过期矣，不可汗下矣，且与调气药以正气。复延予，予诊其脉，浮涩而紧大，此麻黄证无疑者。但恐当汗不汗，化为衄血，必有是证。言未已，衄血作。予急以麻黄汤与之，继之以犀角地黄汤，血止汗解愈。

许叔微按：仲景云：凡作汤药，不可避晨夜，觉病须臾，即宜便治，不等早晚，则易愈。或稍迟，病即传变，虽欲除，必难为力。今医不究根源，执以死法，必汗之于四日之前，下之于四日之后，殊不知此惑也。又云：病不服药，犹得中医，此为无医而设也。若大小便不通，必待其自瘥乎？盖前后不得溲，必下部腹胀，数日死矣。又况结胸、蓄血、发狂、发斑之类，未有勿药而愈者。知者知变，愚者执迷，以取祸也。须是随病浅深，在表在里，或阴或阳，早为治疗，如救火及溺然，庶易瘥。《素问》云：邪风之至，疾如风雨。故善治者治皮毛，其次治肌肤，其次治筋脉，其次治六腑，其次治五脏。治五脏者，半死半生也。扁鹊望齐侯而逃，其斯之谓欤！（《伤寒九十论·失汗衄血证第八十一》）

马亨道，庚戌春病发热、头疼、鼻鸣、恶心、自汗、恶风，宛然桂枝证也。时贼马破仪真三日矣，市无芍药，自指圃园，采芍药以利剂。一医曰：此赤芍药耳，安可用也？予曰：此（桂枝汤，编者注）正当用。再啜而微汗解。

许叔微按：仲景桂枝加减法，十有九证，但云芍药。《圣惠方》皆称赤芍药。……《神农本草》称，芍药主邪气腹痛，利小便，通顺血脉，利膀胱、大小肠。时行寒热，则全是赤芍药也。又桂枝第九证云：微寒者，去赤芍药。盖惧芍药之寒也。惟芍药甘草汤一证云白芍药，谓其两胫拘急，血寒也，故用白芍药以补，非此时也。《素问》云：涩者，阳气有余也。阳气有余为身热无汗，阴气有余为多汗身寒。伤寒脉涩，身热无汗，盖邪中阴气，故阳有余，非麻黄不能发散。中风脉滑，多汗身寒，盖邪中阳，故阴有余，非赤芍药不能刮其阴邪。然则桂枝用芍药赤者明矣。（《伤寒九十论·辨桂枝汤用芍药证第一》）

人患发热，恶寒，自汗，脉浮而微弱，予以三服桂枝（桂枝汤，编者注）投之，遂愈。仲景云：太阳中风，阳浮而阴弱者，汗自出，啬啬恶寒，淅淅恶风，翕翕发热，宜桂枝汤。

许叔微按：仲景云：假令寸口脉微，名曰阳不足。阴气上入阳中，则洒淅恶寒也。尺脉弱，名曰阴不足。阳气下陷入阴中，则发热。此医发其汗，使阳气微，又大下之，使阴气弱，此为医所病而然也。大抵阴不足阳从之，故阳内陷发热。阳不足阴往乘之，故阴上入阳中，则恶寒。阴阳不归其分，是以发热恶寒也。故孙真人云：有热不可大攻之，热去则寒起。（《伤寒九十论·发热恶寒证第三十七》）

乡人邱忠臣，寓毗陵荐福寺，病伤寒，予为诊视，其发热、头疼、烦渴，脉浮数无力，自尺以下不至。予曰：虽麻黄证，而尺迟弱。仲景云：尺中迟者，营气不足，血气微少，未可发汗。予建中汤加当归、黄芪，令饮之。翌日，病者不耐。其家晓夜督发汗药，其言至不逊。予以乡人隐忍之，但以建中调理而已。及六七日，尺脉方应，遂投以麻黄汤。啜第二服，狂言烦躁且闷，须臾稍定，已中汗矣。五日愈。

许叔微按：仲景虽云不避晨夜，即宜便治，医者亦须顾其表里虚实，待其时日。若不循次第，虽暂时得安，亏损五脏，以促寿限，何足尚哉？昔范云为陈霸先属，霸先有九锡之命，期在旦夕矣。云偶感寒疾，恐不及豫盛事，请徐文伯诊视之。恳曰：便可得愈乎？文伯曰：便瘥甚易，但恐二年后不复起尔。云曰：朝闻道，夕死可矣，况二年乎！文伯以火烧地，布桃柏叶，设席置其卧上，顷刻汗解，以温粉扑之。翌日愈，甚喜。文伯曰：不足喜也。后二年果卒矣。夫取汗先期尚促寿限，况不顾表里，不待时日，便欲速愈乎？每见病家不耐三四日，昼夜促汗，医者顾利，恐别更医，随情顺意，鲜不致毙。(《伤寒九十论·麻黄汤证第四》)

乡人吴德甫得伤寒，身热，自汗，恶风，鼻出涕，关以上浮、关以下弱。予曰：此桂枝证也，仲景法中第一方，而世人不究耳。使公服之（桂枝汤，编者注），一啜而微汗解。翌日，诸苦顿除。公曰：仲景法如此径捷，世人何以不用？予应之曰：仲景论表证，一则桂枝，二则麻黄，三则青龙。桂枝则治中风，麻黄治伤寒，青龙治中风见寒脉，伤寒见风脉。此三者人皆能言之，而不知用药对证之妙处，故今之医者多不喜用，无足怪也。且脉浮而缓，中风也，故啬啬恶寒，淅淅恶风，翕翕发热，仲景以桂枝对之。脉浮紧而涩，伤寒也，故头痛发热，身疼腰痛，骨节皆疼，恶风，无汗而喘，仲景以麻黄对之。至于中风脉紧，伤寒，脉浮缓，仲景皆以青龙对之。何也？予尝深究三者，审于证候脉息，相对用之，无不应手而愈。何以言之？风伤卫，卫，气也。寒伤营，营，血也。营行脉中，卫行脉外，风伤卫，则风邪中于阳气，阳气不固，发越而为汗，是以汗出而表虚，故仲景用桂枝以发汗，芍药以利其血。盖中风病在脉之外，其病稍轻，虽同曰发汗，特解肌之药耳。故桂枝证云：令遍身漐漐，微似有汗者益佳，不可如水淋漓，病必不除。是知中风，不可大发其汗，反动营血，邪乘虚而居中，故病不除也。寒伤营，则寒邪干于阴血，而营行脉中者也。寒邪客于脉中，非特营受病也，邪自内作，则并于卫气，犯之久则浸淫及骨，是以汗不出而热、烦冤，仲景以麻黄大发其汗，又以桂枝辛甘助其发散，欲捐其内外之邪，营卫之病耳。大抵二药皆发汗，而桂枝则发卫之邪，麻黄并卫与营而治之。仲景桂枝第十九证云：病常自汗出者，此为营气和，营气和者外不谐，以卫气不共营气和谐故耳。营行脉中，卫行脉外，复发其汗，营卫和则愈，宜桂枝汤。又第四十七证云：发热汗出者，此谓营弱卫强，故使汗出。欲救风邪，宜桂枝汤。是知中风汗出者，营和而卫不和也。又第一卷云：寸口脉浮而紧，浮则为风，紧则为寒，风则伤卫，寒则伤营，营卫俱病也。麻黄汤中，并桂枝而用，此仲景之意欤。至于青龙，虽治伤寒见风脉，伤风见寒脉，然仲景云：汗出恶风，不可服之，服之则厥逆，筋惕肉瞤。故青龙一证尤难用，须是形证得当，然后可行。王寔大夫证治中，止用桂枝麻黄各半汤代之，盖慎之也夫。（《伤寒九十论·太阳桂枝证第三十》）

　　有人病发热，恶寒，自汗，脉浮而微弱，三服此汤（桂枝汤，编者注）而愈。此方在仲景一百十三方内，独冠其首。今人全不用，苦哉。仲景云：太阳中风，阳浮而阴弱，阳浮者热自发，阴弱者汗自出，啬啬恶寒，淅淅恶风，翕翕发热，宜桂枝汤。此脉与证，仲景说得甚分明，只后人看不透，所以不敢用。仲景云：假令寸口脉微，名曰阳不足，阴气上入阳中，则洒淅恶寒也。尺脉弱，名曰阴不足，阳气下陷入阴中，则发热也。此谓元受病者然也。又曰：阳微则恶寒，阴弱则发热。医发其汗，使阳气微，又大下之，令阴气弱，此谓医所病而然也。大抵阴不足，阳往从之，故内陷而发热；阳不足，阴往乘之，故阴上入阳中则恶寒。举此二端，明白如此，何惮而不用桂枝哉？（《普济本事方·卷第八》）

　　董齐贤病伤寒数日，两胁挟脐痛不可忍，或作奔豚治。予视之曰：非也。少阳胆经，循胁入耳，邪在此经，故病心烦喜呕，渴，往来寒热，默不能食，胸胁满闷，少阳证也。始太阳传入此经，故有是证。仲景云：太阳病不解，传入少阳，胁下满、干呕者，小柴胡汤主之。三投（小柴胡汤，编者注）而痛止，续得汗解。（《伤寒九十论·伤寒胁痛证第六十四》）

己未岁，一时官病伤寒，发热，狂言，烦躁，无他恶证，四日死。或者以为两感，然其证初无两感证候。是岁得此疾，三日四日死者甚多，人窃怪之。予叹之曰：是运使然也。己为土运，土运之岁，上见太阴，盖太乙天符为贵人。中执法者，其病速而危；中行令者，其病徐而持；中贵人者，其病暴而死，谓之异也。又曰：臣为君则逆，逆则其病危，其害速。是年少宫土运，木气大旺，邪中贵人，故多暴死。气运当然，何足怪也。（《伤寒九十论·伤寒暴死证第十一》）

维扬谢康中，任仪征酒官，咽干烦渴，腰疼身热，脉细而微急，予诊视之曰：此真少阴证也。六经之中，少阴难治。少阴病传之经络，此证有补泻法。仲景泻者用承气，补者用四逆，误之则相去远矣。此证当温，勿以水证为疑也。予适以事出境，后七日归，则为他医汗之矣。经络既虚，邪毒流入大经之中，手足瘛疭，如惊痫状，其家狼狈求救。予曰：不可治也，予验此甚多，是谓邪入大经。不旋踵，其家已哭矣。（《伤寒九十论·邪入大经证第二十九》）

◆ 温病

癸丑年，故人王彦龙作毗陵仓官，季夏得疾。胸项多汗，两足逆冷，谵语。医者不晓，杂进药已经旬日。予诊之，其脉关前濡，关后数。予曰：当作湿温治。盖先受暑后受湿，暑湿相抟，是名湿温。先以白虎加人参汤，次以白虎加苍术汤，头痛渐退，足渐温，汗渐止，三日愈。此病名贼邪，误用药有死之理。有医难曰：何名贼邪？予曰：《难经》论五邪，有实邪、虚邪、正邪、微邪、贼邪。从后来者为虚邪，从前来者为实邪，从所不胜来者为贼邪，从所胜来者为微邪，自病者为正邪。又曰：假令心病中暑为正邪，中湿得之为贼邪。今心先受暑而湿邪胜之，水克火，从所不胜，斯谓之贼邪，此五邪之中最逆也。《难经》又云：湿温之脉，阳濡而弱，阴小而急。濡弱见于阳部，湿气抟暑也，小急见于阴部，暑气蒸湿也，故经曰暑湿相抟。名曰湿温，是谓贼邪也，不特此也。予素有停饮之疾，每至暑月，两足汗漐漐未尝干。每服此药二三盏，即便愈。（《普济本事方·卷第八》）

己酉，虏骑破淮阴，疫疠大作，时有王朝奉寓天庆得疾，身热自汗，体重难以转侧，多眠，鼾睡，医作三阳合病，或作漏风证，治之不愈。予曰：此风温病，投以葳蕤汤、独活汤，数日瘥。

许叔微按：仲景云见《太阳病脉篇》：太阳病，发热而渴，不恶寒者为温病。若发汗已，身灼热者，名曰风温。风温为病，脉阴阳俱浮，自汗出，身重，多眠睡，鼻息必鼾，语言难出。若被下者，小便不利，直视失溲。若被火者，微发黄色，剧则如惊痫，时瘛疭。又云：阳脉浮滑，阴脉濡弱，更遇于风，变为风温，大抵温气大行，更遇风邪，则有是证。今当春夏，病此者多，医作伤寒漏风治，非也。不是火，不可下，不可大发汗，而仲景无药方，古法谓可取手少阴火、足厥阴木，随经所在而取之，故用葳蕤汤、独活汤辈为宜。若发热无下证者，当用知母石膏汤。误汗之，则防己黄芪汤救之。（《伤寒九十论·风温证第四十四》）

族有乳媪，患伤寒七八日，发斑，肌体如火，脉洪数而牢，心中烦满不快，俄而变赤黑斑，其家甚惊惶。予曰：此温毒也。温毒为病最重，而年齿为迈，是诚可忧也。仲景云：伤寒，脉洪数，阴脉实大，更遇湿热，变成温毒。温毒最重也，故斑疹生，心下不快，痞闷，遂以升麻玄参汤与之。日夜四五服，斑退而愈。

许叔微按：华佗云：伤寒五日在腹，六日在胃，入胃则可下也。若热毒未入于胃，而先下之者，其热乘虚入胃，则胃烂。然热入胃，要须复下之，不得留在胃中也。胃若实，为致此病，三死一生。其热微者赤斑出，剧者黑斑出。赤斑出者五死一生，黑斑出者十死一生，但看人有强弱耳。病者至日，不以时下之，热不得泄，亦胃烂斑出，盖此是恶候。若下之早，则热乘虚入胃；或下迟，则热入不得泄。须是乘机，不可失时，庶几轻可也。（《伤寒九十论·发斑证第六十六》）

◆ 中暑

毗陵一时官得病，身疼痛，发热体重，其脉虚弱。人多作风湿，或作热病，则又疑其脉虚弱不敢汗也，已数日矣。予诊视之，曰：中暍证也。仲景云：太阳中暍者，身热体疼，而脉微弱。此以夏月伤冷水，水行皮中所致也。予以瓜蒂散治之，一呷而愈。

许叔微按：仲景论暍有三证：一则汗出恶寒，身热而渴，此太阳经中暍也。一则发热恶寒，身疼痛，其脉弦细芤迟。一则夏月伤冷水，水行皮中，身热，疼痛重而脉微弱。不可下，不可行温针。上二证皆宜用白虎加人参汤，后一证宜用瓜蒂散，方治不见于本论，而见于《金匮要略》，其脉证云：治太阳中暍，身热疼痛，而脉微弱者，夏月伤冷水，水行皮中所致，宜瓜蒂散。盖谓此也。（《伤寒九十论·太阳中暍证第二十四》）

一尼病头痛，身热，烦渴，躁，诊其脉大而虚。问之曰：小便赤，背恶寒，毛竦洒洒然，面垢，中暑也。医作热病治，但未敢服药。予投以白虎汤，数日愈。

许叔微按：仲景云：脉虚身热，得之伤暑。又云：其脉弦细尢迟，何也？《素问》曰：寒伤形，热伤气。盖伤气不伤形，则气消而脉虚弱，所以弦迟尢细，皆虚脉而可知矣。（《伤寒九十论·面垢恶寒证第七十五》）

◆ 发热（寒热往来）

陈姓士人，初得病，身热，脉浮，自汗。医者麻黄汤汗之，发热愈甚，夜间不得眠，头重，烦闷，悸悸然，中风证强责汗之过也。仲景云：太阳病，发汗后，大汗出，胃中干燥，不得眠，其人欲得饮水者，少少与之，令胃气和则愈。予先与猪苓汤，次投之以当归、地黄、麦门冬、芍药、乌梅之类，为汤饮之，不汗而愈。

许叔微按：《黄帝针经》曰：卫气者，昼行阳，夜行阴，卫气不得入于阴，常行于外，行于外则阳满，满则阳跷盛而不得入于阴，阴虚则夜不得眠也。今津液内竭，胃中干燥，独恶于阳，阴无所归，其候如此。故以当归、地黄补血，用乌梅以收之，故不汗自愈。（《伤寒九十论·夜间不眠证第十二》）

从军王武经病，患呕吐，误为医者下之，已八九日，而内外发热。予诊之曰：当行白虎加人参汤。或云：既吐复下，是里虚矣，白虎可行乎？予曰：仲景云见太阳篇二十八证：若下后，七八日不解，热结在里，表里俱热者，白虎加人参汤。证相当也。盖吐者为其热在胃脘，而脉致令虚大，三投而愈。

许叔微按：仲景称伤寒若吐下后七八日不解，热结在里，表里俱热者，人参白虎汤主之。又云：伤寒脉浮无汗，发热不解，不可与白虎汤。又云：脉滑，为表有热，里有寒，白虎汤主之。国朝林亿校正，谓仲景此法必表里字差矣，是大不然。大抵白虎能除伤寒中暍，表里发热，故前后证或云表里俱热，或云表热里

26

寒，皆可服之，宜也。中一证称表不解不可服者，以其宜汗，发热，此全是伤寒麻黄与葛根汤证，安可行白虎？林但见所称表里不同，便谓之差，是亦不思不精之过也。（《伤寒九十论·白虎加人参汤证第三十六》）

癸卯秋九月，牒试淮南僧台，同试有建阳彭子静得疾，身热，头痛，呕逆，自汗如洗，已数日矣。召予诊视，谓予曰：去试不数日，而疾势如此，为之奈何？予曰：误服药多矣，此证当先止汗，幸无忧也。予作术附汤与之，三投而汗止。次日，微汗漐漐，身凉，五日而得愈。（《伤寒九十论·漏风证第四十一》）

己巳，邻人王友生以贩京为业，蓄一婢，患伤寒，热八九日。予为治之，得汗而愈。未数日，生自病，身热，头重不欲举，目中生花，召予视之。予曰：是必伤寒初愈，妇人交接得之，即令阴头上必肿，小腹绞痛，然是阴阳易也。生曰：前患者婢子，意谓已安，遂与之交。翌日得此疾，良苦。予曰：失所治，必吐舌数寸而死。予作猳鼠粪、烧裈散等，以利其毒气，旬日安。（《伤寒九十论·阴阳易证第五十七》）

里人有病中脘，吐，心下烦闷，多昏睡，倦卧，手足冷，盖少阴证也。十余日不瘥，忽尔通身大热，小便出血。予曰：阴虚者阳必凑之。今脉细弱，而脐下不痛，未可下桃仁承气，且以芍药地黄汤，三投而愈。（《伤寒九十论·小便出血证第四十二》）

有人病初呕吐，俄为医者下之，已七八日，而内外发热。予诊之曰：当用白虎加人参汤。或曰既吐复下，且重虚矣，白虎可用乎？予曰：仲景云：若吐下后七八日不解，热结在里，表里俱热者，白虎加人参汤，此正相当也。盖始吐者，热在胃脘而脉实，今虚而大，三投汤而愈。仲景既称伤寒若吐下后七八日不解，热结在里，表里俱热者，白虎加人参汤主之。又云：伤寒脉浮，发热无汗，其表不解，不可与白虎汤。又云：伤寒脉浮滑，此以表有热、里有寒，白虎汤主之。国朝林亿校正谓仲景于此表里自瘥矣。予谓不然。大抵白虎能治伤寒中暍，表里发热，故前后二证，或云表里俱热，或云表热里寒，皆可服之。中一证脉浮无汗，其表不解，全是麻黄与葛根证，安可行白虎也？林亿见所称表里不同，便谓之差互，是亦不思之过也。（《普济本事方·卷第八》）

◆ 喘证

戊申正月，有一武弁在仪征，为张遇所虏。日夕置于舟艎板下，不胜跧伏。后数日得脱，因饱食解衣扪虱以自快，次日遂作伤寒。医者以因饱食伤而下之，一医以解衣中邪而汗之。杂治数日，渐觉昏困，上喘息高。医者怆惶，罔知所指。予诊之曰：太阳病下之，表未解，微喘者，桂枝加厚朴杏子汤，此仲景法也。医者争曰：某平生不曾用桂枝，况此药热，安可愈喘？予曰：非汝所知也。一投而喘定，再投而漐漐汗出。至晚，身凉而脉已和矣。医者曰：予不知仲景之法，其神如此。岂诳惑后世也哉！人自寡学，无以发明耳。（《伤寒九十论·桂枝加厚朴杏子汤证第三》）

有豪子病伤寒，脉浮而长，喘而胸满，身热头疼，腰脊强，鼻干，不得眠。予曰：太阳阳明合病证。仲景法中有三证：下利者葛根汤；不下利，呕逆者加半夏；喘而胸满者麻黄汤也。治以麻黄汤，得汗而解。

许叔微按：或问传入之次第，自太阳，阳明，少阳，太阴，少阴，厥阴，何哉？说者谓：阳主生，故足太阳水传足阳明土，土传足少阳木，为微邪。阴主杀，故太阴土传少阴水，水传足厥阴木，为贼邪。少阴水传厥阴木，安得为贼也？故予以为不然。《素问·阴阳离合论》云：太阳根起于至阴，结于命门，名曰阴中之阳。阳明根起于厉兑，名曰阴中之阳，少阳根起于窍阴，名曰阴中之少阳。太阴根起于隐白，名曰阴中之阴。少阴根起于涌泉，名曰阴中之少阴。厥阴根起于大敦，名曰阴之绝阴。大抵伤寒，始因中之气得之于阴，是以止传足经者，是阴中之阳，阳中之阴，亦自然之次第也。故此篇因黄帝问三阴三阳之离合，岐伯自圣人南面而立，前曰广明而推之，且以太阳为开，阳明为阖，少阳为枢，太阴为开，厥阴为阖，少阴为枢，六经不得相失，则其序有授矣，不特此也，以六气在天而考之，厥阴为初之气，少阴为二之气，太阴为三之气，少阳为四之气，阳明为五之气，太阳为六之气，此顺也。逆而言之，则太阳而后阳明，阳明而后少阳，少阳而后太阴，太阴而后少阴，少阴而后厥阴。伤寒为病，在气则逆而非顺，自太阳而终厥阴也。(《伤寒九十论·太阳阳明合病证第八十四》)

有一亲表妇人，患（指喘证与咳嗽，编者注）十年，遍求医者皆不效，忽有一道人货此药（紫金丹，编者注），谩赠一服，是夜减半。数服顿愈，遂多金丐得此方。予屡用以救人，恃为神异。(《普济本事方·卷第二》)

又有人病伤寒，大便不利，日晡发潮热，手循衣缝两手撮空，直视喘急，更数医矣，见之皆走。予曰：此诚恶候，得之者十中九死。仲景虽有证而无治法，但云脉弦者生，涩者死。已经吐下，难于用药，漫且救之。若大便得通而脉弦者，庶可治也。与小承气汤一服，而大便利，诸疾渐退，脉且微弦，半月愈。或人问曰：下之而脉弦者生，此何意也？予曰：《金匮玉函》云：循衣妄撮，怵惕不安，微喘直视，脉弦者生，涩者死，微者但发热谵语。承气汤主之。予尝观钱仲阳《小儿直诀》云：手寻衣领及捻物者，肝热也。此证在《玉函》列于阳明部，盖阳明胃也。肝有热邪，淫于胃经，故以承气泻之。且得弦脉，则肝平而胃不受克，此所以有生之理。读《仲景论》不能博通诸医书，以发明其隐奥，专守一书者，吾未见其能也。(《普济本事方·卷第八》)

◆ **不寐**

绍兴癸丑，予待次四明，有董生者，患神气不宁，每卧则魂飞扬，觉身在床而神魂离体，惊悸多魇，通夕无寐，更数医而不效，予为诊视。询之曰：医作何病治？董曰：众皆以为心病。予曰：以脉言之，肝经受邪，非心病也。肝经因虚，邪气袭之，肝藏魂者也，游魂为变。平人肝不受邪，故卧则魂归于肝，神静而得寐。今肝有邪，魂不得归，是以卧则魂扬若离体也。肝主怒，故小怒则剧。董欣然曰：前此未之闻，虽未服药，已觉沉疴去体矣，愿求药法。予曰：公且持此说与众医议所治之方，而徐质之。阅旬日复至，云：医遍议古今方书，无与病相对者。故予处此二方（真珠丸，编者注）与独活汤以赠，服一月而病悉除。此方大抵以真珠母为君，龙齿佐之，真珠母入肝经为第一，龙齿与肝相类故也。龙齿虎睛，今人例作镇心药，殊不知龙齿安魂，虎睛定魄，各言类也。东方苍龙木也，属肝而藏魂；西方白虎金也，属肺而藏魄。龙能变化，故魂游而不定；虎能专静，故魄止而有守。予谓治魄不宁者，宜以虎睛；治魂飞扬者，宜以龙齿。万物有成理而不说，亦在夫人达之而已。(《普济本事方·卷第一》)

◆ **谵语**

城南妇人，腹满身重，遗尿，言语失常。他医曰：不可治也，肾绝矣，其家惊忧无措，密召予至，则医尚在座。乃诊之曰：何谓肾绝？医家曰：仲景谓溲便遗失，狂言，反目直视，此谓肾绝也。予曰：今脉浮大而长，此三阳合病也，胡为肾绝？仲景云：腹满身重，难以转侧，口不仁，谵语，遗尿。发汗则谵语，下之则额上生汗，手足厥冷，白虎证也。今病人谵语者，以不当汗而汗之，非狂言反目直视。须是肾绝脉，方可言此证。乃投以白虎加人参汤，数服而病悉除。（《伤寒九十论·遗尿证第六十一》）

◆ **惊恐**

宣和中有一国医，忽承快行宣押，就一佛刹医内人，限目今便行。鞭马至，则寂未有人。须臾卧轿中扶下一内人，又一快行送至，奉旨取军令状，限日下安痊。医诊视之，已昏死矣。问其从人，皆不知病之由，惶恐无地。良久有二三老内人至，下轿环而泣之，方得其实。云：因蹴秋千自空而下坠死。医者云：打扑伤损自属外科，欲申明，又恐后时参差不测。再视之，微觉有气。忽忆药箧中有苏合香丸，急取半两，于火上焙去脑麝，用酒半升研化灌之。至三更方呻吟，五更下恶血数升，调理数日得痊。予谓正当下苏合香丸。盖从高坠下，必挟惊悸，血气错乱。此药非特逐瘀血，而又醒气，医偶用之遂见功。（《普济本事方·卷第六》）

顷在徽城日，尝修合神精丹一料。庚申年予家一妇人梦中见二苍头，一在前，一在后，手中持一物。前者云：到也末？后应云：到也。击一下，爆然有声，遂魇，觉后心一点痛不可忍，昏闷一时许。予忽忆神精丹（太一神精丹，编者注）有此一证，取三粒令服之，遂至府过厅，少顷归，已无病矣。云服药竟，痛止神醒，今如常矣。自后相识稍有邪气，与一二服无不应验。方在《千金》中，治中风之要药，但近世少得曾青磁石，为难合尔。（神精丹在《千金》方十二卷中，编者注）（《普济本事方·卷第

六》）

宋明远教授之母，七十四岁。因戎马惊疾如上证（因惊语言颠错，编者注），服此二方（远志丸、茯神散，编者注）得力。（《普济本事方·卷第二》）

元符中一宗人得疾，逾年不瘥，谒医于王思和绎，思和具脉状云，病因惊恐，肝脏为邪，邪来乘阳明之经，即胃是也。邪盛不畏胜我者，又来乘肺，肺缘久病气弱，金胜无能，受肝凌侮。其病时复头眩，瘈疭搐搦，心胞伏涎，久之，则害脾气，要当平肝气使归经，则脾不受克，脾为中州土，主四肢一体之事，脾气正则土生金，金旺则肺安矣。今疾欲作时，觉气上冲者，是肝侮肺，肺不受侮，故有此上冲，肝胜则复受金克，故搐搦也。以热药治之，则风愈甚，以冷药治之，则气已虚。肺属金，金为清化，便觉脏腑不调，今用中和温药，抑肝补脾，渐可安愈，今心忪，非心忪也。胃之大络，名曰虚里，络胸膈及两乳间，虚而有痰则动，更须时发一阵热者，是其候也，服下三方（续断汤、山蓣圆、独活散，编者注）一月而愈。思和名医，寓仪真时，人少知者，后至都下，声名籍甚，为医官，政和中度为黄冠，终蕊珠侍宸。（《普济本事方·卷第一》）

江东提辖张载扬，其妻因避寇，失心已数年，予授此方（惊气丸，编者注）不终剂而愈。（《普济本事方·卷第二》）

戊申年，军中一人犯法，褫衣将受刃，得释，神失如痴，予与一粒，服讫而寐，及觉，病已失矣。（《普济本事方·卷第二》）

予族弟妇，缘兵火失心，制此方（宁志膏，编者注）与之，服二十粒愈。亲识多传去，服之皆验。（《普济本事方·卷第二》）

◆ 狂证

黄山沃巡检彦，其妻狂厥者逾年，更十余医而不验，予授此方（惊气丸，编者注），去附子，加铁粉，亦不终剂而愈。铁粉非但化涎镇心，至如摧抑肝邪特异，若多恚怒，肝邪太盛，铁粉能制伏之。《素问》言：阳厥狂怒，治以铁落饮，金制木之意也，此亦前人未尝论及。（《普济本事方·卷第二》）

田仲容，得伤寒数日，身热，手足时厥，腹满，瞪目直视，狂言不识人。予诊之曰：不可治也，心肾俱绝矣。夜死。

许叔微按：仲景云：直视摇头，此为心绝也。又曰：狂言，反目直视，此为肾绝也。目者，五脏精华之所聚，今直视而不眴，则知五脏有死绝矣，故不治。（《伤寒九十论·瞪目直视证第二十六》）

◆ 痞满

酒家朱三者，得伤寒六七日，自颈以下无汗，手足厥冷，心下满，大便秘结。或者见其逆冷，又汗出满闷，以为阴证。予诊其脉沉而紧，曰：此证诚可疑，然大便结者为虚结也，安得为阴？脉虽沉紧，为少阴证。然少阴证多矣，是自利未有秘结。予谓此半在表，半在里也，投以小柴胡汤，大便得通而愈。

许叔微按：伤寒，恶寒，手足冷，心下满，口不欲食，大便硬，脉细者，此为阳微结，必有表，复有里也。脉沉，亦在里也。汗出，为阳微。假令纯阴结，不得复有外证，悉入在里，此为半在表，半在里也。脉虽沉紧，不得为少阴病。所以然者，阴不得有汗，今头汗出，故知非少阴也，可与小柴胡汤。设不了了者，得屎而解也。难者曰：仲景云：病人脉阴阳俱紧，反汗出者，亡阳也，此属少阴。今云阴不得有汗，何也？今头汗出，故知非少阴也。何以头汗出则知非少阴？予曰：此说正是议论处。谓四肢冷，脉沉紧，腹满，全是少阴。然大便硬，头汗出，不得谓少阴。盖头者三阳所聚，三阳自胸中而还，有头汗出，自是阴虚，故曰汗出为阳微，是阴不得有头汗也。若少阴有头汗，则九死一生。故仲景平脉法云：心者火也，名少阴。其病，头无汗者可治，有汗者死。心为手少阴，肾为足少阴，然相与为病，以意逆志，是谓得之。(《伤寒九十论·手足逆冷证第七十八》)

◆ 嘈杂

予宣和中，每觉心中多嘈杂，意谓饮作，又疑是虫。漫依《良方》所说服。翌日下虫二条，一长二尺五寸，头扁阔尾尖锐。每寸作一节，斑斑如锦纹，一条皆寸断矣。《千金》谓劳则生热，热则生虫。心虫曰蛔，脾虫寸白，肾虫如寸截丝缕，肝虫如烂杏，肺虫如蚕。五虫皆能杀人，惟肺虫为急。肺虫居肺叶之内，蚀人肺系，故成瘵疾，咯血声嘶，药所不到，治之为难。(《普济本事方·卷第六》)

◆ 呕吐

曹生初病伤寒六七日，腹满而吐，食不下，身温，手足热，自利，腹中痛，呕恶心。医者谓之阳多，尚疑其手足热，恐热蓄于胃中而吐呕，或见吐利而为霍乱。请予诊，其脉细而沉，质之曰：太阴证也。太阴之为病，腹满而吐，食不下，自利益甚，时腹自痛。予止以理中丸，用仲景云如鸡子黄大，昼夜投五六枚，继以五积散，数日愈。

许叔微按：予见世医论伤寒，但称阴证阳证。盖仲景有三阴三阳，就一证中，又有偏胜多寡，须是分明辩质，在何经络，方与证候相应，用药有准。且如太阴、少阴，就阴证中，自有补泻，岂可止谓之阴证也哉！（《伤寒九十论·太阴证第二十三》）

丁未岁夏，族妹因伤寒已汗后，呕吐不止，强药不下，医以丁香、硝石、硫黄、藿香等药治之，盖作胃冷治也。予往视之曰：此汗后余热尚留胃脘，若投以热药，如以火济火，安能止也？故以香薷汤、竹茹汤，三服愈。（《伤寒九十论·胃热呕吐证第七十》）

李使君曾病呕，每食讫辄吐，如此两月，服翻胃药愈甚，或谓有痰饮，投半夏、旋覆之类，亦皆不验，幕下药判官授此方，服之即瘥。（《普济本事方·卷第四》）

夏，钟离德全一夕病，上吐下泻，身冷，汗出如洗，心烦躁，予以香薷饮与服之。翌日遂定，进理中等调之痊。

许叔微按：仲景云：病发热，头痛，身疼，恶寒，吐利者，此属何病？答曰：此名霍乱。自吐下，又利止而复作，更发热也。此病多由暑热，阴阳不和，清浊相干，饮食过伤，三焦溷乱。腹中撮痛，烦渴不止，两足转筋，杀人颇急，不可缓也。（《伤寒九十论·霍乱转筋证第七十一》）

玄华得伤寒六七日，烦，昏睡，多吐呕，小便白色，自汗出，予诊其脉，寸口、尺中俱紧，谓曰寒中少阴经中，是以脉紧，当作少阴治也。仲景云：病人脉紧反汗出，亡阳也，属少阴证，当咽痛而复吐利，盖谓此也。有难者曰：《脉诀》以紧为七表，仲景以紧为少阴，紧脉为阴耶？予曰：仲景云：寸口脉俱紧者，口中气出，唇口干燥，踡卧足冷，鼻中涕出，舌上白苔，勿妄治也。又云：紧则为寒。又云：曾为人所难，紧脉从何而来？师曰：假令亡汗，若吐，以肺里寒，故令脉紧。又曰：寸口脉微，尺中紧，其人虚损多汗。由是观之，则是寒邪入经络所致，皆虚寒之脉也。其在阳经则浮而紧，在阴经则沉而紧。故仲景云：浮紧者，名为伤寒。又云：阳明脉浮而紧者，必潮湿。此在阳则脉浮而紧者。仲景又云：病人脉阴阳俱紧者，属少阴。又云：寸口脉微，尺脉紧，其人虚损多汗，则阴常在，绝不见阳。又云：少阴脉紧，至七八日，自下利，脉暴微，手足反温，脉紧反去者，此欲解也。此在阴，沉而紧也。仲景云：浮为在表，沉为在里，数为在腑，迟为在脏。欲知表里脏腑，先以浮沉迟数为定，然后兼余脉而定阳阴也。若于《脉诀》而言，则疏矣。故予尝谓伤寒脉者，当以仲景脉为准法。（《伤寒九十论·辨少阴脉紧证第五十二》）

一老青衣久病呕，与服之又瘥。大凡吐多是膈热，热且生涎，此药能化胃膈热涎，特有殊效。（《普济本事方·卷第四》）

政和中一宗人病伤寒，得汗身凉，数日忽呕吐，药与饮食俱不下，医者皆进丁香、藿香、滑石等药，下咽即吐。予曰：此正汗后余热留胃脘，孙兆竹茹汤正相当尔。亟治药与之，即时愈。《良方》槐花散亦相类。（《普济本事方·卷第四》）

◆ 不食

有人全不进食，服补脾药皆不验，予授此方（二神丸，编者注），服之欣然能食，此病不可全作脾虚。盖因肾气怯弱，真元衰劣，自是不能消化饮食，譬如鼎釜之中，置诸米谷，下无火力，虽终日米不熟，其何能化？黄鲁直尝记服菟丝子，净淘，酒浸，曝干，日抄数匙以酒下，十日外饮啖如汤沃雪，亦知此理也。（《普济本事方·卷第二》）

◆ 呃逆

张保义，得汗后呃逆，或者以胃虚则哕，故呃逆也。投以干姜、橘皮等汤，不下，命予治之。予曰：此证不可全作胃虚治，六脉尚躁，是余毒未解耳。投以小柴胡汤，两啜而愈。（《伤寒九十论·汗后呃逆证第四十》）

◆ 胁痛

沈存中《良方》载：顷在建康，医者王琪言：诸气唯膀胱气胁下痛最难治，谓神保圆能治之。熙宁中病项筋痛，诸医皆作风治之，数月不瘥，乃流入背膂，久之又注右臂，挛痛甚苦。忆琪语有此一证，乃合（神保丸，编者注）服之，一服而瘥，再发，又一服瘥。（《普济本事方·卷第六》）

◆ 腹痛

有市人李九妻，患腹痛，身体重，不能转侧，小便遗失，或作中湿治。予曰：非是也，三阳合病证。仲景云见阳明篇第十证：三阳合病，腹满身重，难转侧，口不仁，面垢，谵语，遗尿。不可汗，汗则谵语，下则额上汗出，手足逆冷。乃三投白虎汤而愈。（《伤寒九十论·三阳合病证第三十五》）

甲辰，盐商舣舟江次，得伤寒，胸膈痞，连脐下旁不可忍，饮食不进。予诊之曰：此非结胸，乃脏结也，不可救矣。脏结者，寸脉浮，关脉细小沉紧者，尚有白苔，痛引小腹则死。仲景云：痛引小腹，入阴经者死。次日，痛引小腹，午时果死。（《伤寒九十论·脏结证第六十七》）

◆ 泄泻

吕商得伤寒，自利腹满，不烦，不渴，呕吐，头痛。予诊趺阳脉大而紧，曰：太阴证也。若少阴下利必渴，今不渴，故知太阴证。仲景云：自利不渴属太阴。调治数日愈。

许叔微按：或问伤寒何以诊趺阳？予曰：仲景称趺阳脉大而紧者，当即下利。《脉经》云：下利脉大为未止，脉微细者今自愈。仲景论趺阳脉九十一处，皆因脾胃而设也。且如称趺阳脉滑而紧，则曰滑乃胃实，紧乃脾弱。趺阳脉浮而涩，则曰浮为吐逆，水谷不化，涩则食不得入。趺阳脉紧而浮，浮则腹满，紧则绞痛。趺阳脉不出，则曰脾虚，上下身冷，肤硬，则皆脾胃之设可知矣。大抵外证，腹满自利，呕恶吐逆之类，审是病在脾胃，而又参决以趺阳之脉，则无失矣。其脉见于足趺之阳，故曰趺阳。仲景讥世人握手而不及足。(《伤寒九十论·伤寒下利证第七十六》)

顷年有一亲识，每五更初欲晓时，必溏痢一次，如是数月。有人云：此名肾泄，肾感阴气而然，得此方（五味子散，编者注）服之而愈。(《普济本事方·卷第四》)

有人因忧愁中伤，食结积在肠胃，故发吐利，自后至暑月，稍伤则发，暴下数日不已。《玉函》云：下利至隔年月日不期而发者，此为有积，宜下之。只用温脾汤尤佳，如难取，可佐以干姜丸，后服白术散。(《普济本事方·卷第四》)

◆ 便秘

庚戌仲春，艾道先染伤寒近旬日，热而自汗，大便不通，小便如常，神昏多睡，诊其脉，长大而虚。予曰：阳明证也。乃兄景先曰：舍弟全似李大夫证，又属阳明，莫可行承气否？予曰：

虽为阳明，此证不可下。仲景：阳明自汗，小便利者，为津液内竭，虽坚不可攻，宜蜜兑导之。作三剂，三易之，先下燥粪，次泄溏。已而汗解。

许叔微按：二阳明证虽相似，然自汗小便利者，不可荡涤五脏，为无津液也。然则伤寒大证相似，脉与证稍异，通变为要，仔细斟酌。正如以格局看命，虽年月日时皆同，贵贱穷通不相侔者，于一时之顷，又有浅深也。（《伤寒九十论·阳明蜜兑证第七》）

士人陈彦夫病伤寒八九日，身热无汗，喜饮，时时谵语。因下利后，大便不通三日，非烦非躁，非寒非痛，终夜不得眠，但心没晓会处，或时发一声，如叹息之状。医者不晓是何证，但以宁心宽膈等药，不效。召予诊视，两手关脉长，按之有力，乃曰：懊憹怫郁证也。此胃中有燥屎，宜与承气汤。服之，下燥屎二十枚，次复下溏粪，得利而解。

许叔微按：仲景云：阳明病下之，心中懊憹而微烦，胃中有燥屎，可攻，宜承气汤。又云：病者小便不利，大便乍难乍易，时有微热，怫郁不得眠者，有燥屎也，承气汤主之。盖屎在胃则胃不和。《素问》曰：胃不和则卧不安。此所以夜不得眠也。仲景云：胃中燥，大便坚者，必谵语。此所以时时谵言也。非烦非躁，非寒非痛，所谓心中懊憹也。声口叹息，而时发一声，所谓水气怫郁也。燥屎得除，大便通利，阴阳交和，是以其病得除。（《伤寒九十论·懊憹怫郁证第八十五》）

一贵人母年八十四，忽尔腹满头疼，恶心不下食。召医者数人议，皆供补脾进食，治风清利头目药。数日，疾愈甚，全不入食，其家忧惧，恳予辨之。予诊之曰：药皆误矣。此疾只是老人风秘，脏腑壅滞，聚于膈中，则腹胀恶心不喜食；又上至于巅，则头痛神不清也。若得脏腑流畅，诸疾悉去矣。予令作此粥（麻

子苏子粥，编者注）两啜而气泄，先下结屎如胡椒者十余，后渐得通利，不用药而自愈。（《普济本事方·卷第十》）

一豪子郭氏，得伤寒数日，身热，头疼，恶风，大便不通，脐腹膨胀，易数医。一医欲用大承气，一医欲大柴胡，一医欲用蜜导，病家相知，凡三五人，各主其说，纷然不定。最后请予至，问小便如何？病家云：小便频数。乃诊六脉，下及趺阳脉，浮且涩。予曰：脾约证也，此属太阳阳明。仲景云：太阳阳明者，脾约也。仲景又曰：趺阳脉浮而涩，浮则胃气强，涩则小便数，浮涩相搏，大便则硬。其脾为约者，大承气、大柴胡恐不当，仲景法中麻仁丸不可易也。主病亲戚尚尔纷纷。予曰：若不相信，恐别生他证，请辞，勿庸召我。坐有一人，乃弟也，逡巡曰：诸君不须纷争，既有仲景证法相当，不同此说何据？某虽愚昧，请终其说，诸医若何，各请叙述。众医默默，纷争始定。予以麻仁丸百粒，分三服，食顷间尽，是夕大便通，中汗而解。

许叔微按：浮者风也；涩者津液少也。小便频数，津液枯竭，又烁之以风，是以大便坚硬。乃以大黄朴硝汤剂荡涤肠胃，虽未死，恐别生他证。尝读《千金方》论脚气云：世间人病，有亲戚故旧，远近问病，其人曾不经一事，未读一方，骋骋诈作明能诡论，或言是虚，或言是实，或以为风，或以为虫，或道是水，或道是痰，纷纷谬说，种种不同，破坏病人心意，莫知孰是，迁延未定，时不待人，忽然致祸，各自走散。凡为医者，要识病浅深，探赜方书，博览古今，是事明辨。不尔，大误人事。识者宜知，以为医戒。（《伤寒九十论·脾约证第八十二》）

一武弁李姓，在宣化作警，伤寒五六日矣。镇无医，抵郡召予。予诊视之曰：脉洪大而长，大便不通，身热无汗，此阳明证也，须下。病家曰：病者年逾七十，恐不可下。予曰：热邪毒气并蓄于阳明，况阳明经络多血少气，不问老壮，当下。不尔，别请医占。主病者曰：审可下，一听所治。予以大承气汤，半日，殊未知。诊其病，察其证，宛然在。予曰：药曾尽否？主者曰：恐气弱不禁，但服其半耳。予曰：再作一服。亲视饮之。不半时间，索溺器，先下燥粪十数枚，次溏泄一行，秽不可近。未离，已中汗矣，濈然周身。一时顷，汗止身凉，诸苦遂除。次日，予自镇归，病人索补剂。予曰：服大承气汤得瘥，不宜服补剂，补则热仍复，自此但食粥，旬日可也。故予治此疾，终身止大承气，一服而愈，未有若此之捷。

许叔微按：老壮者，形气也，寒热者，病邪也。脏有热毒，虽衰年亦可下，脏有寒邪，虽壮年亦可温。要之，与病相当耳。失此，是致速毙也。谨之。（《伤寒九十论·阳明可下证第六》）

◆ **痢疾**

远族人患伤寒，他医以阴证治之，硫黄、附子相继而进，旬日大胀，下脓血，或如赤豆汁。医尚作少阴证治，复下桃花汤治之。予因诊视曰：所误多矣，表里虚，热气乘虚入肠胃，而又投以燥药，是以下脓血也。遂投梅煎散，数剂愈。（《伤寒九十论·下脓血证第五十四》）

◆ **黄疸**

人病身体疼痛，面黄，喘满，头痛，自能饮食，大小便如常，或者多以茵陈五苓散与之。予诊其脉曰：大而虚，鼻塞且烦，其证如前，则非湿热与宿谷相搏，乃头中寒湿。仲景云：疼痛发热，面黄而喘，头痛，鼻塞而烦，其脉大，自能饮食，腹中和无病，病在头中寒湿，故鼻塞，纳药鼻中则愈。而仲景无药方，其方见

《外台删繁》，证云：治天行热毒，通贯脏腑，沉鼓骨髓之间，或为黄疸，须瓜蒂散。瓜蒂二七枚，赤小豆、秫米各二七枚，为末，如大豆许，内鼻中，搐鼻当出黄水，慎不可吹入鼻中深处。（《伤寒九十论·湿家发黄证第四十七》）

仇景莫子仪，病伤寒七八日，脉微而沉，身黄发狂，小腹胀满，脐下如冰，小便反利。医见发狂，以为热毒蓄伏心经，以铁粉、牛黄等药，欲止其狂躁。予诊之曰：非其治也，此瘀血证尔。仲景云：太阳病身黄，脉沉结，小腹硬，小便不利，为无血；小便自利，其人如狂者，血证也，可用抵当汤。再投而下血几数升，狂止，得汗而解。经云：血在下则狂，在上则忘。太阳膀胱经也，随经而蓄于膀胱，故脐下胀，自阑门会渗入大肠，若大便黑者，此其验也。（《伤寒九十论·太阳瘀血证第五十》）

庚戌年避地维扬界，有一家病伤寒七八日，身体洞黄，鼻目皆痛，两髀及项颈腰脊强急，大便涩，小便如金。予曰：脉紧且数，脾元受湿，暑热蕴蓄于太阳之经，宿谷相抟，郁蒸而不得散，故使头面有汗，至颈以下无之。若鼻中气冷，寸口近掌无脉则不疗。急用茵陈汤调五苓散与之，数服瘥。（《普济本事方·卷第八》）

夏有高师病黄证，鼻内痠疼，身与目如金色，小便赤涩，大便如常，则知病不在脏腑。今眼睛疼，鼻颏痛，则知病在清道中矣。清道者，华盖肺之经也。若服大黄，则必腹胀为逆。当用瓜蒂散，先含水，次搐之，令鼻中黄水尽则愈。如其言，数日而病除。（《伤寒九十论·黄入清道证第四十八》）

◆头痛

庚戌四月，乡妇吴氏病伤寒，头疼身热，下利不止，众医多以附子、理中、金液治之，烦躁而利愈甚。予视之曰：脉迟而沉，若脐下热，则协热利也。投三黄熟艾汤，三服而利止渴除。渐投以解肌汗药，而得汗瘥。(《伤寒九十论·伤寒协热利证第六十九》)

庚寅年，一族人患头痛不可忍，一服（白附子散，编者注）即瘥。(《普济本事方·卷第二》)

江西茶客吴某，病头疼如裹，两脚自膝以下皆冷，胸间多汗，时时谵语，医作阴证，治以附子辈，意其足冷而厥也。予诊其脉，关濡尺急，遂断以湿温脉证。其病先日受湿，而又中暍，湿热相抟，故此证成。急以白虎，三投而解。(《伤寒九十论·两胫逆冷证第七十二》)

顷年乡人李信道得疾，六脉沉不见，深按至骨则沉紧有力。头疼，身温，烦躁，指末皆冷，中满恶心。更两医矣，医者不识，只供调气药。予因诊视曰：此阴中伏阳也。仲景法中无此证，世人患此者多，若用热药以助之，则为阴邪隔绝，不能导引真阳，反生客热；用冷药，则所伏真火愈见消铄。须用破散阴气，导达真火之药，使火升水降，然后得汗而解。予授此药（破阴丹，编者注）二百粒，作一服，冷盐汤下，不半时烦躁狂热，手足躁扰，其家大惊。予曰：此俗所谓换阳也。须臾稍定，略睡已得汗，自昏达旦方止，身凉而病除。(《普济本事方·卷第八》)

市人周姓者，同里俱病，头痛发热，耳聋目赤，胸中满闷。医中见外证胸满，遂吐之。既吐后，病宛然在。又见其目赤，发热，复利之，病不除，惴惴然恂栗。予诊视之，曰：少阳误吐下之过也。仲景：少阳中风，两耳无闻，目赤，胸满而烦者，不可吐下，吐下则惊而悸，此当用小柴胡汤，今误吐下，遂成坏证矣。乃以牡蛎四逆汤调于前，继之以桂枝柴胡各半汤，旬日瘥。

许叔微按：仲景虽云三阳受病，未入于脏者，可汗。然少阳脉弦细，则不可汗，将入少阴经也。若误吐下之，是逆之，且当以救逆，先待惊悸定，后治余证，此所谓急其所当先也。（《伤寒九十论·少阳证第三十三》）

一亲戚病伤寒，身热，头疼，无汗，大便不通已四五日。予讯问之，见医者治大黄、朴硝等欲下之。予曰：子姑少待。予为视之，脉浮缓，卧密室中，自称其恶风。予曰：表证如此。虽大便不通数日，腹又不胀，别无所苦，何遽便下？大抵仲景法须表证罢方可下。不尔，邪乘虚入，不为结胸，必为热利也。予作桂枝麻黄各半汤，继以小柴胡。漐漐汗出，大便亦通而解。仲景云：凡伤寒之病，多从风寒得之，始表中风寒入里则不消矣。拟欲攻之，当先解表，乃可下之。若表已解，而内不消，大满大实坚，有燥屎自可除下之，虽四五日，不能为祸也。若不宜下而便攻之，内虚热入，协热遂利，烦躁诸变，不可胜数。轻者困笃，重者必死矣。（元本正文重叠难晓，予删正，此段其理甚明。编者注）大抵风寒入里不消，必有燥屎，或大便坚秘。须是脉不浮，不恶风，表证罢，乃可下。大便不通，虽四五日不能为害。若不顾表而便下，遂为协热利也。（《普济本事方·卷第八》）

有人病伤寒，身热头痛。予诊之曰：邪在表，此表实证也，当汗之以麻黄汤。或人问曰：伤寒大抵因虚，故邪得以入之，今邪在表，何以云表实也？予曰：古人称邪之所凑，其气必虚；留而不去，其病则实。盖邪之入也，始因虚，及邪居中，则反为实矣。大抵调治伤寒，先要明表里虚实，能明此四字，则仲景三百九十七法，可坐而定也。何以言之？有表实，有表虚，有里实，有里虚，有表里俱实，有表里俱虚。予于表里虚实歌中，常论其事矣。仲景麻黄汤之类，为表实而设也；桂枝汤之类，为表虚而设也；里实则承气之类是也；里虚则四逆之类是也；表里俱实，所谓阳盛阴虚，下之则愈也；表里俱虚，所谓阳虚阴盛，汗之则愈也。尝读《华佗传》：有府吏倪寻李延共止，俱头痛身热，所苦正同。佗曰：寻当下之，延当发汗。或难其异。佗曰：寻内实，延外实，故治之异。(《普济本事方·卷第八》)

有人头疼身热，心烦躁渴，诊其脉大而虚。予授以白虎汤数服愈。仲景云：脉虚身热，得之伤暑。又云：其脉弦细芤迟何也？《素问》云：寒伤形，热伤气。盖伤气不伤形，则气消而脉虚弱，所谓弦细芤迟者，皆虚脉也，仲景以弦为阴。朱肱亦曰：中暑脉微弱，则皆虚脉可知。(《普济本事方·卷第八》)

予中表兄，病头风二十余年，每发头痛如破，数日不食，百方不能疗，医田滋见之，曰：老母病此数十年，得一药遂愈。就求之，得十圆，日服一枚。十余日，滋复来，云：头痛平日食何物即发？答云：最苦饮酒食鱼。滋取鱼酒令恣食。云：服此药十枚，岂复有头痛耶？如其言食之，竟不发，自此遂瘥。予与滋相识数岁，临别以此方见遗。陈州怀医有此药圆（硫黄丸，编者注），如梧桐子大，每服十五圆，着腊。懵冒者冰冷水服，下咽即豁然清爽，伤冷即以沸艾汤下。《素问》云：头痛巅疾，下虚上实，过在足少阴巨阳，甚则入肾，徇蒙招摇，目瞑耳聋；下实上虚，过在足少阳厥阴，甚则入肝，下虚者肾虚也。故肾厥则头痛，上虚者肝虚也，故肝厥则头晕。徇蒙者，如以物蒙其首，招摇不定，目眩耳聋，皆晕之状也。故肝厥头晕，肾厥巅痛不同如此，治肝厥，钩藤散在前。(《普济本事方·卷第二》)

◆ **水肿**

有一达官，其母年七十中风，手足拘挛，平日只是附子之类扶养。一日面浮肿，手背亦肿，寻常有一国医供药，诊云是水病，欲下大戟、牵牛以导之，其家大惊忧惶，召予议之。予曰：《素问》称面肿曰风，足胫肿曰水。此服附子大过，正虚风生热之证，咽必嗌塞，膈中不利。诚言，予乃进升麻牛蒡圆参汤，继以知母汤，三日悉愈。（《普济本事方·卷第四》）

◆ 淋证

鄞县武尉耿梦得，其内人患砂石淋者，十三年矣，每漩（指小便，编者注）痛楚不可忍，溺器中小便下砂石，剥剥有声，百方不效。偶得此方，啜之，一夕而愈，目所见也。（《普济本事方·卷第十》）

◆ 癃闭

顷年在毗陵有一贵人妻，患小便不通，脐腹胀不可忍，众医皆作淋治，如八正散之类，数种治皆不退，痛愈甚。予诊之曰：此血瘕也，非瞑眩药不可去。予用此药（桃仁煎，编者注），五更初服，至日午，痛大作不可忍，遂卧，少顷下血块如拳者数枚，小便如黑汁者一二升，痛止得愈。此药治病的切，然猛烈太峻，气血虚弱者，更宜斟酌与之。（《普济本事方·卷第十》）

◆ 关格

张养愚患伤寒八九日以上，吐逆，食不得入，小便窒闭不通，医作胃热而吐，传入膀胱，则小便不通也。予诊其脉，见寸上二溢，而尺覆关中，伏而不见。乃断之曰：格阳关阴证也。阳溢于上，不得下行，阴覆于下，不得上达，中有关格之病，是以屡汗而不得汗也。予投以透膈散，三啜而吐止，小便利而解。

许叔微按：或问何谓格阳关阴？答曰：《难经》云：关以前动者，阳之动也，脉当见九分而浮。过者，法曰太过；减者，法曰不及。遂入尺为覆，为内关外格，此阴乘之脉也。又曰：阴气太盛，阳气不得营，故曰关。阳气太盛，阴气不得营，故曰格。阴阳俱盛，不能相营也，故曰关格。关格者，不得尽期而死矣。《素问》曰：人迎四盛以上为格阳，寸口四盛以上为关阴，人迎与寸口俱盛四倍以上为关格。仲景云：在尺为关，在寸为格，关则小便不利，格则吐逆。又趺阳脉浮而涩，浮则吐逆，水谷不化，涩则食不得入，名曰关格。由是言之，关脉沉伏而涩，尺寸有覆溢者，关格病也。何以言之，天气下降，地气上升，在卦为泰。泰者通也。天气不降，地气不升，在卦为否，否者闭也。今阳不降，上鱼际为溢，故其病吐逆，名为外格。阴不得上浮，入尺为覆，故其病小便不通，为内关。此关格之异也。(《伤寒九十论·格阳关阴证第八十三》)

◆ 血证

蔡子渥传云，同官无锡监酒赵无疵，其兄衄血甚，已死。入殓血尚未止，偶一道人过门，闻其家哭，询问其由。道人云：是曾服丹或烧炼药，予有药用之。即括囊间出此药（山栀子散，编者注）半钱匕，吹入鼻中立止，良久得活，并传此方。(《普济本事方·卷第五》)

睢阳张士美，病伤寒七八日，口燥饮水而不咽入，俄而衄血，脉浮紧，身热。医者云：伤寒，脉浮紧，不发汗，因致衄血者，属麻黄汤。予曰：不可，古人虽云当汗不汗，热化为血，此证亦有不可汗者。仲景云：阳明病，口燥，但欲饮水而不咽者，必发衄。衄家不可发汗，发汗则额上陷，不得眠，不能眴。此只可用犀角汤、地黄汤，若当时行麻黄，必额上陷，直视不眠也。（《伤寒九十论·衄血证第六十三》）

一妇人得伤寒数日，咽干，烦渴，脉弦细。医者汗之，其始衄血，继而脐中出血，医者惊骇而遁。予曰：少阴强汗之所致也，盖少阴不当发汗。仲景云：少阴强发汗，必动其血，未知从何道而出，或从口鼻，或从耳目，是为下厥上竭，此为难治。仲景云无治法，无药方。予投以姜附汤，数服血止，后得微汗愈。

许叔微按：本少阴证而误汗之，故血妄行，自脐中出。若服以止血药，可见其标，而不见其本。予以治少阴之本而用姜附汤，故血止而病除。（《伤寒九十论·脐中出血证第九》）

顷年有一人下血几盈盆，顿尔疲，诸药皆不效。予曰："此正肠风。"令服玉屑圆，三服止。予苦此疾三十年，蓄下血药方近五十余品，其间或验或否，或始验而久不应，或初不验弃之，再服有验者，未易立谈。大抵此疾品类不同，对病则易愈。如下清血色鲜者，肠风也。血浊而色黯者，脏毒也。肛门射如血线者，虫痔也。亦有一种下部虚，阳气不升，血随气而降者。仲景云：脉弦而大，弦则为减，大则为芤。减则为寒，芤则为虚。寒虚相搏，此名为革。妇人则半产漏下，男子则亡血失精，此下部虚而下血者也。若得革脉，却宜服温补药，虫痔宜熏。《千金》用猬皮艾者佳。予尝作，颇得力。（《普济本事方·卷第五》）

宗室赵彦才下血，面如蜡，不进食，盖酒病也。授此方（紫金丹，编者注）服之，终剂而血止，面色鲜润，食亦倍常。新安有一兵士亦如是，与三百粒，作十服，亦愈。（《普济本事方·卷第三》）

◆ 痰饮

予患饮癖三十年，暮年多嘈杂，痰饮来潮即吐，有时急饮半杯即止，盖合此证也。因读《巢氏病源》论酒癖云：饮酒多而食谷少，积久渐瘦，其病常思酒，不得酒则吐，多睡不复能食。是胃中有虫使然，名为酒癖。此药（干姜丸，编者注）治之，要之须禁酒即易治，不禁无益也。（《普济本事方·卷第三》）

予生平有二疾，一则脏腑下血，二则膈中停饮，下血有时而止，停饮则无时。始因年少时夜坐为文，左向伏几案，是以饮食多坠向左边，半夜以后稍困乏，必饮两三杯，既卧就枕，又向左边侧睡。气壮盛时，殊不觉，三五年后，觉酒止从左边下，漉漉有声，胁痛，饮食殊减，十数日必呕数升酸苦水。暑月只是右边身有汗，漐漐常润，左边病处绝燥。遍访名医及海上方服之，少有验。间或中病，只得月余复作，其补则如天雄、附子、矾石，其利则如牵牛、甘遂、大戟，备尝之矣。予后揣度之，已成癖囊，如潦水之有科臼，不盈科不行，水盈科而行也，清者可行，浊者依然停滀，盖下无路以决之也，是以积之五七日必呕而去，稍宽数日复作。脾，土也，恶湿，而水则流湿，莫若燥脾以胜湿，崇土以填科臼，则疾当去矣。于是悉屏诸药，一味服苍术，三月而疾除。自此一向服数年，不吐不呕，胸膈宽，饮啖如故，暑月汗周身而身凉，饮亦当中下，前此饮渍其肝，目亦多昏眩，其后灯下能书细字，皆苍术之力也。其法苍术一斤，去皮，切末之，用生油麻半两，水二盏，研滤取汁；大枣十五枚，煮烂，去皮核，研，以麻汁匀研成稀膏，搜和入臼熟杵，圆梧子大，干之。每日空腹用盐汤吞下五十圆，增至一百圆、二百圆，忌桃、李、雀、鸽。初服时必膈微燥，且以茅术制之，觉燥甚，进山栀散一服，久之不燥矣。予服半年以后，只用燥烈味极辛者，削去皮不浸，极有力，亦自然不燥也。山栀散用山栀子一味，干之为末，沸汤点服。故知久坐不可伏向一边，时或运动，亦消息之法。(《普济本事方·卷第三》)

◆ 消渴

里中一人，中表病，消渴甚，饮水不止，胸中热疼，气冲心下，八九日矣。医者或作中暍，或作贲豚。予诊之曰：证似厥阴，曾吐虫否？曰：昨曾吐蛔。予曰：审如是，厥阴证也。可喜者，脉来沉而缓迟耳，仲景云：厥阴为病，消渴，气上撞心，饥不欲食，食则吐蛔。又曰：厥阴病，渴欲饮水者，少少与之愈。今病人饮水过多，乃以茯苓甘草白术桂枝汤治之，得止。后投以乌梅丸，数日愈。

许叔微按：病至厥阴，若太阳传者，三阴三阳皆已遍。惟恐脉强，则肝邪盛，脾土受克，故舌卷囊缩而死。今脉来迟缓而沉，则土脉得气，脾不受克，故有可喜之道。仲景云：卫气和名曰缓，营气和名曰迟，迟缓相搏名曰沉。又曰：寸口脉，缓而迟，缓则阳气长，其色鲜，其颜光，其声商。迟则阴气盛，骨髓满，精血生，肌肉紧。营卫俱行，刚柔相济，岂非安脉耶！(《伤寒九十论·厥阴证第二十二》)

壬戌年，一卒病渴，日饮斛水，不食者三月，心中烦闷，时已十月，予谓必心经有伏热，与此丹（火府丹，编者注）数服，五十粒，温水下。越二日不觉，来谢，云：当日三服渴止，又次日三服，饮食如故。此本治淋，用以治渴，信知用药要在变通也。(《普济本事方·卷第二》)

乾明僧人，病伤寒，目赤，颇渴，咽干，饮水无算，腰疼，身热，脉沉而微细，此少阴证也。恣纵不慎忌，乃饮水，遂致痞气，痞气结聚，身如被杖，数日变为阴毒矣。脉见于皮肤上，大而且虚，鼻中如烟煤，甲青，须臾发喘，是夕死。

许叔微按：扁鹊云：手足爪下青黑者死，宋迪《阴证诀》云：阴毒盛，则指甲黑青，病至此则为不治。(《伤寒九十论·指甲黑青证第二十五》)

◆ **汗证**

丙午岁，商人张皓，季夏得疾，胸项多汗，四股时冷，头痛谵语。予诊其脉，关前濡，关后数，断曰：当作湿温治。盖先受暑，后受湿，暑湿相搏，是谓湿温。投以白虎加参，次以白虎苍术，头痛渐退，足渐温，汗渐止，数日愈。此病名贼邪，误服药则死。

许叔微按：或者难云何谓贼邪？予曰：《难经》论五邪，有实邪、虚邪、正邪、微邪、贼邪。从后来者为虚邪，从前来者为实邪，从所不胜为贼邪，从所胜者为微邪，自病者为正邪。又曰：假令心病，中暑者为正邪，中湿得之为贼邪。今心先受邪，而湿胜之，水克火，从所不胜，斯为贼邪，五邪之最逆者也。《难经》有云：湿温之脉，阳濡而弱，阴小而急，濡弱见于阳部，湿气搏暑也。小急见于阴部，暑气湿蒸也。故经曰：暑湿相搏，名曰湿温，是为贼邪也。(《伤寒九十论·湿温证八十八》)

庚戌，建康徐南强，得伤寒，背强，汗出，恶风。予曰：桂枝加葛根汤证。病家曰：他医用此方，尽二剂而病如旧，汗出愈加。予曰：得非仲景三方乎？曰：然。予曰：误矣。是方有麻黄，服则愈见汗多，林亿谓止于桂枝加葛根汤也。予令生而服之，微汗而解。(《伤寒九十论·桂枝加葛根汤证第十九》)

乡里市人姓京，鬻绳为业，谓之京绳子。其子年近三十，初得病，身微汗，脉弱，恶风，医者误以麻黄汤汗之。汗遂不止，发热，心痛，多惊悸，夜间不得眠卧，谵语，不识人，筋惕肉𥆧，振振动摇，医者以镇心惊风药治之。予视之曰：强汗之过也。仲景云：脉微弱，汗出恶风者，不可服青龙汤。服之则筋惕肉𥆧，此为逆也，惟真武汤可收之。仲景云：太阳病发汗，汗出不解，其人仍发热，心下悸，身𥆧动，振振欲擗地者，真武汤主之。予三投而大病除，次以清心丸、竹叶汤解余毒，数日瘥。（《伤寒九十论·筋惕肉𥆧证第十七》）

有一李姓士人，得太阳，因汗后汗不止，恶风，小便涩，足挛曲而不伸。予诊其脉浮而大，浮为风，大为虚，此证桂枝汤第七证也。仲景云：太阳病，发汗，遂漏不止，其人恶风，小便难，四肢微急，难以屈伸者，桂枝加附子。三投而汗止，再投以芍药甘草，而足得伸。数日愈。

许叔微按：仲景第十六证云：伤寒脉浮，自汗出，小便数，心烦，微恶寒，脚挛急，反与桂枝汤以攻其表，此误也。得之便厥，咽中干，烦躁吐逆者，作甘草干姜汤。若厥愈，足温者，更作芍药甘草汤与之，其脚即伸。若胃气不和，谵语者，少与调胃承气汤。盖第七证则为发汗漏不止，小便难，第十六证则为自汗，小便数。故仲景于证候纷纷，小变异，便变法以治之。故于汤不可不谨。（《伤寒九十论·桂枝加附子汤证第二》）

◆ **痎疟**

一尼病恶风，体倦，乍寒乍热，面赤心烦，时或有汗。他医以伤寒温疟治之。见其寒热往来，时方疫气大作也，大小柴胡杂进，数日愈甚，转剧。予诊之曰：两手不受邪，厥阴脉弦长而上鱼际，此非伤寒，乃阴动不得阳也。此正与仓公治一绣女病同，投以抑阴等药，数日愈。

许叔微按：昔褚澄云治师尼寡妇别制方，盖有为也。师尼寡妇，独居怨旷，独阴而无阳，欲心屡萌，而不适其欲，是以阴阳交争，乍寒乍热，虚汗倦怠，全类温疟，久久成痨瘵矣。尝记《史书·仓公传》载济北王侍者绣女病，腰背寒热，众医皆为寒热也。仓公曰：病得之欲男子而不可得也。何以知之？诊其脉，肝部弦出寸口，是以知也。男子以精为主，女子以血为主，男子精溢则思室，女子血盛则怀胎。肝摄血者也，今肝脉弦长上寸口及鱼际，则血盛欲男子之候也。然则治师尼寡妇，尤不可与寻常妇人一概论也。（《伤寒九十论·寒热类伤寒证第八十》）

◆ **痹证**

在歙州日，有一贵家妇人，遍身走注疼痛，至夜则发，如虫啮其肌，多作鬼邪治。予曰：此止历节病也，三服（麝香丸，编者注）愈。（《普济本事方·卷第三》）

◆ **腰痛**

戊戌年八月，淮南大水，城下浸灌者连月，予忽脏腑不调，腹中如水吼数日，调治得愈。自此腰痛不可屈折，虽颊面亦相妨，服遍药不效，如是凡三月。予后思之，此必水气阴盛，肾经感此而得，乃灸肾腧三七壮，服此药（麋茸圆，编者注）瘥。（《普济本事方·卷第二》）

◆ **项强**

市人杨姓者，病伤寒，无汗，恶风，项虽屈而强，医者以桂枝麻黄各半汤与之。予曰：非其治也。是谓项强几几，葛根证也。三投（葛根汤，编者注），渍渍然微汗解。翌日项不强，脉已和矣。

许叔微按：何谓几几，如短羽鸟之状，虽屈而强也。谢复古谓病人羸弱，须凭几而起，非是，此与成氏解不同。（《伤寒九十论·葛根汤证第二十》）

吴德甫戊申春病伤寒，先寒后热，项筋强急，脚踡缩不得伸。医者欲以麻黄辈除其颈强，又欲桂枝加附除其足缩。予曰：皆非治也，此时行疫气，病为青筋牵引。投以柴胡地黄汤，三服而病已。

许叔微按：庞安常论四时受乖气，而成脏腑阴阳湿毒者，春名青筋牵，夏曰赤脉攒，秋名白气狸，冬名黑骨温毒，四季中十八日名黄肉随。毒气在头项，使人青筋牵急，故先寒后热，脚缩不得伸，盖谓此。夫天行之病，大则流毒天下，小则方次一乡，亦有遍着一家者。悉由气运郁结，变成乖戾之气，人命遭之所成病者，能调护将理，庶可免耳。（《伤寒九十论·青筋牵引证第五十三》）

宣和戊戌，表兄秦云老病伤寒，身热足寒，颈项瘈疭，医作中风治，见其口噤故也。予诊其脉实而有力，而又脚挛啮齿，大便不利，身燥无汗。予曰：此刚痉也。先以承气汤下之，次以续命汤调之，愈矣。

许叔微按：《五常政大论》曰：赫曦之纪，上羽与正徵同，其收齐，其病痉。盖戊太阳寒水羽也。戊火运，正徵也。太过之火，上见太阳，则天气且刚，故其收齐，而人病痉者，过气然耳。火木遇，故年病，此证多刚痉。（《伤寒九十论·刚痉证第二十一》）

有人患此病（指筋急项强不可转侧，编者注），自午后发，黄昏时定。予曰：此患必先从足起。经言：十二经络，各有筋，惟足少阴之筋，自足至顶，大抵筋者肝之合也。日中至黄昏，天之阳，阳中之阴也。又曰：阳中之阴，肺也，自离至兑，阴旺阳弱之时。故《灵宝毕法》云：离至乾，肾气绝而肝气弱，肝肾二脏受阴气，故发于是时。予授此方（木瓜煎，编者注），三服而愈。（《普济本事方·卷第一》）

◆ **脚气**

壬子年，在毗陵有姓马人鬻油，久不见，因询其亲，云：宿患肾脏风，今一足发肿如瓠，自腰以下，巨细通为一律，痛不可忍，卧欲转侧，则两人挟持方可动，或者欲以钺刀决之。予曰：未可，予有药。当合以赠，如上法（治肾脏风攻注脚膝方）服之。辰巳间下脓如水晶者数升，即时痛止肿退。一月后尚拄拐而行，予再以赤乌散令涂贴其膝方愈。后十年过毗陵，率其子列拜以谢。云：向脚疾至今不复作，虽积年肾脏风并已失，今健步不苦矣。（《普济本事方·卷第四》）

◆ **结胸**

城东李氏子，年十八，病伤寒结胸，状如痓，自心至脐，手不可近，短气心烦，真结胸也，医者便欲下之。予适过其门，见其怆惶面无色。予曰：公有忧色，何也？曰：以长子病伤寒作结胸证，医者将下之而犹豫。予就为诊之，自关以上浮大，表证未罢，不可下也。曰：事急矣。予以黄连饼子，灸脐中数十壮，得气下，心腹软，继以和气解肌药，数日瘥。当时若下，定是医杀。（《伤寒九十论·结胸可灸证第三十九》）

维扬李寅始病，头疼，发热，恶风。医者下之，忽尔心下坚硬，项强，短气，宛然结胸中证也。予曰：幸尔脉不浮，心不烦躁，非陷胸汤（当是大陷胸汤，编者注）不可，投之，一宿乃下。

许叔微按：仲景言病发于阳而反下之，热入于胸，因作结胸者，以下之太早故也。盖恶寒尚有表证未罢，而下之，故阳气内陷，阳内拒痛。脉浮者不可下，下之则死。结胸烦躁者必死。此是恶证，辩者仔细。（《伤寒九十论·结胸可下证第三十八》）

◆ 肢体诸痛

一亲患项筋痛，连及背胛不可转，服诸风药皆不效。予尝忆《千金髓》有肾气攻背项强一证，予处此方（椒附散，编者注）与之，两服顿瘥。自尔与人皆有验。盖肾气自腰夹脊上至曹溪穴，然后入泥丸宫（指头，编者注）。曹溪一穴，非精于般运者不能透，今逆行至此不得通，用椒以引归经则安矣。萧气上达，椒下达。诗言：椒聊且，贻我握椒。皆是此意也。（《普济本事方·卷第二》）

政和间予尝病两臂痛，服诸药不效，依此（服桑枝法，编者注）作数剂，臂痛即愈。（《普济本事方·卷第六》）

◆ 四肢逆冷

刘中道初得病，四肢逆冷，脐中筑痛，身疼如被杖，盖阴证也，急投金液来复之类，其脉得沉而滑，盖沉者阴证也，滑者阳脉也。病虽阴而是阳脉，仲景所谓阴证见阳脉生也。于是再灸脐下丹田百壮，谓手足温，阳回体热而汗解。或问：滑脉之状如何？曰：仲景云翕奄沉名曰滑。古人论滑脉，虽云往来前却，流利展转，惕惕然与数相似，曾未若仲景三语而足也。翕，合也，言张而复合也，故云翕为正阳。沉言脉降而下也，故曰沉为纯阴。方

翕而合，俄降而下，奄谓奄忽之间复降也。仲景论滑脉，方为谛当也。（《伤寒九十论·阴病阳脉证第五十一》）

　　闽人李宗古得疾，口中气热唇干，屈体卧，足冷，舌上有苔。予诊之，尺寸俱紧。或者谓气热口干，疑其阳胜；蜷卧足冷，疑其阴胜，而又阴阳俱紧，是诚可疑也。若不熟读仲景方法，何能治？予曰：尺寸俱紧，是寒邪胜也。仲景云：阴阳俱紧，法当清。邪中于下焦。又云：阴阳俱紧，口中气出，唇干舌燥，蜷卧足冷，鼻中涕出，舌上苔滑，勿妄治也。到七日以来，其人发热，手足温者，此为欲解。盖以上证候，皆是阴盛阳弱，故仲景云勿妄治者，诚恐后人之疑也。故予以抑阴助阳温剂与之，紧脉渐退，四体和，不汗而自解矣。（《伤寒九十论·伤寒自解证第十五》）

妇科医案

◆ 热入血室

一妇人患热入血室证，医者不识，用补血调气药，涵养数日，遂成血结胸，或劝用前药。予曰：小柴胡用已迟，不可行也。无已，则有一焉，刺期门穴斯可矣。予不能针，请善针者治之，如言而愈。或问曰：热入血室，何为而成结胸也？予曰：邪气传入经络，与正气相搏，上下流行，或遇经水适来适断，邪气乘虚而入血室。血为邪迫，上入肝经，肝受邪则谵语而见鬼。复入膻中，则血结于胸也。何以言之？妇人平居，水当养于木，血当养于肝也。方未受孕，则下行之以为月水，既妊娠则中蓄之以养胎，及已产则上壅之以为乳，皆血也。今邪逐血并归肝经，聚于膻中，结于乳下，故手触之则痛，非汤剂可及，故当刺期门也。《活人书》海蛤散治血结胸。（《普济本事方·卷第八》）

◆ 子肿

里巷一妇人，妊娠得伤寒，自腰以下肿满，医者或谓之阻，或谓之脚气，或谓之水分。予曰：此证受胎脉也，病名曰心实，当利小便。医者曰：利小便是作水分治，莫用木通、葶苈、桑皮否？曰：当刺劳宫、关元穴。医大骇，曰：此出何家书？予曰：仲景《玉函经》曰：妇人伤寒，妊娠及七月，腹满，腰以下如水溢之状。七月太阴当养不养，此心气实，当刺劳宫及关元，以利小便则愈。予教令刺穴，遂瘥。（《伤寒九十论·妊娠伤寒脚肿证第四十三》）

◆ 产后神昏

一妇人，产后遮护太密，阁内更生火，睡久及醒，则昏昏如醉，不省人事，其家惊惶。医用此药（愈风散，编者注），佐以交加散，嘱云服之必睡，睡中必以左手搔头，觉必醒矣。果如其言。（《普济本事方·卷第十》）

附：选录他人医案

内科医案

◆ 伤寒

熙宁中邠守宋迪，因其幼子感伤寒之初，不能辨其病症，见其烦渴而汗多，以凉药解治之，至于再三，遂成阴毒，六日卒。迪痛悼之，遂著《阴毒形症诀》三篇。（《普济本事方·卷第八·伤寒时疫下》）

一达官乘舟急归，四月风雨，饮食不时，得疾如伤寒状，头重自汗，身体悉疼。医作中风湿证治，投以术附、姜附等汤，汗不止。单服附子及灸脐下，亦不止。予往视之，曰：六阳俱绝，不可治也。其汗必如珠，验之果然，半时卒。

许叔微按：《难经》云：六阳气俱绝者，阴与阳相离，阴阳相离则腠理开，绝汗乃出。汗出如珠，转而不流，夕占旦死，旦占夕死，此之谓也。盖病者之汗，有阳盛阴虚，阴盛阳虚。阳盛者如骨蒸热病之汗，则流溢如润。阳绝者如此证，则凝聚而止。假如甑楹之蒸物，出汗而散者，阳盛之类也。假如置冰于金银瓦器中，汗出而凝聚不流，阳绝之证也。（《伤寒九十论·六阳俱绝证九十》）

◆ 反胃

《外台》载：昔幼年曾经患此疾，每食饼及羹粥等，须臾吐出。贞观中许奉御兄弟及柴蒋等，时称名医，奉敕令治，罄竭其术，竟不能疗。渐至羸惫，死在朝夕。忽有一卫士云：服驴小便极验。且服二合，后食惟吐一半。晡时又服二合，人定时食粥，吐即便定。迄至今日午时奏知，大内中五六人患反胃，同服，一时俱瘥。此药稍有毒，服时不可过多，盛取尿热服二合。病深七日以来，服之良验。(《普济本事方·卷第六》)

◆ 眩晕

乡人邵致远，年八十有三，有此疾（指气虚头晕，编者注），得此方（白芷丸，编者注），数服即愈。渠云杨吉老（指宋代医家杨介，著有解剖学著作《存真图》。编者注）传。(《普济本事方·卷第二》)

◆ 中风

江陵府节度使进豨莶圆方云：臣有弟讠片，年三十一，中风，床枕五年，百医不瘥。有道人钟针者，因睹此患曰：可饵豨莶圆必愈。其药多生沃壤，五月间收洗去土，摘其叶及枝头，九蒸九曝，不必太燥，但取蒸为度，取为末，炼蜜圆如梧子大。空心温酒或米饮下二十圆至三十圆，所患忽加，不得忧。至四十圆，必复如故。至五十服，当复丁壮。奉宣付医院详录。(《普济本事方·卷第六》)

◆ 厥证

元祐庚午，母氏亲遭此祸（指厥逆，编者注），至今饮恨。母氏平时食素，气血羸弱，因先子捐官忧恼，忽一日气厥，牙噤涎潮，有一里医便作中风，以大通圆三粒下之，大下数行，一夕而去。予常痛恨，每见此症，急化苏合香圆四五粒，灌之便醒，然后随其虚实寒热而调治之，无不愈者。经云：无故而喑，脉不至，不治自已。谓气暴逆也，气复则已，审如是，虽不服药亦可。（《普济本事方·卷第一》）

族弟初得病，头痛，口干，烦渴。第三日，予往视之，则已耳聋囊缩，昏冒不知人，厥逆，水浆不下矣。予曰：速治后事，是谓两感证，不可治矣。越三日死。

许叔微按：仲景论伤寒两感云：凡伤于寒，热虽甚不死，若两感于寒而病者，必死。又曰：两感病俱作，治有先后，发表攻里，本自不同。既云必死，又云治有先后，何也？大抵此病，表里双传，脏腑俱病，患此者十无一生，故云必死。然仲景岂以己见而重诬后人哉？故有发表攻里之说，以勉后人，恐万世后，遇大圣而得之，不欲绝望于后人，仲景之心仁矣。（《伤寒九十论·两感证第三十四》）

◆ 脚气

少府监韩正彦暴得疾，手足不举，诸医以为风，针灸臂腿不知痛，孙兆作脚气，与此药（槟榔汤，编者注）乃愈。（《普济本事方·卷第四》）

唐柳州纂《救死三方》云：元和十二年二月，得脚气，夜半痞绝，胁有块大如石，且死，咽塞不知人三日，家人号哭。荥阳郑洵美传杉木汤，服半，食顷大下三次，气通块散。用杉木节一大片，橘叶一斤，无叶以皮代之，大腹槟榔七个，合捣碎之，童子小便三大升，共煮取一升半，分二服。若一服得快利，停后服，以前三死皆死矣。会有教者，皆得不死。恐他人不幸有类余病，故传焉。(《普济本事方·卷第六》)

◆ 筋挛（脚不能屈伸）

同官歙丞张德操，常言其内子昔患筋挛，脚不能屈伸者逾年，动则令人持抱，求医于泗水杨吉老。吉老云：此筋病也，宜服下三方（养血地黄丸、羚羊角汤、乌头汤。编者注），服一年而愈。(《普济本事方·卷第一》)

外科医案

◆ 外伤疼痛

崔给事顷在泽潞，与李抱真作判官，李相方以球杖按球子，其军将以杖相格，乘势不能止，因伤李相拇指，并爪甲擘破。遂索金疮药裹之，强坐频索酒，饮至数杯，已过量，而面色愈青，忍痛不止。有军吏言取葱新折者，便入煻灰火煨，乘热剥皮擘开，其间有涕，取罨损处，仍多煨取，续续易热者，凡三易之，面色却赤，斯须云已不痛，凡十数度易，用热葱并涕裹缠，遂毕席笑语。（《普济本事方·卷第六》）

喻昌

内科医案

◆ 伤寒

徐国祯伤寒六七日，身热目赤，索水到前复置不饮，异常大躁，将门牖洞启，身卧地上，展转不快，更求入井。一医汹汹，急以承气与服。余诊其脉，洪大无伦，重按无力。谓曰：此用人参、附子、干姜之证，奈何认为下证耶？医曰：身热目赤，有余之邪躁急若此，再以人参、附子、干姜服之，逾垣上屋矣。余曰：阳欲暴脱，外显假热，内有真寒，以姜、附投之，尚恐不胜回阳之任，况敢以纯阴之药重劫其阳乎？观其得水不欲咽，情已大露，岂水尚不欲咽，而反可咽大黄、芒硝乎？天气燠蒸，必有大雨，此证顷刻一身大汗，不可救矣。且既认大热为阳证，则下之必成结胸，更可虑也。惟用姜、附，可谓补中有发，并可以散邪退热，一举两得，至稳至当之法，何可致疑？吾在此久坐，如有差误，吾任其咎。于是以附子、干姜各五钱，人参三钱，甘草二钱，煎成冷服，服后寒战，戛齿有声。以重绵和头覆之，缩手不肯与诊，阳微之状始着。再与前药一剂，微汗热退而安。

胡卤臣先生曰：雄辩可谓当仁。（《寓意草·卷一》

赵景翁太史，闻昌来虞谈医，一旦先之以驷马。昌心仪其贤，欲敬事而效药笼之用久矣。孟冬末，三公郎令室患伤寒。医药无功，渐至危笃。先日进白虎汤，其热稍缓。次日进人参白虎汤，其势转重。皇皇求医，因而召诊。昌闻其咳声窘迫，诊其脉数无力，壮热不退，肌肤枯涩，沉困不食语。景翁先生曰：此病大难为，惟不肖尚可悉心图成，以报知己。疏方用仲景麻黄杏仁甘草石膏汤四味。先生颇疑麻黄僭汗，因问钱宗伯，公郎服西河柳、犀角而疾瘳，今可用乎？昌曰：论太阳阳明两经合病，其症颇似。但彼病秋热，此病冬寒，安得比而同治！况病中委曲多端，河柳、犀角，原非正法，惟仲景麻杏甘石一汤，允为此病天造地设，有一无二之良法。先生韪之。其房中女伴，以不省官话，兼未悉昌之生平，争用本地经验名家，乃至服河柳而表终不解，服犀角而里终不解。且引热邪直攻心脏，其颠悖无伦，较胃实谵语更增十倍。医者始辞心偏，不可救药。吁嗟！人心位正中央，皇建有极，而何以忽偏耶！伤寒膀胱蓄血，有如狂一症。其最剧者，间一发狂，旋覆自定。即心脏最虚，元神飞越者，间有惊狂卧起不安一症，未闻有心偏之说也。而病者何以得此乎？未几阳反独留，形如烟熏，发直头摇，竟成心绝之候。此段疑案，直若千古不决，孰知有麻杏甘石为持危扶颠之大药也哉！门人请曰：麻杏甘石汤，不过一发表药耳，何以见其能起危困？万一用之罔效，又何以起后学之信从耶！余曰：此渊源一脉，仲景创法于前，吾阐扬于后，如锥入木，如范溶金，所以称为天造地设，有一无二之法，用则必效，确无疑也。盖伤寒一症，虽云传足不传手，其实足经而兼手经者恒多。医者每遇足经六传之病，尚尔分症模糊，至遇兼手十二经之症，鲜不五色无主矣。足经譬西北也，手经譬东南也。道理之近远不同，势自不能以飞渡。然乘釁召邪，阻险割据，岂曰无之！今病家为足太阳膀胱、足阳明胃，两经合病，既已难任，更加两经之邪，袭入手太阴肺经，所以其重莫支。手太阴肺者，主统一身之气者也。气通则汗出，气闭则汗壅。从前发汗而不得汗，驯至肌肤枯涩，岂非肺主皮毛，肺气壅闭，津液不通，漫无润泽耶！任用柴胡、葛根、河柳辛凉解肌，如以水投石，有拒无纳，职此故耳。病者为昆邑开府王澄川先生之女，孝敬凤成，皎然与女曜争光。澄川先生，尝患鼻齆，诸女禀之，咸苦肺气不清，鼻间窒塞，所以邪易凑入。才病外感，盒饭亟为足经传手之虑，通其肺气之壅，俾得汗出邪去，始称明哲。此病为足太阳膀胱、足阳明胃，两经合病，则足太阳之邪，繇背而贯胸；足阳明之邪，由胸而彻背。肺为华盖，覆于胸背之上，如钱孝廉素无肺患者，病时尚且咳嗽紧逼，岂居尝肺气不清之体，可堪两经之邪交射乎？其用白虎汤，为秋令清肃之药，肺金所喜，故病势稍持。才加人参五分，即转沉重，岂非肺热反伤之左券乎？至于犀角，乃手少阴心经之药，夏月心火亢甚，间有可用，冬月水盛火衰，断非所宜。又况手少阴心经，与手太阴肺经，膜属相联，以手经而传手经，其事最便。所以才一用之，随领注肺之邪，直攻心脏。正如足太阳误用葛根，即领其邪传入阳明之例耳。不然，伤寒之邪，过经不解，蕴祟日久，不过袭入厥阴心胞络已耳。岂有直攻心脏之理哉！吾用麻黄发肺邪，杏仁下肺气，石膏清肺热，甘草缓肺急，盖深识仲景制方之妙，颛主足经太阳者，复可过于手经太阴用之，一举而解手足两经之危，游刃空虚，恢恢有余，宁致手复传手，而蹈凶祸乎！乃知肺脏连心，正如三辅接壤王畿，误用犀角，领邪攻心，无异献门迎贼。天之报施圣君贤女，抑何惨耶！余非乏才无具者，而袖手旁观，不禁言之亲切，有如子规之啼血也已！故必肺气先清，周身气乃下行。今肺脉大，则肺气又为心主所伤，壅窒不清，是以阳气不能下达而足寒也。然则所患虽微，已犯三逆，平素脉细，而今脉大，一逆也；肝脉大而热下传，二逆也；肺脉大而气上壅，三逆也。设误以桂、附治之，热者愈热，壅者愈壅，即日便成痿痹矣。此际用药，渊乎微乎，有寻常不能测识者！盖筋脉短劲，肝气内锢，须亟讲于金伐木荣之道。以金伐木，而木反荣，筋反舒，匪深通玄造者，其孰能知之？然非金气自壅，则木且奉令不暇，何敢内拒！惟金失其刚，转而为柔，是以木失其柔，转而为刚。故治此患，先以清金为第一义也。然清金又先以清胃为第一义。不清其胃，则饮酒焉，而热气输于肺矣；厚味焉，而浊气输于肺矣。药力几何，能胜清金之任哉！金不清，如大敌在前，主将懦弱，已不能望其成功，况舍清金，而更加以助火烁金，倒行逆施以为治耶，必不得之数矣！

翁见药石之言，漫无忌讳，反疑为张大其说，而莫之信，竟服八味丸。一月后，痿痹之情悉着，不幸所言果验。乃卧床一载，必不令仆一见。闻最后阳道尽缩，小水全无，乃肺金之气，先绝于上，所以致此。明明言之，而竟蹈之，奈何奈何！

胡卣臣先生曰：此治痿痹证之《妙法莲华经》也，不当作文本亵视。(《寓意草·卷四》)

黄曙修与乃翁起潜，春月同时病温，乃翁年老而势轻，曙修年富而势重。势重者以冬不藏精，体虚不任病耳。余见其头重着枕，身重着席，不能转侧，气止一丝，不能言语，畏闻声响，于表汗药中用人参七分。伊表侄施济卿，恐其家妇女得知，不与进药，暗赠人参入药，服后汗出势减。次日再于和解药中，赠人参一钱与服，服后即大便一次。曙修颇觉轻爽，然疑药下之早也，遣人致问。余告以此证表已解矣，里已和矣，今后缓调，即日向安，不必再虑。……其医于曙修，调理药仍行克伐，致元气日削，谢绝医药，静养六十余日，方起于床。愈后凡遇戚友家，见余用药，率多诋訾，设知当日解表和中，俱用人参，肯舍命从我乎？是其所以得全者，藉于济卿之权巧矣。(《寓意草·卷一》)

伤寒病有宜用人参入药者，其辨不可不明。盖人受外感之邪，必先发汗以驱之。其发汗时，惟元气大旺者，外邪始乘药势而出。若元气素弱之人，药虽外行，气从中馁，轻者半出不出，留连为困；重者随元气缩入，发热无休，去生远矣！所以虚弱之体，必用人参三五七分，入表药中，少助元气，以为驱邪之主，使邪气得药，一涌而去，全非补养虚弱之意也。即和解药中，有人参之大力者居间，外邪遇正，自不争而退舍。设无大力者当之，而邪气足以胜正气，其猛悍纵恣，安肯听命和解耶！故和解中之用人参，不过藉之以得其平，亦非偏补一边之意也。而不知者，方谓伤寒无补法，邪得补弥炽，断不敢用，岂但伤寒一症，即痘疹初发不敢用，疟痢初发不敢用，中风、中痰、中寒、中暑及痈疽产后，初时概不敢用，而虚人之遇重病，一切可生之机，悉置之不理矣。古今诸方，表汗用五积散、参苏饮、败毒散，和解用小柴胡汤、白虎汤、竹叶石膏汤等方，都用人参，皆藉人参之力，领出在内之邪，不使久留，乃得速愈为快。奈何世俗不察耶！独不见感入体虚之人，大热呻吟，数日间烁尽津液，身如枯柴。初非不汗之，汗之热不退；后非不和之下之，和之下之，热亦不退。医者技穷，委身而去。不思《内经》所言，汗出，不为汗衰者死，三下而不应者死，正谓病患元气已漓，而药不应手耳！夫人得感之初，元气未漓也；惟壮热不退，灼干津液，元气始漓。愚哉愚哉！倘起先药中用人参三五七分，领药深入驱邪，即刻热退神清，何致汗下不应耶！况夫古今时势不同，膏粱藜藿异体。李东垣治内伤兼外感者，用补中益气，加表药一二味，热服而散外邪，有功千古，姑置不论。止论伤寒专科，从仲景以至于今，明贤方书充栋，无不用人参在内。何为今日医家，单单除去人参不用，以阿谀求容，全失一脉相传宗旨。其治体虚病感之人，百无一活。俟阎君对簿日知之，悔无及矣。乃市并不知医者，又交口劝病患不宜服参，目睹男女亲族死亡，曾不悟旁操鄙见害之也。谨剖心沥血相告，且誓之曰：今后有以发表和中药内，不宜用人参之言误人者，死入犁耕地狱。盖不当用参而用之杀人者，皆是与黄芪、白术、当归、干姜、肉桂、大附子等药，同行温补之误所致。不与羌、独、柴、前、芎、桔、芷、芩、膏、半等药，同行汗、和之法所致也。汗、和药中兼用人参，从古至今，不曾伤人性命，安得视为砒鸩刀刃，固执不思耶！最可恨者，千百种药中，独归罪人参君主之药，世道人心，日趋于疾视长上，其酝酿皆始于此。昌安敢与乱同事，而不一亟辩之乎！

　　附人参败毒散注验：嘉靖己未，五六七月间，江南淮北，在处患时行瘟热病，沿门阖境传染相似。用本方倍人参，去前胡、独活，服者尽效，全无过失。万历戊子、己丑年，时疫盛行，凡服本方发表者，无不全活。又云：饥馑兵荒之余，饮食不节，起居不常，致患时气者，宜同此法。

　　喻昌按：彼时用方之意，倍加人参者，以瘟气易染之人，体必素虚也。其用柴胡即不用前胡，用羌活即不用独活者，以体虚之人，不敢用复药表汗也。饥馑兵荒之余，人已内虚久困，非得人参之力以驱邪，邪必不去，所以服此方者，无不全活。今崇祯辛巳、壬午。时疫盛行，道殣相藉。各处医者，发汗和中药内，惟用人参者，多以活人。更有发一症最毒，惟用人参入消药内，全活者多，此人人所共见共闻者。而庸愚之执着不破，诚可哀也！又有富贵人，平素全赖参、术补助，及遇感发，尚不知而误用。譬之贼已至家，闭门攻之，反遭凶祸者有之。此则误用人参为温补，不得藉之为口实也。

　　胡卣臣先生曰：将伤寒所以用人参之理，反复辩论，即妇人孺子闻之，无不醒然，此立言之善法也。（《寓意草·卷四》）

吾尝治一孕妇，伤寒表汗过后，忽唤婢作伸冤之声，知其扰动阳气，急迫无奈，令进参汤，不可捷得，遂以白术三两，熬浓汁一碗与服，实时安妥，况人参之力百倍白术耶！（《寓意草·卷一》）

◆ 温病

金鉴春月病温，误治二旬，酿成极重死证，壮热不退，谵语无伦，皮肤枯涩，胸膛板结，舌卷唇焦，身踡足冷，二便略通，半渴不渴，面上一团黑滞。从前诸医所用之药，大率不过汗、下、和、温之法，绝无一效，求救于余。余曰：此证与两感伤寒无异，但两感证日传二经，三日传经已尽即死；不死者，又三日再传一周，定死矣。此春温证不传经，故虽邪气留连不退，亦必多延几日，待元气竭绝乃死。观其阴证、阳证，两下混在一区，治阳则碍阴，治阴则碍阳，与两感证之病情符合。仲景原谓死证，不立治法，然曰发表攻里本自不同，又谓活法在人，神而明之，未尝教人执定勿药也。吾有一法，即以仲景表里二方为治，虽未经试验，吾天机勃勃自动，若有生变化行鬼神之意，必可效也。于是以麻黄附子细辛汤，两解其在表阴阳之邪，果然皮间透汗，而热全消。再以附子泻心汤，两解其在里阴阳之邪，果然胸前柔活，人事明了，诸证俱退。次日即思粥，以后竟不需药，只此一剂，而起一生于九死，快哉！（《寓意草·卷一》）

◆ 咳嗽

吉长乃室，新秋病洒淅恶寒，寒已发热，渐生咳嗽，然病未甚也。服表散药不愈，体日瘦羸。延至初冬，饮以参、术补剂，转觉厌厌欲绝，食饮不思，有咳无声，泻利不止，危在旦暮。医者议以人参五钱，附子三钱，加入姜、桂、白术之属，作一剂服，以止泻补虚，而收背水之捷。吉长傍徨无措，延仆诊毕，未及交语，前医自外踵至，见仆在坐，即令疏方，仆飘然而出。盖以渠见既讹，难与语至理耳。吉长辞去前医，坚请用药。仆因谓曰：是病总繇误药所致。始先皮毛间洒淅恶寒发热，肺金为时令之燥所伤也。用表散已为非法，至用参、术补之，则肺气闭锢，而咳嗽之声不扬，胸腹饱胀，不思食饮，肺中之热无处可宣，急奔大肠，食入则不待运化而直出。食不入，则肠中之垢污，亦随气奔而出，是以泻利无休也。今以润肺之药兼润其肠，则源流俱清，寒热、咳嗽、泄泻一齐俱止矣。但取药四剂，服之必安，不足虑也。方用黄芩、地骨皮、甘草、杏仁、阿胶。初进一剂，泻即少止。四剂毕，而寒热俱除。再数剂而咳嗽俱全愈矣。设当日与时辈商之，彼方执参、附为是，能从我乎！

又乡中王氏妇，秋月亦病寒热，服参、术后，亦厌厌一息，但无咳嗽，十余日不进粒米，亦无大便，时时晕去，不省人事。其夫来寓中，详述其症，求发补剂归服。余以大黄、芒硝、石膏、甘草四味，为粗末与之。彼不能辨，归而煎服。其妻云：此药甚咸。夫喜曰：咸果补药。遂将二剂连服，顷之腹中弩痛，下结粪数块，绝而复苏。进粥二盏，前病已如失矣。乡人致谢忧始知之。凡此素有定见于中，故不为临技所炫也。姑存是案，为治病者广其识焉！

胡卣臣先生曰：毫厘有差，千里悬绝，案中治法，似乎与症相反，究竟不爽，大难大难！（《寓意草·卷三》）

石开晓病伤风咳嗽，未尝发热，自觉急迫欲死，呼吸不能相续，求余诊之。余见其头面赤红，躁扰不歇，脉亦豁大而空。谓曰：此证颇奇，全似伤寒戴阳证，何以伤风小恙亦有之？急宜用人参、附子等药温补下元，收回阳气，不然子丑时一身大汗，脱阳而死矣。渠不以为然，及日落，阳不用事，愈慌乱不能少支，忙服前药，服后稍宁片刻，又为床侧添同寝一人，逼出其汗如雨，再用一剂，汗止身安，咳嗽俱不作。询其所由，云连服麻黄药四剂，遂尔躁急欲死。然后知伤风亦有戴阳症，与伤寒无别。总因其人平素下虚，是以真阳易于上越耳。

胡卣臣先生曰：戴阳一证，剖析精详，有功来学。（《寓意草·卷一》）

◆ **喘证**

陆令仪尊堂平日持斋，肠胃素枯，天癸已尽之后，经血犹不止，似有崩漏之意。余鉴姜宜人交肠之流弊，急为治之，久已痊可。值今岁秋月，燥金太过，湿虫不生，无人不病咳嗽，而尊堂血虚津枯之体，受伤独猛，胸胁紧胀，上气喘急，卧寐不宁，咳动则大痛，痰中带血而腥，食不易入，声不易出，寒热交作。而申酉二时，燥金用事，诸苦倍增。其脉时大时小，时牢伏时弦紧。服清肺药，如以勺水沃焦，无裨缓急。诸子彷徨无措，知为危候，余亦明告以肺痛将成，高年难任。于是以葶苈大枣泻肺汤，先通其肺气之壅，即觉气稍平，食稍入，痰稍易出，身稍可侧，大有生机。余曰：未也，吾见来势太急，不得已而取快于一时，究竟暂开者易至复闭，迨复闭则前法不可再用矣。迄今乘其暂开，多方以图，必在六十日后，交冬至节方是愈期。盖身中之燥，与时令之燥，胶结不解，必俟燥金退气，而肺金乃得太宁耳。令仪昆季极恳专力治之。此六十日间，屡危屡安，大率皆用活法斡旋。缘肺病不可用补，而脾虚又不能生肺，肺燥喜于用润，而脾滞又艰运食。今日脾虚之极，食饮不思，则于清肺药中，少加参、术以补脾；明日肺燥之极，热盛咳频，则于清肺药中少加阿胶以润燥。日续一日，扶至立冬之午刻，病者忽然云，内中光景，大觉清爽，可得生矣，奇哉！天时之燥去，而肺金之燥，遂下传于大肠，五六日不一大便，略一润肠，旋即解散，正以客邪易去耳！至小雪节，康健加飧，倍于曩昔。盖胃中空虚已久，势必加飧，复其水谷容受之常，方为全愈也。令仪昆季咸录微功，而余于此症有退思焉，语云宁医十男子，莫医一妇人；乃今宁医十妇人，不医一男子矣！

胡卣臣先生曰：还丹不过九转，举世模之不就，陈诠可袭，活法难通也。（《寓意草·卷二》）

人身难治之病有百症，喘病其最也。喘病无不本之于肺，然随所伤而互关，渐以造于其极。惟兼三阴之症者为最剧。三阴者，少阴肾、太阴脾、厥阴肝也。而三阴又以少阴肾为最剧。经云：肾病者善胀，尻以代踵，脊以代头，此喘病兼肾病之形也。又云，劳风发在肺下。巨阳引精者三日，中年者五日，不精者七日。当咳出青黄浓浊之痰如弹子者大，不出者伤肺，伤肺者死也。此喘病兼肾病之情也。故有此症者，首重在节欲，收摄肾气，不使上攻可也。其次则太阴脾、厥阴肝之兼症亦重，勿以饮食忿怒之故，重伤肝脾可也。若君艺之喘症，得之于髫幼，非有忿欲之伤，止是形寒饮冷，伤其肺耳。然从幼惯生疮疖，疮疖之后，复生牙痈，脾中之湿热素多，胃中之壮火素盛，是肺经所以受伤之原，又不止于形寒饮冷也。脾之湿热，胃之壮火，交煽而互蒸，结为浊痰，溢入上窍，久久不散，透开肺膜，结为窠囊。清气入之，浑然不觉。浊气入之，顷刻与浊痰狼狈相依，合为党援，窒塞关隘，不容呼吸出入，而呼吸正气，转触其痰，齁鼻句有声，头重耳响，胸背骨间有如刀刺，涎涕交作，鼻颊酸辛，若伤风状。正《内经》

所谓心肺有病，而呼吸为之不利也。必俟肺中所受之浊气，解散下行，从前后二阴而去。然后肺中之浓痰，咯之始得易出，而渐可相安。及夫浊气复上，则窠囊之痰复动，窒塞仍前复举，乃至寒之亦发，热之亦发，伤酒、伤食亦发，动怒、动气亦发。所以然者，总繇动其浊气耳。浊气本居下体，不易犯入清道，每随火势而上腾。所谓火动则气升者，浊气升也。肾火动，则寒气升；脾火动，则湿气升；肝火动，则风气升也。故以治火为先也。然浊气既随火而升，亦可随火而降，乃凝神入气以静调之。火降而气不降者何耶？则以浊气虽居于下，而肺中之窠囊，实其新造之区，可以侨寓其中，转使清气逼处不安，亦若为乱者然。如寇贼根据山傍险，蟠据一方，此方之民，势必扰乱而从寇也。故虽以治火为先，然治火而不治痰，无益也；治痰而不治窠囊之痰，虽治与不治等也。治痰之法，曰驱，曰导，曰涤，曰化，曰涌，曰理脾，曰降火，曰行气。前人之法，不为不详。至于窠囊之痰，如蜂子之穴于房中，如莲子之嵌于蓬内，生长则易，剥落则难。繇其外窄中宽，任行驱导涤涌之药，徒伤他脏，此实闭拒而不纳耳。究而言之，岂但窠囊之中，痰不易除，即肺叶之外，膜原之间，顽痰胶结多年，如树之有萝，如屋之有游，如石之有苔，附托相安，仓卒有难于伐者。古今之为医者伙矣，从无有为此渺论者。仆生平治此症最多，皆以活法而奏全绩。盖肺中浊痰为祟，若牛渚怪物，莫逃吾燃犀之照者。因是旷观病机，异哉！肺金以脾土为母，而肺中之浊痰，亦以脾中之湿为母。脾性本喜燥恶湿，迨夫湿热久锢，遂至化刚为柔，居间用事。饮食入胃，既以精华输我周身，又以败浊填彼窍隧。始尚交相为养，最后挹彼注此，颛为外邪示岂弟，致使凭城凭社辈，得以久遂其奸。如附近流寇之地，益以巨家大族，暗为输导，其滋蔓难图也。有繇然矣！治法必静以驭气，使三阴之火不上升，以默杜外援。又必严以驭脾，使太阴之权有独伸而不假敌忾。我实彼虚，我坚彼瑕，批瑕捣虚，迅不掩耳，不崇朝而扫清秽浊。乃广服大药，以安和五脏，培养肺气。肺金之气一清，则周身之气，翕然从之下降。前此上升浊邪，允绝其源。百年之间，常保清明在躬矣。此盖行所当然，不得不然之法。夫岂涂饰听闻之赘词耶！君艺敦请颛治，果获全瘳。益见仆言非谬矣！

胡卣臣先生曰：岐黄论道以后，从不见有此精细快彻之谈，应是医门灵宝。

又曰：君艺童年锢疾，非所易瘳，今疾愈而且得子矣。先议后药，功不伟耶！（《寓意草·卷三》）

◆ 胸痛

吴叔宝先生，因治长公圣符之暇日，无病索为立案。岂求隔垣早见，而撒土先防乎！仆未悉翁平素之脉，因尝药而吐泻交作，始为诊之，见脉躁而不静，劲而不柔，疑所伤甚大。乃翁漫不介意，无非恃体之坚固耳。及具道平昔，始知禀受元阳甚旺，从前所患，皆为热中之病。盖膏粱浓味之热，阳气载以俱升势，必发为痈疽疔毒，及脓溃斗许，毒尽而阳不乏，夫非得于天者浓耶！然屡费不赀，久从暗耗。况人身候转不常，始传热中，今传寒中矣。热中则一身之痰，俱变为热，痰热则走，故发为疮疡；寒中则一身之痰，俱变为寒，痰寒则凝，故结塞于胸膈，不易开散。一緛阳气高亢，一緛阳气卑微耳！今见脉中或三至一转，或五至一转，不与指相值，自为区别，虽名三五不调，其实阳气孤危已甚。翁弗病则已，万一病出，必非纾徐迂缓。试即以冬时为譬，寒威凛冽，阴霾昼见，天日无光，或有之矣，能无虑乎！据所禀之浓，宜百年有常。乃今亦觉早衰，扶身药饵，有断不可缺者。服药而脉返其驯，缉续罔间，尚可臻古稀之列。盖所禀之丰，如有国者，祖功宗德之隆，即当衰季，复有中兴一段光彩耳。

翁见案不怿。至冬月果患胸腹紧痛，胀闷不堪，以滚酒热盐，内浇外熨不止，服附子理中十数剂始安。次年四月，临丧过哀，呕血升余，服润滞药过多，饮食入胃，先痛后呕，大便黏滞而不坚燥，欲成痰膈。在郡更医十余手，杂投罔效。归用土医服观音对坐草，而胃气搜削殆尽。最后饮水恶热，乃胃中久失谷养。津液尽枯，一团真火内炽。凡病此症者，无不皆然。医者不审痰膈与热膈异治，尚以牛黄、狗宝，漫图侥幸。仆以未病先识，不敢染指投剂。亦縠时辈媢嫉，欲藉翁病为刀俎地，先以去年所用之药为谤端，是以即有旋覆代赭成法可施，承当不下耳，可胜悼哉！

胡卣臣先生曰：舆谤易兴易息，出于公耳，独埧簏中之鬼域，造端微而贻祸远，可慨可慨！（《寓意草·卷二》）

◆ 胸膈气胀

天御孝廉太夫人，宿有胸膈气胀小恙，近臻勿药矣。孝廉膝下承欢，不以三公易一日者，今而后喜可知也。然以太夫人福体凝重，惟恐日增一日，转为暮年之累。欲仆订方，及早图之。仆不觉悚然而动于衷，曰：孝廉未尝习医，乃思治未病消未萌，何其深于医旨若是，以知子道之贯彻者，无微不入矣！经曰：阴精所奉者，其人寿。太夫人阴血有余，即年过百岁，而形不衰，此可不问而知者。然形盛须充之以气，而气者渐衰渐耗之物，必欲两得其平，所藉于药力不少耳。况气复有阴阳之别，身半以上阳主之，身半以下阴主之。阴气过盛而乘阳位，则胸膈胀闷不舒，所谓地气上为云者是也。云生而天地之寥阔，顷刻窒塞矣，故阴气不可盛也。阴气盛，势不得不用耗散之药。气日耗，则体日重，又不能兼理之术也。湖阳公主以体盛难产，御医为制枳壳、厚朴等耗气之药，名曰瘦胎散，亦以当其壮年耳。若夫年高气弱之时，而可堪其耗散乎！我仪图之。至人服天气而通神明，只此一语，足为太夫人用药之准矣。盖天食人以五气者也，地食人以五味者也。以地之味养阴，不若以天之气养阳。药力既久，天气运而不积，挈地气以周旋，所谓载华岳而不重者，大气举之之谓也。方用茅山苍术一味，取其气之雄烈，可驱阴邪而通天气。《本草》列之上品，《仙经》号为山精者，诚重之也。每岁修事五七斤，每早百沸汤吞下三钱，秋月止服二钱，另用天门冬一钱，煎汤吞下。初服一两月，微觉其燥，服至百日后，觉一日不可缺此矣。服之一年，身体轻健。服之三年，步履如飞。黑夜目中有光，可烛幽隐。所谓服天气而通神明者，其不诬如此。食物诸无所忌，但能稍远肥甘。白饭香蔬苦茗，种种清胜尤妙。饵术以后，身健无病，今服三十余斤矣！

胡卣臣先生曰：此成方也，用之通天气以苞举乎地，觉制方之人，未必辨此。（《寓意草·卷四》）

◆ 神昏

黄长人犯房劳，病伤寒，守不服药之戒，身热已退，十余日外，忽然昏沉，浑身战栗，手足如冰。举家忙乱，亟请余至，一医已合就姜、桂之药矣。余适见而骇之，姑俟诊毕，再三辟其差谬。主家自疑阴证，言之不入，又不可以理服，只得与医者约曰：此一病药入口中，出生入死，关系重大，吾与丈各立担承，倘至用药差误，责有所归。医者云：吾治伤寒三十余年，不知甚么担承。余笑曰：吾有明眼在此，不忍见人活活就毙，吾亦不得已也。如不担承，待吾用药。主家方才心安，亟请用药。余以调胃承气汤，约重五钱，煎成热服半盏，少顷又热服半盏，其医见厥渐退，人渐苏，知药不误，辞去。仍与前药，服至剂终，人事大清，忽然浑身壮热，再与大柴胡一剂，热退身安。门人问曰：病者之系阴证见厥，先生确认为阳症，而用下药果应，其理安在？答曰：其理颇微，吾从悟入，可得言也。凡伤寒病初起发热，煎熬津液，鼻干、口渴、便秘，渐至发厥者，不问知其为热也。若阳证忽变阴厥者，万中无一，从古至今无一也。盖阴厥得之阴证，一起便直中阴经，唇青面白，遍体冷汗，便利不渴，身踡多睡，醒则人事了了，与伤寒传经之热邪，转入转深，人事昏惑者，万万不同。诸书类载阴阳二厥为一门，即明者犹为所混，况昧者乎！如此病，先犯房室，后成伤寒，世医无不为阴症之名所惑，往往投以四逆等汤，促其暴亡，而诿之阴极莫救，致冤鬼夜嚎，尚不知悟，总由传派不清耳。盖犯房劳而病感者，其势不过比常较重，如发热则热之极，恶寒则寒之极，头痛则痛之极。所以然者，以阴虚阳往乘之，非阴乘无阳之比。况病者始能勿药，阴邪必轻，旬日渐发，尤非暴证，安得以厥阴之例为治耶！且仲景明言，始发热六日，厥反九日，后复发热三日，与厥相应，则病旦暮愈；又云厥五日，热亦五日，设六日当复厥，不厥者自愈。明明以热之日数，定厥之痊期也。又云厥多热少则病进；热多厥少则病退；厥愈而热过久者，必便脓血发痈；厥应下而反汗之，必口伤烂赤；先厥后热，利必自止；见厥复利，利止反汗出咽痛者，其喉为痹；厥而能食，恐为除中；厥止思食，邪退欲愈。凡此之类，无非热深发厥之旨，原未论及于阴厥也。至于阳分之病，而妄汗、妄吐、妄下，以至势极。如汗多亡阳，吐利烦躁，四肢逆冷者，皆因用药差误所致，非以四逆、真武等汤挽之，则阳不能回。亦原不为阴证立方也。盖伤寒才一发热发渴，定然阴分先亏，以其误治，阳分比阴分更亏，不得已从权用辛热，先救其阳，与纯阴无阳、阴盛格阳之证，相去天渊。后人不窥制方之意，见有成法，转相效尤，不知治阴证以救阳为主，治伤寒以救阴为主。伤寒纵有阳虚当治，必看其人血肉充盛，阴分可受阳药者，方可回阳。若面黧舌黑，身如枯柴，一团邪火内燔者，则阴已先尽，何阳可回耶？故见厥除热，存津液元气于什一，已失之晚，况敢助阳劫阴乎！《证治》方云：若证未辨阴阳，且与四顺丸试之。《直指方》云：未辨疑似，且与理中丸试之。亦可见从前未透此关，纵有深心，无可奈何耳。因为子辈详辨，并以告后之业医者。

胡卣臣先生曰：性光自启，应是轩岐堂上再来。（《寓意草·卷一》）

钱仲昭患时气外感，三五日发热头痛，服表汗药，疼止热不清，口干唇裂，因而下之，遍身红斑，神昏谵语，食饮不入，大便复秘，小便热赤，脉见紧小而急。谓曰：此症全因误治，阳明胃经表里不清，邪热在内，如火燎原，津液尽干，以故神昏谵妄，若斑转紫黑，即刻死矣！目今本是难救，但其面色不枯，声音尚朗，乃平日保养肾水有余。如旱田之侧有下泉未竭，故神虽昏乱，而小水仍通，乃阴气未绝之征，尚可治之。不用表里，单单只一和法，取七方中小方，而气味甘寒者，用之惟如神，白虎汤一方足以疗此。盖中州元气已离，大剂、急剂、复剂俱不敢用，而虚热内炽，必甘寒气味方可和之耳。但方虽宜小，而服药则宜频，如饥人本欲得食，不得不渐渐与之。必一昼夜频进五七剂，为浸灌之法，庶几邪热以渐而解，元气以渐而生也。若小其剂，复旷其日，纵用药得当，亦无及矣。如法治之，更一昼夜，而病者热退神清，脉和食进，其斑自化。

胡卣臣先生曰：病与药所以然之地，森森警发。（《寓意草·卷一》）

◆ 胃脘痛

子坚玉体清和，从来无病。迩因外感之余，益以饥饱内伤，遂至胸膈不快，胃中隐隐作痛，有时得食则已，有时得食反加。大便甚艰，小水不畅。右关之脉，乍弦乍迟，不相调适，有似锢疾之象。用药得当，驱之无难。若岁久日增，后来必为大患。大意人身胃中之脉，从头而走于足者也，胃中之气，一从小肠而达于膀胱，一从小肠而达于大肠者也。夫下行之气，浊气也。以失调之故，而令浊气乱于胸中，干其清道，因是窒塞不舒。其始本于病时，胃中津液为邪火所烁，至今津液未充，火势内蕴，易于上燎，所以得食以压其火则安。然邪火炽，则正气消。若食饮稍过，则气不能运转其食，而痛亦增，是火不除则气不复，气不复则胃中清浊混乱，不肯下行，而痛终不免也。病属胃之下脘。而所以然之故，全在胃之中脘。盖中者，上下四旁之枢机。中脘之气旺盛有余，必驱下脘之气，入于大小肠，从前后二阴而出，惟其不足，所以反受下脘之浊气而挠指也。夫至人之息以踵呼之于根，吸之于蒂者也。以浊气上干之故，究竟吸入之气艰于归根。且以痛之故，而令周身之气，凝滞不行，亦非细故也。为订降火生津下气止痛一方，以为常用之药。尚有进者，在先收摄肾气，不使外出，然后浊气之源清，而膀胱得吸引上中二焦之气以下行，想明哲知所务矣！

胡卣臣先生曰：言一病即知其处。既知其处矣，又知其上下正反之因，犹珠玉之光，积而成照，非有意映重渊连赤极也。

（《寓意草·卷四》）

◆呕吐

　　倪庆云病膈气十四日，粒米不入咽，始吐清水，次吐绿水，次吐黑水，次吐臭水，呼吸将绝，医已歇手。余适诊之，许以可救，渠家不信。余曰：尽今一昼夜，先服理中汤六剂，不令其绝，来早转方，一剂全安。渠家曰：病已至此，滴水不能入喉，安能服药六剂乎？余曰：但得此等甘温入口，必喜而再服，不须过虑。渠诸子或庠或弁，亦知理折，佥曰：既有妙方，何不即投见效，必先与理中，然后乃用此，何意耶？余曰：《金匮》有云，病患噫气不除者，旋覆代赭石汤主之。吾于此病分别言之者有二道：一者以黑水为胃底之水，臭水为肠中之水，此水且出，则胃中之津液久已不存，不敢用半夏以燥其胃也；一者以将绝之气，止存一丝，以代赭坠之，恐其立断，必先以理中分理阴阳，俾气易于降下，然后代赭得以建奇奏绩。一时之深心，即同千古之已试，何必更疑？及简仲景方，见方中止用煨姜而不用干姜。又谓干姜比半夏更燥，而不敢用。余曰：尊人所噫者，下焦之气也，所呕者，肠中之水也。阴乘阳位，加以日久不食，诸多蛔虫，必上居膈间，非干姜之辣，则蛔虫不下转，而上气亦必不下转，妙处正在此，君曷可泥哉！诸子私谓，言有大而非夸者，此公颇似。姑进是药，观其验否。进后果再索药，三剂后病者能言，云内气稍接，但恐太急，俟天明再服，后旦转方为妥。至次早，未及服药，复请前医参酌，众医交口极阻，渠家并后三剂不肯服矣。余持前药一盏，勉令服之，曰：吾即于众医前，立地转方，顷刻见效，再有何说！乃用旋覆花一味煎汤，调代赭石末二茶匙与之。才一入口，病者曰：好药，吾气已转入丹田矣！但恐此药难得。余曰：易耳。病者十四日衣不解带，目不交睫，惫甚，因图脱衣安寝。冷气一触复呕，与前药立止，思粥，令食半盏。渠饥甚，竟食二盏，少顷已食六盏。复呕，与前药立止。又因动怒，以物击婢，复呕，与前药立止。以后不复呕。但困倦之极，服补药二十剂，丸药一斤，将息二月，始能远出，方悔从前少服理中二剂耳。

胡卤臣先生曰：旋覆代赭一方，案中屡建奇绩，但医家未肯信用，熟读前后诸案，自了无疑惑矣！（《寓意草·卷二》）

◆ **呃逆**

冬尽，偶因饱食当风，忽然一吐，倾囊而出，胃气大伤。随召诊问，体中微似发热，左关之脉甚大，自云：始先中脘不舒，今觉气反攻左，始用梨汁不投，今用蔗浆稍定，不知此何症也？昌因断曰：此虚风之候也。以胃中所受之水谷，出尽无留，空虚若谷，而风自内生，兼肠中久蓄之风，乘机上入，是以胃中不安。然风入于胃，必左投肝木而从其类，是以气反攻左，而左脉即为之大且劲。《内经》云：风淫于内，治以甘寒。梨汁蔗浆，俱甘寒对症之物，而一效一不效者，又可知胃中气虚已极，不耐梨性之达下，而喜蔗性之和中也。于是以甘寒一派之药定方，人参、竹沥、麦门冬、生地黄之属，众议除参不用。服后腹中呱呱有声，呕出黄痰少许，胸中遂快。次早大便亦通，症似向安。然有可怪者，本是胃经受病，而胃脉反不见其病，只是上下两旁，心肾肝肺之脉，时时另起一头，不安其常。因为剖心争论，谓此非上下两旁之见病端也。乃中央气弱，不能四迄，如母病而四子失乳，故现饥馁之象耳。观公祖自云：口中之味极淡。又云：水到喉管，即注住不肯下行。明明是胃中之气不转，宿水留住喉间，不能更吞新水耳。宜急用四君子汤以理胃气，则中央之枢轴转，而四畔之机关尽利，喉管之水气不逆，而口中之淡味亦除矣。如不见信，速请明者商之，不便在此羁时误事也。然而言过激烈，反怪为故意惊骇。改召二医，有谓中风者，有谓伤寒者，见各不同。至于人参之不可用，则同声和之。谓症之轻而易疗，则同力担之。微用发表之药，即汗出黏濡，又同口赞之。曾罔顾已竭之胃气，追之实难，反开关而纵之去，于是气高神荡，呃逆不休矣。再侥幸而投黄连一剂，将绝之系，加极苦以速其绝。二医措手不及，复召昌至，则脉已大乱，如沸如羹，频转频歇，神昏不醒，身强莫移，年寿间一团黑滞，其气出则顺，而入必哕，通计昼夜一万三千五百息，即得一万三千五百哕矣。二医卸祸，谓昌前所议四君子汤，今始可用。吁嗟！呼吸存亡，尚图雍容樽俎乎？据理答之曰：气已出而不入，再加参、术之腻阻，立断矣！惟有仲景旋覆代赭石一方，可收神功于百一。进一剂而哕势稍减，二剂加代赭石至五钱，哕遂大减。连连进粥，神清色亮，脉复体轻。再用参、苓、麦冬、木瓜、甘草，平调二日，遂康复如初。此盖祖翁少时纯朴不凋，故松柏之姿，老而弥劲，非尽药之功能也。即论药，亦非参之力，乃代赭坠参下行之力也。祖翁病剧，问昌何为不至，及病间，见昌进药，即鼓勇欣尝，抑何见知之深耶！而昌亦得藉汤药以行菽水之事，快矣快矣！

　　胡卣臣先生曰：左氏《春秋》，无与于兵，而名将以为兵法之至精。见理不到，则一心之运用不出也。噫！难与俗人言矣！

（《寓意草·卷三》）

◆ 腹痛

　　赵我完孝廉次郎，秋月肺气不能下行，两足肿溃，而小水全无，脐中之痛，不可名状，以手揉左，则痛攻于右，揉右则痛攻于左。当脐揉熨，则满脐俱痛，叫喊不绝。利水之药，服数十剂不效。用敷脐法，及单服琥珀末至两许，亦不效。昌见时弥留已极，无可救药矣。伤哉！

胡卣臣先生曰：凡求同理者，必不求同俗。嘉言之韬光匿采，宁甘讪谤，曾不令人窥识者，无意求之而得，闻之而有不心折者耶！（《寓意草·卷四》）

◆ **腹胀**

顾鸣仲有腹疾近三十年，朝宽暮急，每一大发，腹胀十余日方减。食湿面及房劳，其应如响，腹左隐隐微高，鼓呼吸触之，汩汩有声。以痞块法治之，内攻外贴，究莫能疗。余为悬内照之鉴，先与明之，后乃治之。人身五积六聚之症，心、肝、脾、肺、肾之邪，结于腹之上下左右，及当脐之中者，皆高如覆盂者也。胆、胃、大小肠、膀胱、命门之邪，各结于其本位，不甚形见者也。此症乃肾脏之阴气，聚于膀胱之阳经，有似于痞块耳。何以知之？肾有两窍，左肾之窍，从前通膀胱；右肾之窍，从后通命门。邪结于腹之左畔，即左肾与膀胱为之府也。六腑惟胆无输泻，其五腑受五脏浊气传入，不能久留，即为输泻者也。今肾邪传于膀胱，膀胱溺其输泻之职，旧邪未行，新邪踵至，势必以渐透入膜原，如革囊裹物者然。经曰：膀胱者，州都之官，津液藏焉，气化则能出矣。然则肾气久聚不出，岂非膀胱之失其运化乎！夫人一围之腹，大小肠、膀胱俱居其中，而胞又居膀胱之中，惟其不久留输泻，是以宽乎若有余地。今肾之气，不自收摄，悉输膀胱，膀胱蓄而不泻，有同胆腑之清净无为，其能理乎！宜其胀也，有与生俱焉者矣！经曰：肾病者善胀。尻以代踵，脊以代头。倘膀胱能司其输泻，何致若此之极耶！又曰：巨阳引精者三日。太阳膀胱经，吸引精气者，其胀止于三日。此之为胀，且数十年之久，其吸引之权安在哉！治法补肾水而致充足，则精气深藏，而膀胱之胀自消。补膀胱而令气旺，则肾邪不蓄，而输化之机自裕。所以然者，以肾不补不能藏，膀胱不补不能泻。然补肾易而补膀胱则难。以本草诸药，多泻少补也。经于膀胱之予不足者，断以死期。后人莫解其故。吾诚揣之，岂非以膀胱愈不足则愈胀，胀极势必逆传于肾；肾胀极，势必逆传于小肠；小肠胀极，势必逆传于脾。乃至通身之气，散漫而无统耶？医者于未传之先，蚤见而预图之，能事殚矣！

胡卤臣先生曰：言腹中事，如张炬而游洞天，愈深愈朗。(《寓意草·卷四》)

刘泰来年三十二岁，面白体丰，夏月惯用冷水灌汗，坐卧巷曲当风。新秋病疟，三五发后，用药截住。遂觉胸腹间胀满日增，不旬日外，腹大胸高，上气喘急，二便全无，饮食不入，能坐不能卧，能俯不能仰，势颇危急。虽延余至家，其专主者在他医也。其医以二便不通，服下药不应，商用大黄二两作一剂。病者曰：不如此不能救急，可速煎之。余骇曰：此名何病，而敢放胆杀人耶？医曰：伤寒肠结，下而不通，惟有大下一法，何谓放胆！余曰：世间有不发热之伤寒乎？伤寒病因发热，故津液枯槁，肠胃干结，而可用下药，以开其结。然有不转矢气者不可攻之戒，正恐误治太阴经之腹胀也。此病因腹中之气散乱不收，故津水随气横决四溢而作胀，全是太阴脾气不能统摄所致。一散一结，相去天渊，再用大黄猛剂，大散其气，若不胀死，定须腹破。曷不留此一命，必欲杀之为快耶！医唯唯曰：吾见不到，姑已之。出语家人曰：吾去矣，此人书多口溜，不能与争也。病家以余逐其医而含怒，私谓，医虽去，药则存，且服其药，请来未迟。才取药进房，余从后追至，掷之沟中。病者殊错愕，而婉其辞曰：此药果不当服，亦未可知，但再有何法可以救我？其二弟之不平，则征色而且发声矣。余即以一柬，面辨数十条，而定理中汤一方于后。病者见之曰：议论反复精透，但参、术助胀，安敢轻用？大黄药已吃过二剂，尚未见行，不若今日且不服药，俟至明日，再看光景。亦无可奈何之辞也。余曰：何待明日？腹中真气渐散，今晚子丑二时，阴阳交剥之界，必大汗晕眩，难为力矣！病者曰：锉好一剂，俟半夜果有此证，即刻服下何如？不识此时服药尚可及否？余曰：既畏吾药如虎，煎好备急亦通。余就客寝坐待室中呼召，绝无动静。次早，其子出云：昨晚果然出汗发晕，忙服尊剂，亦不见效，但略睡片时，仍旧作胀。进诊，病者曰：服药后，喜疾势不增，略觉减可，且再服一剂，未必大害。余遂以三剂药料作一剂，加人参至三钱，服过又进一大剂，少加黄连在内。病者扶身出厅云：内胀大减，即不用大黄亦可耐，但连日未得食，必用大黄些许，略通大便，吾即放心进食矣。余曰：如此争辩，还认作伤寒病不肯进食，其食吃饭、吃肉亦无不可。于是以老米煮清汤饮之，不敢吞粒。余许以次日一剂立通大便，病者始快。其二弟亦快，云：定然必用大黄，但前后不同耳。次日戚友俱至，病者出厅问药。余曰：腹中原是大黄推荡之泄粪，其所以不出者，以膀胱胀大，腹内难容，将大肠撑紧，任凭极力努挣，无隙可出，看吾以药通膀胱之气，不治大便，而大便自至，足为证验。于是以五苓散本方与服，药才入喉，病者即索秽桶，小便先出，大便随之，顷刻泄下半桶。观者动色，竞称华佗再出，然亦非心服也。一月后小患伤风，取药四剂，与荤酒杂投，及伤风未止，并谓治胀亦属偶然，竟没其功。然余但恨不能分身剖心，指引迷津耳，实无居功之意也。

胡卣臣先生曰：世间不少血性男子，然肝脑无补者多矣！此段转移，全在危疑关头着力，所以为超。(《寓意草·卷一》)

◆ 泄泻

胡太夫人偶然肚腹不宁，泻下数行，医以痢疾药治之，其利转多，更引通因通用之法，用九蒸大黄丸三钱下之，遂扰动胃气胀痛，全不思食，有似噤口痢状。余诊之，见六脉皆沉而伏，应指模糊。亟曰：此非痢疾之证，乃误治之证也。今但安其胃，不必治痢，而痢自止；不必治胀痛，而胀痛自止。于是以四君子汤为主治，少加姜、蔻暖胃之药，用之二剂，痢果不作。但苦胃中胀痛不安，必欲加入行气之药，以冀胀消痛止，而速得进食。余固争曰：宁可缓于食，不可急于药，盖以前因误药引动胃气作楚，始治乱民，惟有安之之法。若再加行气，则胀痛必无纪极。坚持前说，即用橘皮和中，亦须炒而又炒，绝不惹动其气，凡五日未得大便，亦不惹动其便，听其缓缓痛止胀消，食进便利，共七日全安。浑不见药之功，实为无功之功也。噫！今之随主见而图可喜之功者，即生出事端，亦谓病之所有，非医之所造，谁悬明鉴而令丝毫莫遁耶？此所以成时医之世界也。(《寓意草·卷二》)

◆ 便秘

姑翁公祖，自春月论耳鸣后，见昌执理不阿，知为可用。至冬初以脾约便艰，再召诊视。进苁蓉、胡麻、山药、首乌等，四剂即润。盖缘肠中少血多风，与药适宜，故效敏耳。自是益加信悦，时沐枉驾就问，披衷相示。(《寓意草·卷三》)

老先生玉体清瘦，淡泊宁静以御神，病邪无从窃入，虽食饮素约，然三日始一更衣，出孔比入孔尤约，故精神有余，足以虑周当世，而中外倚毗壮猷也。偶因大便后寒热，发作有时，颇似外感。其实内伤，非感也。缘素艰大便，努睁伤气，故便出则阴乘于阳而寒，顷之稍定，则阳复胜阴而热也。若果外感之寒热，何必大便后始然耶？此时但宜以和平之剂治内伤，辅养元气为上。加入外感药驱导兼行，必致内伤转增。奈何先生方欲治肠中之燥，医家又欲除内蕴之湿，不思肠燥为相安之恒，可以不治。即治之不过润肠生血，亦无不可。若乃见为湿热，而用滑利之药以驱导之，则误甚矣！盖瘦人身中以湿为宝，有湿则润，无湿则燥，今指燥为湿，是指火为水也。且膀胱者水道也，大肠者谷道也。以三日一便之肠，误用滑药，转致潹出无度，犹不悔悟，每一大遗，辄矜祛湿之力，世间岂有湿从谷道而出之理哉！不过因主人暂快大肠之润，而谬饰其词耳！讵知沧海不足以实漏卮，而元气日削乎！始之阴阳交胜者，渐至交离，而阴从泻伤，阳从汗伤。两寸脉浮而空，阳气越于上；关尺脉微而细，阴气越于下。不相维附，势趋不返矣！然汗出尚有时，而下痢则无时，究竟阴阳之气，两竭于下，便出急如箭，肛门热如烙，此时尚以滑石、木通、猪苓、泽泻等，分利小水以止泄，不知阴虚自致泉竭，小便从何得来？止令数十年大肠之积蓄尽空，仰给于胃脘，食入毋俟停留。已挈柄而挹之下注，久久胃不能给，遂将肠中自有之垢，暗行驱下，其臭甚腥，色白如脓，垢尽而肠气亦不留，只是周身元气至宝，坐耗于空虚之府，非不服人参大补。然药力入胃则肠空，入肠则胃空，便出则肠胃俱空。由是下空则上壅，胸膈不舒，喉间顽痰窒塞，口燥咽干，彻夜不寐。一切食物，惟味薄质轻者，胃中始爱而受之。此时尚图养血安神，调脾祛痰，旷日缓治，其不达时宜也甚矣。夫宣房瓠子之决，天子公卿，咸轻掷金马璧鸡奠之，以策群力，而襄底定，请以朝廷破格之法，而通于医药可乎？草野罔识忌讳，或者可与图功耳。

附药议：

方用人参、白术、甘草、山茱萸、五味子、宣木瓜、白芍药、升麻、赤石脂、禹余粮。人参、白术、茯苓、甘草为四君子汤，理脾胃之正药也。而不用茯苓者，以其淡渗，恐伤阴也。而用山茱萸以收肝气之散，五味子以收肾气之散，宣木瓜以收胃气之散，白芍药以收脾气及脏气之散。合之参、术之补，甘草之缓，升麻之升，阴阳两和。俾元气上者下，而下者上，团聚于中不散，斯脉不至上盛，腹不至雷鸣，汗不至淋漓，肛不至火热。食饮自加，便泄自止。是收气之散，为吃紧关头，故取四味重复，藉其颛力，至于用涩以固脱，药味多般不同，此用禹余粮、石脂者，取其颛固下焦之脱也。况肠胃之空，非二味不填；肠垢已去，非二味不复。其黏着之性，所谓下焦有病患难会，须用余粮、赤石脂者，以是故也。又况误以石之滑者伤之，必以石之涩者救之，尤有同气相求之义耶！所以必用大剂药料，煎浓膏调二味服下，恐药力清薄，不遂其留恋，故以啜羹之法用之，取其久停。又以饮醇之法用之，取其缓入，非谓一饮尽剂，强以所难也。先生弗解其意，见药剂过重，谓为难用。医者见二味涩药，又从旁破为不可用。不知十剂中，涩居其一，如七曜经天，何可少一曜耶？且石脂不过土之赤者也，余粮不过土之外刚内柔者也。中州土病，而引土为治，尚谓不宜，则诸草木之根荄，更无取矣！东海西海，天下后世有明者出焉，理自相同，光自不掩，必求行其所知，则贱者售，而病乃殆矣，谓之何哉？

先生闻名而请，极其敬重，及见议病议方，反多疑意。不才即于方末慨叹数语，飘然而别。次日先生语戚友云：昨之论辨甚明，但石脂、余粮，生平未曾服过，即娄中医者，亦未曾用过，只得附未达不敢尝之义。华天御孝廉荐治陈彦质之病，比先生更重几倍，用石脂、余粮而收成功，其案具存，可复阅也。其后往郡迎医，用补剂稍效，然不善于补，转致夜间健食，脾气泄露无余，肛门火烁，阳气下陷，久而不升，遂成臀痈，竟付外科治疗。吁嗟！先生独何不身事视国也哉！

胡卣臣先生曰：萍槎司马扬历中外，清刚晓练，今之显允方叔也。从津门归，朝命再下，倚任方殷，司马淹留抱病，竟至不起。使用嘉言之言，即以疆场死，不犹愈易簀家臣之手耶！（《寓意草·卷二》）

恩旭乃室病膈气二十余日，饮粒全不入口。延余诊时，尺脉已绝而不至矣。询其二便，自病起至今，从未一通，止是一味痰沫上涌，厌厌待尽，无法以处。邑庠有施姓者，善决生死，谓其脉已离根，顷刻当坏。余曰：不然，《脉经》明有开活一款云，上部有脉，下部无脉，其人当吐不吐者死。是吐则未必死也，但得天气下降，则地道自通。故此症倍宜治中，以气高不返，中无开阖，因成危候。待吾以法缓缓治之，自然逐日见效，于是始独任以观验否。乃遂变旋覆代赭成法，而用其意，不泥其方。缘女病至尺脉全无，则莫可验其受孕，万一有而不求，以赭石、干姜辈伤之，呼吸立断矣，姑阙疑。以赤石脂易赭石，煨姜易干姜，用六君子汤加旋覆花，煎调服下，呕即稍定。其岳父见用人参，以为劫病而致憾。余曰：无恐也，治此不愈，愿以三十金为罚；如愈，一文不取。乃全神照应，药必亲调，始与服之。三日后，渐渐不呕；又三日后，粥饮渐加，举家甚快。但病者全不大便，至是已月余矣。一则忧病之未除，再则忧食之不运，刻刻以通利为嘱。余曰：脏气久结，食饮入胃，每日止能透下肠中一二节，食饮积之既久，脏气自然通透，原议缓治，何得急图耶！举家金以余为不情，每进诊脉，辄闻病者鼻息之扬，但未至发声相詈耳。盖余以归、地润肠之药，恐滞膈而作呕，硝石、大黄通肠之药，恐伤胎而殒命。姑拂其请，坚持三五日，果气下肠通，而病全瘳矣！病瘳而其家窃议曰：一便且不能通，曷贵于医耶？月余腹中之孕果渐形着。又议曰：一孕且不能知，安所称高耶？吁嗟！余之设诚而行，以全人夫妻子母，而反以得谤也，岂有他哉！惟余得谤，当世之所谓医者，然后乃得名耳！

胡卣臣先生曰：议论入理之深，自然入俗之浅，如中无开阖之语，及脏气逐日渐通之语，及脏气逐日渐通之语，岂堪向寻常索解耶！（《寓意草·卷二》）

◆ 痢疾

陈汝明病痢，发热如蒸，昏沉不食，重不可言，至第三日危急将绝，方请余诊。其脉数大空虚，尺脉倍加洪盛。谓曰：此两病而凑于一时之证也。内有湿热，与时令外热相合，欲成痢证，尚不自觉。又犯房劳，而为骤寒所乘，以故发热身重，不食昏沉，皆属少阴肾经外感。少阴受邪，原要下痢清白，此因肠中湿热，已蒸成猪肝鱼脑败浊之形，故色虽变而下痢则同也。再用痢疾门药一剂，即刻不救矣！遂忙以麻黄附子细辛汤一剂，与之表散外邪，得汗后热即微减；再以附子理中汤，连进二剂，热退身轻能食；改用黄连理中汤丸，服至旬日全安。（《寓意草·卷二》）

陈彦质患肠风下血近三十年，体肥身健，零星去血，旋亦生长，不为害也。旧冬忽然下血数斗，盖谋虑忧郁过伤肝脾。肝主血，脾统血，血无主统，故出之暴耳。彼时即宜大补急固，延至春月，则木旺土衰，脾气益加下溜矣。肝木之风与肠风交煽，血尽而下尘水，水尽而去肠垢，垢尽而吸取胃中所纳之食，汩汩下行，总不停留变化，直出如箭，以致肛门脱出三五寸，无气可收。每以热汤浴之，睁叫托入，顷之去后，其肛复脱，一昼夜下痢二十余行，苦不可言。面色浮肿，夭然不泽，唇焦口干，鼻孔黑煤，种种不治，所共睹矣！仆诊其脉，察其证，因为藉箸筹之，得五可治焉。若果阴血脱尽，则目盲无所视，今双眸尚炯，是所脱者下焦之阴，而上焦之阴犹存也，一也。若果阳气脱尽，当魄汗淋漓，目前无非鬼像，今汗出不过偶有，而见鬼亦止二次，是所脱者脾中之阳，而他脏之阳犹存也，二也。胃中尚能容谷些少，未显呕吐哕逆之证，则相连脏腑未至交绝，三也。夜间虽艰于睡，然交睫时亦多，更不见有发热之候，四也。脉已虚软无力，而激之间亦鼓指，是禀受原丰，不易摧朽，五也。但脾脏大伤，兼以失治旷日，其气去绝不远耳。经云：阳气者，如天之与日，失其所，则折寿而不彰。今阳气陷入阴中，大股热气从肛门泄出，如火之烙，不但失所已也。所以犹存一线生意者，以他脏中未易动摇，如辅车唇齿，相为倚藉，供其绝乏耳。夫他脏何可恃也？生死大关，全于脾中之阳气，复与不复定之。阳气微复，则食饮微化，便泄微止，肛门微收；阳气全复，则食饮全化，便泄全止，肛门全收矣。然阴阳两竭之余，偏驳之药，既不可用，所藉者，必参、术之无陂。复气之中，即寓生血，始克有济。但人参力未易辨，况才入胃中，即从肠出，不得不广服以继之，此则存乎自裁耳。于是以人参汤调赤石脂末，服之稍安，次以人参、白术、赤石脂、禹余粮为丸，服之全愈。其后李萍槎先生之病，视此尚轻数倍，乃见石脂、余粮之药，骇而不用，奈之何哉！

胡卣臣先生曰：似此死里求生，谁不乐从？其他拂情处，不无太直。然明道之与行术，则径庭矣。（《寓意草·卷二》）

浦君艺病痢疾，初起有表邪未散，而误用参、术固表，使邪气深入；又误服黄连凉解，大黄推荡。治经月余，胃气不运，下痢一昼夜百余行，一夕呕出从前黄连药汁三五碗，呕至二三次后，胃与肠遂打为一家，内中幽门、阑门洞开无阻，不但粥饮直出，即人参浓膏才吞入喉，已泔泔从肠奔下。危急之中，诸昆玉及内戚俱探余曰：此证可无恐乎？余曰：在此用药便有可持，吾岂不知病势之危，但无别人可任，姑以静镇之，而殚力以报知己耳！于是以大剂四君子汤，煎调赤石脂、禹余粮二味，连连与服。服后其下奔之势少衰，但腹中痛不可忍。君艺曰：前此下痢虽多，然尚不痛，服此药而痛增，未可再服矣。余曰：此正所谓通则不痛，痛则不通之说也。不痛则危，痛则安，何乐而不痛耶？仍以前药再进。俟势已大减，才用四君子倍茯苓，十余剂全安。

胡卣臣先生曰：闭门造车，出而合辙，使郡邑医学中，仿此议病，先衡量所造高下，然后用之则可矣。(《寓意草·卷二》)

张仲仪初得痢疾三五行，即请往诊，行动如常，然得内伤之脉，而夹少阴之邪。余诊毕即议云：此证仍宜一表一里，但表药中多用人参，里药中多用附子，方可无患；若用痢疾门诸药，必危之道也。仲仪以平日深信，径取前药不疑，然疾势尚未着也。及日西，忽发大热，身重如巨石，头在枕上，两人始能扶动，人事沉困，举家惶乱，忙忙服完表里二剂。次早诊时，即能起身出房，再与参附药二剂全安。若不辨证用药，痢疾门中几曾有此等治法乎！况于疾未着而早见乎！(《寓意草·卷二》)

周信川年七十三岁，平素体坚，不觉其老，秋月病痢，久而不愈。至冬月成休息痢，一昼夜十余行，面自浮肿，肌肤晦黑，求治于余。诊其脉沉数有力，谓曰：此阳邪陷入于阴之证也。吾当以法治之，尚可痊愈，明日吾自袖药，来面治。于是以人参败毒散。本方煎好，用厚被围椅上坐定，置火其下，更以布条卷成鹅蛋状，置椅褥上，殿定肛门，使内气不得下走，然后以前药滚热与服，良久又进前药，遂觉皮间有津津微润，再溅以滚汤，教令努力忍便，不得移身。如此约二时之久，皮间津润总未干，病者心躁畏热，忍不可忍，始令连被卧于床上。是晚止下痢二次，以后改用补中益气汤，一昼夜止下三次，不旬日而全愈。盖内陷之邪，欲提之转从表出，不以急流挽舟之法施之，其趋下之势，何所底哉！闻王星宰世兄患久痢，诸药不效，苏郡老医进以人参败毒散，其势差减，大有生机，但少此一段斡旋之法，竟无成功。故凡遇阳邪陷入阴分，如久疟、久痢、久热等证，当识此意，使其缓缓久久透出表外，方为合法。若急而速，则恐才出又入，徒伤其正耳。（《寓意草·卷二》）

朱孔阳年二十五岁，形体清瘦，素享安逸，夏月因构讼，奔走日中，暑湿合内郁之火而成痢疾，昼夜一二百次，不能起床，以粗纸铺于褥上，频频易置，但饮水而不进食，其痛甚厉，肛门如火烙，扬手掷足，躁扰无奈。余诊其脉弦紧劲急，不为指挠，谓曰：此证一团毒火蕴结在肠胃之内，其势如焚，救焚须在顷刻，若二三日外，肠胃朽腐矣！于是以大黄四两，黄连、甘草各二两，入大砂锅内煎，随滚随服，服下人事稍宁片刻，少顷仍前躁扰。一昼夜服至二十余碗，大黄俱已煎化，黄连、甘草俱煎至无汁，次日病者再求前药。余诊毕，见脉势稍柔，知病可愈，但用急法不用急药，遂改用生地、麦门冬各四两，另研生汁，而以天花粉、牡丹皮、赤芍药、甘草各一两，煎成和汁，大碗咽之。以其来势暴烈，一身津液从之奔竭，待下痢止，然后生津养血，则枯槁一时难回。今脉势既减，则火邪俱退，不治痢而痢自止，岂可泥润滞之药，而不急用乎！服此药，果然下痢尽止，但遗些少气沫耳。第三日思食豆腐浆，第四日略进陈仓米清汁，缓缓调至

旬余，方能消谷。亦见胃气之存留一线者，不可少此焦头烂额之客耳。(《寓意草·卷二》)

◆ 积聚

袁聚东年二十岁，生痞块，卧床数月，无医不投。日进化坚削痞之药，渐至枯瘁肉脱，面黧发卷，殆无生理。买舟载往郡中就医，因虑不能生还而止。然尚医巫日费。余至则家计已罄，姑请一诊，以决生死远近耳，无他望也。余诊时，先视其块，自少腹至脐旁，分为三歧，皆坚硬如石，手附之，痛不可忍。其脉止两尺洪盛，余具微细。谓曰：是病由见块医块，不究其源而误治也。初起时块必不坚。以峻猛药攻，至真气内乱，转护邪气为害，如人厮打，扭结一团，旁无解散，故迸紧不放，其实全是空气聚成。非如女子冲任血海之地，其月经凝而不行，即成血块之比。观两尺脉洪盛，明明是少阴肾经之气，传于膀胱。膀胱之气，本可传于前后二便而出，误以破血之药，兼破其气，其气遂不能转运，而结为石块。以手摩触则愈痛，情状大露。若是血块得手，则何痛之有？此病本一剂可瘳，但数月误治，从上至下，无病之地，亦先受伤。姑用补中药一剂，以通中下之气，然后用大剂药，内收肾气，外散膀胱之气，以解其相厮相结。约计三剂，可痊愈也。于是先以理中汤，少加附子五分，服一剂，块已减十之三。再用桂、附药一大剂，腹中气响甚喧，顷之三块一时顿没。戚友共骇为神。再服一剂，果然全愈。调摄月余，肌肉复生，面转明润，堆云之发，才剩数茎而已。每遇天气阴寒，必用重浓被盖覆，不敢起身。余谓病根尚在，盖以肾气之收藏未固，膀胱之气化未旺，兼之年少新婚，倘犯房室，其块复作，仍为后日之累。更用补肾药，加入桂、附，而多用河车为丸，取其以胞补胞，而助膀胱之化源也。服之竟不畏寒，腰围亦大，而体加充盛。年余又得子。感前恩而思建祠肖像以报，以连值岁凶，姑尸祝于家庭焉，亦浓之道矣！

胡卣臣先生曰：辨症十分明彻，故未用药，先早知其功效矣！又早善其后，得心应手之妙，一一传之纸上大有可观。(《寓意草·卷四》)

◆ 鼓胀

从来肿病，遍身头面俱肿，尚易治；若只单单腹肿，则为难治。此其间有所以然之故，不可不辨也。盖传世诸方，皆是悍毒攻劫之法，伤耗元气，亏损脾胃，可一不可再之药，纵取效于一时，倘至复肿，则更无法可疗，此其一也。且遍身俱肿者，五脏六腑各有见证，故泻肝、泻肺、泻膀胱、泻大小肠之药，间有取效之时，而单单腹肿，则中州之地久窒其四运之轴，而清者不升，浊者不降，互相结聚，牢不可破，实因脾气之衰微所致，而泻脾之药，尚敢漫用乎？此又其一也。且肿病之可泻者，但可施之西北壮盛及田野农夫之流，岂膏粱老少之所能受？设谓肿病为大满大实，必从乎泻，则病后肿与产后肿，将亦泻之耶？此又其一也。且古方原载肿病五不治：唇黑伤肝，缺盆平伤心，脐出伤脾，背平伤肺，足底平满伤肾，此五者不可治矣。是其立方之意，皆非为不可治之证而设，后人不察，概从攻泻者，何耶？惟理脾一法，虽五脏见不治之证，而能治者尚多，此又其一也。张子和以汗、吐、下三法劫除百病，后人有谓子和之书，非子和之笔，乃麻征君文之者，诚为知言。如常仲明云，世人以补剂疗病，宜乎不效者，此则过信刘张之学，而罔顾元气之羸劣耳！所以凡用劫夺之药者，其始非不遽消，其后攻之不消矣，其后再攻之如铁石矣。

不知者见之，方谓何物邪气若此之盛，自明者观之，不过为猛药所攻，即以此身之元气，转与此身为难首，实有如驱良民为寇之比，所谓赤子盗兵，弄于潢池，讵其然哉！明乎此，则有培养一法，补益元气是也；则有招纳一法，升举阳气是也；则有解散一法，开鬼门、洁净府是也。三法虽不言泻，而泻在其中矣，无余蕴矣。

胡卣臣先生曰：胀满必从乎泻，然善言泻者，补之中无非泻也，观者须识此意，始得立言之旨。（《寓意草·卷二》）

圣符病单腹胀，腹大如箕，紧硬如石，胃中时生酸水，吞吐皆然，经年罔效。盖由医辈用孟浪成法，不察病之所起，与病成而变之理，增其势耳。昨见云间老医前方，庞杂全无取义，惟肾气丸一方，犹是前人已试之法，但此病用之，譬适燕而南其指也。夫肾气丸为肿胀之圣药者，以能收摄肾气，使水不泛溢耳。今小水一昼夜六七行，沟渠顺导，水无泛滥之虞也。且谓益火之源，以消阴翳耳。今酸味皆从火化，尚可更益其火平！又有指瞋胀为食积，用局方峻攻，尤属可骇，仆不得不疏明其旨。夫圣符之疾，起于脾气不宣，郁而成火，使当时用火郁发之之法，升阳散火，病已豁然解矣！惟其愈郁愈湮，渐至胀满，则身中之气，一如天地不交而成痞塞，病成而变矣。症似无火，全以火为之根，不究其根，但治其胀，如槟榔、厚朴、莱菔子之类，皆能耗气助火。于是病转入胃，日渐一日，煎熬津液，变成酸汁，胃口有如醋罋，胃中之热，有如曲蘗，俟谷饮一入，顷刻酿成酢味矣。有时新谷方咽，旧谷即为迸出，若互换者。缘新谷芳甘未变，胃爱而受之，其酸腐之余，自不能留也。夫人身天真之气，全在胃口。今暗从火化，津液升腾屑越，已非细故。况土曰稼穑，作甘者也；木曰曲直，作酸者也。甘反作酸，木来侮土，至春月木旺时，必为难治。及今可治，又治其胀，不治其酸，曾不思酸水入腹，胀必愈增，不塞源而遏流，其势有止极耶！试言其概。治火无过虚补、实泻两法，内郁虽宜从补，然甘温除热泻火之法，施于作酸日其酸转增，用必无功。故驱其酸而反其甘，惟有用刚药一法。刚药者，气味俱雄之药，能变胃而不受胃变者也。参伍以协其平，但可用刚中之柔，不可用柔中之刚，如六味丸加桂、附，柔中之刚也。于六味作酸药中，入二味止酸药，当乎不当乎？刚中之柔，如连理汤丸是也，刚非过刚，更有柔以济其刚，可收去酸之绩矣。酸去而后治胀，破竹之势已成，迎刃可解，锢疾顿蠲。脾君复辟，保合太和，常有天命矣，孰是用药者后行铢两间，可无审乎！

善后多年，闻用黄柏、知母之属，始得全效，更奇之。刚柔诸药，为丸服之，胸中如天地交而成泰，爽不可言，胀病遂不劳余力而愈。

附论善后之法：

门人请曰：吾师治病，每每议先于药，究竟枰鼓相应，纤毫不爽，今果酸止胀消，脐收腹小，奏全绩矣！不识意外尚有何患，恳同善后之法，究极言之。余答曰：悉乎哉，问也！《内经》病机，刘河间阐发颇该，至于微茫要渺，不能言下尽传，吾为子益广其义。夫病有逆传、顺传，种种不同，所谓病成之机则然。至于病去之机，从来无人道及。前论圣符之病，乃自脾入传于胃，今酸去胀消，亦自胃返于脾。故善后之法，以理脾为急，而胃则次之，其机可得言也。设胃气未和，必不能驱疾，惟胃和方酸减谷增，渐复平人容蓄之常。然胃喜容蓄，脾未喜健运，倦怠多睡，惟乐按摩者有之；受食一盏，身若加重，受食三盏，身重若加一钧者有之；步履虽如常候，然登高涉险，则觉下轻上重，举足无力者有之；脾阳弗旺，食后喜溉沸汤，藉资于有形之热者有之；其病之余，夏热为瘅，秋清为疟，燥胜脾约，湿胜脾泄者有之。故理脾则百病不生，不理脾则诸疾续起，久之乃入于胃也。至若将息失宜，饮食房劳所犯，脾先受之，犹可言也。设忿忿之火一动，则挟木邪直侵胃土，原病陡发，不可言也。语以一朝之忿，亡身及亲为惑，垂戒深矣！又其始焉酸胀，胃中必另创一膜囊，如赘疣者，乃肝火冲入，透开胃膜，故所聚之水，暗从木化变酸，久久渐满，膜囊垂大，其腹之胀，以此为根。观其新谷入口，酸物进出，而芳谷不出，及每食饴糖，如汲筒入喉，酸水随即涌出，皆可征也。若非另一窠臼，则其呕时宜新腐俱出，如膈气之类，何得分别甚清耶？昨游玉峰，渠家请授他医调摄之旨，及语以另辟膜囊。其医不觉失笑曰：若是，则先生真见隔垣矣。吁嗟！下士闻道，固若此乎？订方用六君子汤，煎调赤石脂末。其医不解，岂知吾意中因其膜囊既空，而以是填之，俾不为异日患乎？吾昔治广陵一血蛊，服药百日后，大腹全消，左胁肋始露病根一长条，如小枕状，以法激之，呕出黑污斗许，余从大便泄去，始消。每思蛊胀，不论气血水痰，总必自辟一宇，如寇贼蟠据，必依山傍险，方可久聚。《内经》论五脏之积，皆有定所，何独于六腑之聚久为患，如鼓胀等类者，遂谓漫无根柢区界乎？是亦可补病机之未逮。

附窠囊症据：

许叔微《本事方》曰：微患饮澼三十年，始因少年夜坐写文，左向伏几，是以饮食多坠左边，中夜必饮酒数杯，又向左卧。壮时不觉，三五年后，觉酒止从左下有声、胁痛、食减、嘈杂，饮酒半盏即止，十数日必呕酸水数升。暑月止右边有汗，左边绝无。遍访名医及海上方，间或中病，止得月余复作。其补如天雄、附子、矾石；利如牵牛、大戟、甘遂，备尝之矣。自揣必有澼囊，如水之有科臼，不盈科不行，但清者自行，而浊者停滞，无路以决之。故积至五七日，必呕而去。脾土恶湿，而水则流湿。莫若燥脾以去湿，崇土以填科臼，乃制苍术丸，服三月而疾除。繇此观之，痰饮小患，尚有科臼，岂胀满大病，反无科臼乎？但许公酸水积至数升，必尽呕去，故不下渗于腹，若圣符则积之经年，腹中已容数斗。喉间连谷上涌者，不过数口而已。向非吾先治胃中酸水，腹内再可加一年之积乎！然腹中之事，言之反涉于涎，其不以为功也宜矣！昔贤自病三十年始悟，今之医辈，视人犹己者有几？况己病亦不如所繇耶！其更数医而不能为善后计者，总之未透此关耳！

胡卣臣先生曰：认病机处，溯流穷源，若河汉莫可纪极，然实凿凿有据，不涉影响，觉十年读书，三次折肱者，未必具此手眼。（《寓意草·卷二》）

郭台尹年来似有劳怯意，胸腹不舒，治之罔效，茫不识病之所存也。闻仆治病，先议后药，姑请诊焉。见其精神言动，俱如平人，但面色痿黄，有蟹爪纹路，而得五虚脉应之。因窃疑而诘之曰：足下多怒乎？善忘乎？口燥乎？便秘乎？胸紧乎？胁胀乎？腹疼乎？渠曰：种种皆然，此何病也？余曰：外症尚未显，然内形已具，将来血蛊之候也。曰：何以知之？曰：合色与脉而知之也。夫血之充周于身也，荣华先见于面，今色黯不华，既无旧恙，又匪新疴，其所以憔悴不荣者何在？且壮盛之年而脉见细损，宜一损皮毛，二损肌肉，三损筋骨，不起于床矣。乃皮毛、肌肉、步履如故，其所以微弱不健者又何居？是敢直断为血蛊。腹虽未大，而腹大之情形已着，如瓜瓠然，其日趋于长也易易耳。明哲可不见机于早耶！曰：血蛊，乃妇人之病，男子亦有之乎？曰：男子病此者甚多，而东方沿海一带，比他处更多。医不识所繇来，漫用治气、治水之法尝试，夭枉不可胜计，总缘不究病情耳！所以然者，以东海擅鱼盐之饶。鱼者，甘美之味，多食使人热中；盐者，咸苦之味，其性偏于走血。血为阴象，初与热合不觉，其病日久月增，中焦冲和之气，亦渐积而化为热矣。气热则结，而血始不流矣。于是气居血中，血裹气外，一似妇女受孕者然，至弥月时，腹如抱瓮矣。但孕系于胞中，如熟果自落；虫蟠于腹内，如负赘难疗，又不可同语也。究而论之，岂但东方之水土致然！凡五方之因膏粱浓味，椒、姜、桂、糈成热中者，除痈疽、消渴等症不常见外，至胀满一症，人人无不有之。但微则旋胀旋消，甚则胀久不消而成虫耳。倘能见微知著，宁至相寻于覆辙耶！要知人之有身，执中央以运四旁者也。今中央反竭，四旁以奉其锢，尚有精华发见于色脉间乎？此所以脉细皮寒，少食多汗，尪羸之状不一而足也。余言当不谬，请自揆之。月余病成，竟不能用，半载而逝。

胡卣臣先生曰：议病开此一法门，后有作者，不可及矣。（《寓意草·卷二》）

◆眩晕

吴添官生母，时多暴怒，以致经行复止。入秋以来，渐觉气逆上厥，如畏舟船之状，动辄晕去，久久卧于床中，时若天翻地覆，不能强起，百般医治不效。因用人参三五分，略宁片刻。最后服至五钱一剂，日费数金，意图旦夕苟安，以视稚子。究竟家产尽费，病转凶危。大热引饮，脑间有如刀劈，食少泻多，已治木无他望矣。闻余返娄，延诊过，许以可救，因委命以听焉。余以怒甚则血菀于上，而气不返于下者，名曰厥巅疾。厥者逆也，巅者高也。气与血俱逆于高巅，故动辄眩晕也。又以上盛下虚者，过在少阳。少阳者，足少阳胆也。胆之穴皆络于脑，郁怒之火，上攻于脑，得补而炽，其痛如劈，同为厥巅之疾也。风火相煽，故振摇而热蒸。土木相凌，故艰食而多泻也。于是会《内经》铁落镇坠之意，以代赭石、龙胆草、芦荟、黄连之属，降其上逆之气；以蜀漆、丹皮、赤芍之属，行其上菀之血；以牡蛎、龙骨、五味之属，敛其浮游之神。最要在每剂药中，生入猪胆汁二枚。盖以少阳热炽，胆汁必干。亟以同类之物济之，资其持危扶颠之用。病者药一入口，便若神返其舍，忘其苦口，连进十余剂，服猪胆二十余枚，热退身凉，饮食有加，便泻自止，始能起床行动散步，然尚觉身轻如叶，不能久支。仆恐药味太苦，不宜多服，减去猪胆及芦龙等药，加入当归一钱，人参三分，姜、枣为引，平调数日而全愈。母病愈，而添官即得腹痛之病，彻夜叫喊不绝，小水全无，以萸连汤加玄胡索投之始安。又因伤食复反，病至二十余日，肌肉瘦削，眼胞下陷，才得略宁。适遭家难，症变壮热，目红腮肿，全似外感有余之候。余知其为激动真火上焚，令服六味地黄加知柏三十余剂，其火始退。退后遍身疮痏黄肿，腹中急欲得食，不能少待片顷，整日哭烦。余为勉慰其母曰：旬日后腹稍充，气稍固，即不哭烦矣。服二冬膏而全瘳。此母子二人，皆极难辨治之症，竟得相保，不大快哉！

胡卣臣先生曰：二病最多，此案深足嘉惠来学。（《寓意草·卷四》）

尊夫人惊痰堵塞窍隧，肝肺心包络间，无处不有，三部脉虚软无力，邪盛正衰，不易开散。有欲用涌剂稍吐十分之三，诚为快事。弟细筹之，此法殆不可行。盖涌法正如兵家劫营之法，安危反掌，原属险道，况痰迷不过片晌耳！设以涌药投之，痰才一动，人即晕去，探之指不得入，咽之气不能下，药势与病势相扼，转致连日不苏，将若之何？无已。如丹溪所云，惧吐者宜消息下之乎！不知窍隧之痰，万不能导，即导之下行，徒伤脾气，痰愈窒塞，此法亦不可用也。为今之计，确以理脾为先。脾气者，人身健运之阳气，如天之有日也。阴凝四塞者，日失其所；痰迷不省者，脾失其权耳。理脾则如烈日当空，片云纤翳，能掩之乎？其次莫如清肺。肺为将帅之官，气清则严肃下行。气下行，则痰之藉为坚城固垒者，方示以暇，而可用其攻击之力。所谓攻坚则暇者亦坚，攻暇则坚者亦暇是也。今四末肿麻，气壅已甚，尤不可不亟矣。其理脾之法，须药饵与食饮相参，白饭、香蔬、苦茗，便为佳珍，不但滑腻当禁，即粥亦不宜食，以粥饮之结为痰饮易耳！不但杂食当禁，即饭食亦宜少减，以脾气不用以消谷，转用之消痰，较药力万耳！其辛辣酒脯，及煎煿日曝之物，俱能伤肺，并不宜食。至于用药，弟自有节次矩矱，俟日渐轻安，来春方奏全效也。缘此病患不识治，前贤亦未见高出手眼。弟思之累日，窃以为要领在是。所以必欲持久者，与金城方略同意。且先除胁从，后歼巨魁，自势所不易捷得之事，惟台兄裁酌进教，毋谓小恙过矜，迂远不切。幸孔幸孔！

惊痰之来，始于肝胆。冬月水气归根，不敢攻治，故但以理脾药平调。必至春月木旺，才用四君子汤加龙胆草、芦荟、代赭石、黄连、青黛等药为丸，服之，痰迷之症，果获全瘳。此后不发。

胡卣臣先生曰：情形方略，指画无遗，古名将中求其人，不可多得也。(《寓意草·卷四》)

◆中风

季蘅翁禀丰躯伟，望七之龄，神采不衰，近得半身不遂之症，已二年矣。病发左半，口往右㖞，昏厥遗溺，初服参、术颇当，为黠医簧以左半属血，不宜补气之说，几致大坏。云间施笠泽以参、附疗之，稍得向安。然概从温补，未尽病情也。诊得脉体，软滑中时带劲疾，盖痰与风杂合之症。痰为主，风为标也。又热与寒杂合之症，热为主，寒为标也。平时手冷如冰，故痰动易至于厥。然厥已复苏，苏已呕去其痰，眠食自若。虽冬月亦能耐寒，无取重复絮，可知寒为外显之假寒，而热为内蕴之真热。既有内蕴之热，自蒸脾湿为痰，久久阻塞窍隧，而卫气不周，外风易入，加以房帏不节，精气内虚，与风相召，是以杂合而成是症耳。及今大理右半脾胃之气，以运出左半之热痰虚风，此其间有微细曲折，非只温补一端所能尽者。何也？治杂合之病，必须用杂合之药，而随时令以尽无穷之变。即如冬月严寒用事，身内之热，为外寒所束，不得从皮肤外泄，势必深入筋骨为害矣。故用姜、附以暂撤外寒，而内热反得宣泄。若时令之热，与内蕴之热相合，复助以姜、附，三热交煽，有灼筋腐肉而已。孰是用药之权衡，可以一端尽耶？或者曰：左半风废，而察脉辨症，指为兼痰兼热似矣。痰者脾湿所生，寄居右畔，是则先宜中右，而何以反中左耶？既已中左，明系左半受病，而何以反治右耶？不知此正病机之最要者。但为丹溪等方书说，病在左血多，病在右气多，教人如此认症，因而起后人之执着，至《内经》则无此说也。《内经》但言左右者，阴阳之道路。夫左右既为阴阳往还之道路，何尝可偏执哉！况左半虽血为主，非气以统之则不流；右半虽气为主，非血以丽之则易散。故肝胆居左，其气常行于右，脾胃居右，其气常行于左，往来灌注，是以生生不息也。肝木主风，脾湿为痰。而风与痰之中人，原不分于左右。但翁恃其体之健，过损精血，是以八八天癸已尽之后，左半先亏，而右半饮食所生之痰，与皮毛所入之风，以渐积于空虚之府，而骤发始觉耳。风脉劲疾，痰脉软滑，惟劲疾故病则大筋短缩，即舌筋亦短而蹇于言。小筋弛长，故从左而㖞于右。从左㖞右，即可知左畔之小筋，弛而不张也。若小筋能张，则左㖞矣。凡治一偏之病，法宜从阴引阳，从阳引阴，从左引右，从右引左。盖观树木之偏枯者，将溉其枯者乎？抑溉其未枯者使荣茂，而因以条畅其枯者乎？治法以参、术为君臣，以附子、干姜为佐使，寒月可恃无恐，以参、术为君臣，以羚羊角、柴胡、知母、石膏为佐使，而春夏秋三时，可无热病之累。然宜刺手足四末，以泄荣血而通气，恐热痰虚风，久而成痹也。

门人问曰：经文左右者，阴阳之道路，注解以运气之司天在泉，而有左间右间为训，遂令观者茫然。今先生贴以往还二字，与太极动而生阳，静而生阴，天地生成之数，春秋自然之运，适相符契矣。但不知往于何始，还于何终，可得闻乎？答曰：微哉，问也！天地之道，春气始于左，而终于右；秋气始于右，而终于左；夏气始于上，而终于下；冬气始于下，而终于上。人身亦然。经云：欲知其始，先健其母。母者，五脏相承之母也。又曰：五脏以生克而互乘，如右之肺金，往左而生肾水，克肝木；左之心火，往右而生脾土，克肺金之类。其往还交织无端。然始于金者，生则终于土，克则终于火；始于火者，生则终于木，克则终于水，此则交织中之次第也。推之十二经，如子时注少阳胆，丑时注厥阴肝之类，亦交织中之次第也。诚健其母推其类，而始终大略睹矣。

又问曰：病机之左右上下，其往还亦有次第乎！答曰：病机往还之次第，不过顺传、逆传两端。顺传者传其所生，乃天地自然之运。如春传夏，夏传长夏，长夏传秋，秋传冬，冬复传春，原不为病，即病亦轻。逆传者，传其所克，病轻者重，重者死矣！如春传长夏，长夏传冬，冬传夏，夏传秋，秋传春，非天地自然之运，故为病也。曰：言间传者生，七传者死。则间传为顺传，七传为逆传无疑。曰：非也。注《难经》者，言间传是顺行，隔一位而传，误认病机但从右旋左，不从左旋右，皆繇不知左右往还之理，而以讹传讹。试诘以肾水间一位传心火，为逆传之贼邪，则无可置喙矣。故间传七传，俱于逆传中分生死耳。间传者，心病当逆传肺，乃不传肺，而传肺所逆传之肝；肺病当逆传肝，乃不传肝，而传肝所逆传之脾。推之肝病、脾病、肾病皆然。此则脏腑不受克贼，故可生也。七传者，前六传已逆周五脏，第七传重复逆行，如心脏初受病，二传于肺，则肺脏伤，三传于肝，则肝脏伤，四传脾，五传肾，六传仍归于心，至七传再入于肺，则肺已先伤，重受贼邪，气绝不支矣！所谓一脏不两伤，是以死也。不比伤寒传经之邪，经尽再传，反无害也。《针经》云：善针者以左治右，以右治左。夫人身之穴，左右同也，乃必互换为治，推之上下，莫不皆然，于往还之机，益明矣！

又问曰：半身不遂之病，原有左右之分，岂左右分属之后，病遂一往不返乎？而治之迄无成效者，何也？答曰：风与痰之中人，各随所造，初无定体。病成之后，亦非一往不返也。盖有往有复者，天运人事病机，无不皆然。如风者四时八方之气，从鼻而入，乃天之气也；痰者五谷百物之味，从口而入，脾胃之湿所结，乃地之气也。势本相辽，亦尝相兼，全似内伤之与外感，每夹杂而易炫，故风胜者先治其风，痰胜者先治其痰，相等则治风兼治痰。此定法也。《内经》云：风之中人也，先从皮毛而入，次传肌肉，次传筋脉，次传骨髓。故善治者，先治皮毛，其次治肌肉。繇此观之，乃从右而渐入于左也。皮毛者，右肺主之；肌肉者，右胃主之；筋脉者，左肝主之；骨髓者，左肾主之。从外入者转入转深，故治皮毛、治肌肉，不使其深入也。又曰：湿之中人也，先从足始，此则自下而之上，无分左右者也。但内风素胜之人，偏与外风相召；内湿素胜之人，偏与外湿相召。内风之人，大块之噫气未动，而身已先伤；内湿之人，室中之础磉未润，而体已先重。是以治病必从其类也。从外入者，以渐而驱之于外，从下上者，以渐而驱之于下。若任其一往不返，安贵其为治乎！

又问曰：从外入者，驱而之外；从下上者，驱而之下，骤闻令人爽然，不识古法亦有合欤？答曰：此正古人已试之法，但未掣出，则不知作者之意耳。如治风大小续命汤，方中桂、附、苓、术、麻、防等药，表里庞杂，今人见为难用。不知用附、桂者，驱在里之邪也；用苓、术者，驱在中之邪也；而用麻、防等表药独多者，正欲使内邪从外而出也。至于病久体虚，风入已深，又有一气微汗之法，一旬微利之法，平调半月十日，又微微驱散，古人原有规则也。至于治痰之规则，不见于方书。如在上者，用瓜蒂散、栀豉汤等方；在左者，用龙荟丸；在右者，用滚痰丸，以及虚人用竹沥达痰丸。沉寒锢冷用三建汤之类，全无奥义。岂得心应手之妙，未可传之纸上耶！吾今为子辈传之。盖五味入口，而藏于胃。胃为水谷之海，五脏六腑之总司。人之食饮太过，而结为痰涎者，每随脾之健运，而渗灌于经隧，其间往返之机，如海潮然，脾气行则潮去，脾气止则潮回。所以治沉锢之法，但取辛热，微动寒凝，已后止而不用，恐痰得热而妄行，为害不浅也。不但痰得热而妄行，即脾得热而亦过动不息，如潮之有去无回，其痰病之决裂，可胜道哉！从来服峻补之药者，深夜亦欲得食，皆不知其故，反以能食为庆，曾不思爱惜脾气，令其昼运夜息，乃可有常。况人身之痰，既繇胃以流于经隧，则经隧之痰，亦必返之于胃，然后可从口而上越，从肠而下达，此惟脾气静息之时，其痰可返。故人有痰症者，早食午食而外，但宜休养。脾气不动，使经隧之痰，得以返之于胃，而从胃之气上下，不从脾之气四迄，乃为善也。试观人痰病轻者，夜间安卧，次早即能呕出泄出。痰病重者，昏迷复醒，反能呕出泄出者，岂非未曾得食，脾气静息，而予痰以出路耶？世之喜用热药峻攻者，能知此乎？噫！天下之服辛热，而转能夜食者多矣，肯因俚言而三思否？

胡卣臣先生曰：知之深，故言之详。然皆根据《内经》，而非创说。又自有神悟，而非袭说。予向者极叹服王宇泰、缪仲淳，真是齐人知管晏耳。（《寓意草·卷四》）

◆ 痈痪

钱小鲁奕秋之徒也。兼善饮，每奕必饮，饮必醉，岁无虚日。辛巳秋，浩饮晚归，呕吐、寒热兼作，骨节烦疼，医以时行感冒表散药治之，不愈。更医知为酒毒，于寒凉药中用热药为乡导，治之亦不愈。卧床二十余日，始请余诊。其脉洪大促急，身软着席不能动展，左腿痛如刀刺，鼻煤，从病起至是，总不大便，此痈疽之候也。归语两门人，王生欣然有得，曰：迄今燥金司令，酒客素伤湿热，至此而发。金盛则木衰，是以筋骨疼痛，而不能起于床。脏燥而腑亦燥，是以津液干枯，而大肠失其润，以清金润燥治之可矣。吴生曰：不然，酒毒大发，肠胃如焚，能俟掘井取水乎？是必以大下为急也。余曰：下法果胜，但酒客胃气，素为多呕所伤，药入胃中，必致上壅，不能下达，即敷脐导肠等法，无所用之。掘井固难，开渠亦不易，奈何奈何？吾为子辈更开一窦。夫酒者清冽之物，不随浊秽下行，惟喜渗入者也。渗入之区，先从胃入胆，胆为清净之府，同气相交故也。然胆之收摄无几，其次从胃入肠，膀胱渗之，化溺为独多焉。迨至化溺，则所存者

酒之余质，其烈性实惟胆独当之。每见善饮者，必慢斟缓酌，以
俟腹中之渗，若连飞数觥，有倾囊而出耳。是以酒至半酣，虽懦
夫有挥拳骂座之胆；虽窭人有千金一掷之胆；虽狷士有钻穴逾垣之
胆；甚至凶徒有抚剑杀人之胆。以及放浪形骸之流，且有一饮数
觥，罔顾余生之胆。以小鲁之赤贫，而胆不丧落者，夫非藉赀于
酒乎！其受病实有较他人不同者，盖胆之腑，原无输泻。胆之热，
他人可移于脑，浊涕从鼻窍源源而出，亦少杀其势。若小鲁则阳
分之阳过旺，阳分之阴甚衰，发鬓全无，直似南方不毛之地，热
也极矣，肯受胆之移热乎？幸其头间多汗，脑热暗泄，不为大患。
乃胆热既无可宣，又继以酒之热，时之燥，热淫内炽。脉见促急，
几何不致极惫耶！故胆之热汁满而溢出于外，以渐渗于经络，则
身目俱黄，为酒瘅之病，以其渗而出也。可转驱而纳诸膀胱，从
溺道而消也。今独攻环跳之穴，则在胆之本属可无驱矣。且其步
履素为此穴所苦也。受伤已久，气离血散，热邪弥满留连，服药
纵多，有拒而不纳耳。何能取效！即欲针之，此久伤之穴，有难
于抉泻者。设遇良工如古人辈，将何法以处此乎？吾更有虑焉。
有身以后，全赖谷气充养。谷气即元气也。谷入素少之人，又即
藉酒为元气。今以病而废饮，何所恃为久世之资耶！吾谛思一法，
先搐脑中黄水出鼻，次针胆穴之络脑间者数处，务期胆中之热移
从脑鼻而出。庶乎环跳穴中，结邪渐运，而肠胃之枯槁渐回，然
后以泻胆热之药入酒中，每日仍痛饮一醉，饮法同而酒性异，始
得阴行而妙其用。盖其以生平之偏，造为坚垒，必藉酒为乡导，
乃克有济也。岂清金润燥与下夺之法，能了其局乎！两生踊跃曰：
蒙诲治法，令人心地开朗，请笔之以志一堂授受之快。录此付渠
子，令送商顾幼疏孝廉求救，小鲁竟阻之。或以余言为不然耶。

　　胡卣臣先生曰：先写全神，后论治法，大是奇观。(《寓意

草·卷四》）

◆ **滑精**

人生有性分之乐，有势分之乐，有形体康健之乐。性分之乐，四时皆春，万物同体。虽环堵萧然，而乐在也；虽五官弗备，而乐在也；虽夷狄患难，而乐亦在也。溪山风月，有我便是主人；木石禽鱼，相亲悉为好友。何取溺情枕席，肆志淫佚也哉！即造物小儿，无所施其播弄矣。至于势分之乐，与康健难老之乐，惟福浓者，始兼有之。盖得贵之与得寿，其源若有分合两途，少年朴不凋，此寿基也，而嫌其精采不露；鬌龀机神流动，此贵征也，而嫌其浑敦太凿。此其间半予天，半予人，而后天奉若之功，不知费几许小心，然后可凝休而永命。故在得志以后，既知此身为上天托界之身，自应葆精啬神，以答天眷。若乃女爱毕席，男欢毕输，竭身中之自有，而藉资于药饵，责效于眉睫，致宵小无知之辈，得阴操其祸人之术，以冀捷获，虽前代之复辙皆然，而今时为益烈矣！盖今者雍熙之象，变为繁促。世运已从火化，复以躁急之药济之，几何不丧亡接踵乎！此道惟岐黄言之甚悉，但仕宦家不肯细心究讨耳。其云：凡阴阳之道，阳密乃固，两者不和，如春无秋，如冬无夏，是故因而同之，是谓圣度。此段经文，被从前注解埋没，不知乃是明言圣人于男女之际，其交会之法度，不过使阳气秘密，乃得坚固不泄耳。然而阴阳贵相和，有春无秋，是无阴也；有冬无夏，是无阳也。所以圣人但调其偏，以归和同，允为交会之法度而已。夫圣人太和元气，生机自握。我观夫调琴弄瑟，孝钟伐鼓，虽闺坤之性情克谐，而况于己身之血气；礼陶乐淑，仁渐义摩，虽民物之殷阜坐致，而况于一人之嗣胤。所以凡为广嗣之计者，其用药之准，但取纯正以召和，无取杂霸以兆戾也。而经文又云阴平阳秘四字，尤足互畅其义。盖阴得其平，而无过不及，然后阳得其秘，而不走泄也。此可见阳之秘密，乃神圣交会所首重。然欲阳之秘密，即不得不予其权于阴。正以阳根于阴，培阴所以培阳之基也。今人以峻烈之药，劫尽其阴，以为培阳。益以房帏重耗，渐至髓消肉减，神昏气夺，毛瘁色夭，尚不知为药所误，可胜悼哉！向见一浙医宋姓者，在京师制成大颗弹丸，遍送仕宦，托名脐带、胎发，其实用炼过硫黄在内，服之令人阳道骤坚可喜，未几燥病百出。吾乡诸大老受其祸者，历历可指。近游鹿城，闻张鸿一孝廉，以进红铅伤脑，而日夜精流不止。盖脑为髓海，脑热而通身之髓尽奔。究竟热未除而髓先竭，骨痿艰行矣。至娄过天如先生旧宅，见鼻中浊涕，凡落板壁者，深黄之色，透入木中，铲刷不除。询之，亦由服种子热药所致。后以伤风小恙，竟至不起。噫嘻！脑热已极，蒸涕为黄，出鼻之热，尚能透木，曾不省悟。至热极生风，尚治外而不治内也，复何言哉！吾乡刘石间先生，服热药而病消渴，医者邓橘存，坚令服六味地黄汤千剂，果效，盖得于壮水之主，以制阳光之旨也。高邮袁体仁种子经验方，皆用阴阳两平之药，盖得于阴平阳秘之旨也。此老于医而审于药者，因并表之。又方士取黑铅之水，名为神水金丹以惑人。凡痰火之病，初得其下行之力，亦觉稍爽；而不知铅性至燥，转致劫阴，为害反大。又有用蒸脐之药，名彭祖接命之法者。夫脐为人之命根，以麝香、硫黄、附子等大热散气之药，加艾火而蒸灼，幸而不中真气，尚无大害。若蒸动真气，散越不收，扰乱不宁，有速毙耳。闻娄中老医穆云谷，常诲人曰：蒸脐一法，有损无益，断不可行。旨哉，言矣！亦并表之。

胡卣臣先生曰：艰嗣之故有五：一曰性偏刻，好发人阴私；一曰好洁，遇物多不适意处；一曰悭吝，持金钱不使漏一钱；一曰喜变童，非其所用，肝筋急伤；一曰多服热药，铄真阴而尽之。嘉言此论，曲畅经旨，以辟方士之谬，而破轻信之惑，真救世之药言！（《寓意草·卷四》）

◆ 血证

黄湛侯素有失血病，一晨起至书房，陡爆一口，倾血一盆，喉间气涌，神思飘荡，壮热如蒸，颈筋粗劲。诊其脉，尺中甚乱。曰：此昨晚太犯房劳，自不用命也。因出验血，见色如太阳之红。其仆云：此血如宰猪后半之血，其来甚迎。不识痴人有此确喻，再至寝室，谓曰：少阴之脉萦舌本，少阴者，肾也。今肾中之血汹涌而出，舌本已硬，无法可以救急。因谛思良久，曰：只有一法，不得已用丸药一服，坠安元气，若得气转丹田，尚可缓图。因煎人参浓汤，下黑锡丹三十粒，喉间汩汩有声，渐下入腹，顷之舌柔能言，但声不出。余亟用润下之剂，以继前药。遂与阿胶一味，重两许，溶化，分三次热服，溉以热汤。半日服尽，身热渐退，劲筋渐消。进粥与补肾药，连服五日，声出喉清，人事向安。但每日尚出深红之血盏许，因时令大热，遵《内经》热淫血溢，治以咸寒之旨，于补肾药中多加秋石，服之遂愈。

胡卣臣先生曰：此等治法，全在批郤导窾处用意，未许像痴人说梦。（《寓意草·卷二》）

门人问曰：州尊暴病呕血数升，指尖微冷，喉间窒塞，声不易出，安危之机，关于医药。有用温补人参、阿胶之属者，有用凉血生地、玄参之属者，有用降火黄柏、知母之属者，漫难适从。请吾师确言其理，以开瞽瞶。答曰：古今论失血之症，皆混在痰火一门，是以言之不中肯綮，吾试为子详之。夫血病有新久微甚，无不本之于火，然火有阴阳不同，治法因之迥远。州尊虽旧尝失血，不过伤损之类，其原颇轻。今入春以来，忽尔呕血数盂，则出之暴矣。经云暴病非阳，则其为火也，即非阳火甚明。阳火者，五行之火，天地间经常可久之物，何暴之有？设其暴也，复可以五行之水折之，不能暴矣。惟夫龙雷之火，潜伏阴中，方其未动，不知其为火也。及其一发，暴不可御，以故载阴血而上溢。盖龙雷之性，必阴云四合，然后遂其升腾之势。若天青日朗，则退藏不动矣。故凡用凉血清火之药者，皆以水制火之常法，施之于阴火，未有不转助其虐者也。大法惟宜温补，而温补中之微细曲折，要在讲明有素。经曰：少阴之脉萦舌本。谓肾脉萦绕于舌根之间也。又曰：咯血者属肾。明乎阴火发于阴中，其血咯之成块而出，不比咳嗽痨症，痰中带血为阳火也。此义从前未有发明，惟汉代张仲景，为医中之圣，于伤寒症中垂戒一款云：误发少阴，汗动其经血者，下竭上厥，为难治。后人随文读去，至下竭上厥之理，总置不讲。不知下竭者，阴血竭于下也；上厥者，阴气逆于上也。盖气与血两相维附，气不得血，则散而无统；血不得气，则凝而不流。故阴火动，而阴气不得不上奔；阴气上奔，而阴血不得不从之上溢；阴血上溢，则下竭矣。血既上溢，其随血之气，散于胸中，不能复返本位，则上厥矣。阴气上逆，不过至颈而止，不能越高巅清阳之位，是以喉间窒塞，心忡耳鸣，胸膈不舒也。然岂但窒塞不舒已哉？阴气久居于上，势必龙雷之火应之于下。血不尽竭，不止也；气不尽厥，亦不止也。仲景所以断为难治者，其以是乎？但止曰难治，非谓不治也。仲景不立治法者，以另有《卒病论》一十六卷，专论暴病，后世散逸无传耳！吾为子大辟其局，则以健脾中阳气为第一义。健脾之阳，一举有三善也：一者，脾中之阳气旺，如天青日朗，而龙雷潜伏也；一者，脾中之阳气旺，而胸中窒塞之阴气，如太空不留纤翳也；一者，脾中之阳气旺，而饮食运化精微，复生其下竭之血也。况乎地气必先蒸土为湿，然后上升为云，若土燥而不湿，地气于中隔绝矣，天气不常清乎！今方书皆治阳火之法，至龙雷之火，徒有其名，而无其治。反妄引久嗽成痨，痰中带血之阳症，不敢用健脾增咳为例。不思咯血即有咳嗽，不过气逆上厥之咳，气下则不咳矣，况于原无咳嗽者乎！古方治龙雷之火，每用桂、附引水归原之法，然施于暴血之症，可暂不可常。盖已亏之血，恐不能制其悍；而未动之血，恐不可滋之扰耳！究而论之，治龙雷之火，全以收藏为主，以秋冬则龙潜雷伏也。用收藏药不效，略用燥烈为向导，以示同气相求之义则可，既以收藏，宁敢漫用燥烈乎！先生宿有损伤失血之病，值此上下交匦，功令森严，人心欲逞，惴惴其不免，是劳伤又益以忧恐。恐则伤肾，而少阴之血无端溢出，与仲景所谓误发少阴，汗动其血者，初无少异矣。又况肝主谋虑，性喜疏泄，冬间肾气不藏，久已供肝木之挹取，今春令将行，而肝木居青龙之位，震雷之司，乘权用事，是以天时之龙雷未动，身中之龙雷先动，其血已暴涌而出，不识后此春夏十二气，龙雷大发之时，将何血以奉之耶？夫大病须用大药，大药者，天时春夏，而吾心寂然秋冬是也。昔人逃禅二字甚妙，夫禅而名之曰逃，其心境为何如哉？子后遇此病，必以崇土为先，土厚则阴浊不升，而血患自息，万物以土为根，元气以土为宅，不可不亟讲矣！

胡卣臣先生曰：今世失血一症甚夥，前后四案，发明无穷奥义，垂诲愍愍。此篇详论阴火原委，尤补千古阙失。(《寓意草·卷二》)

闻君求有失血疾，时一举发，其出颇多，咳嗽生痰上气，面青少泽，其脉厥阴肝部独伤，原于忿怒之火无疑，合色脉谛详，总是阴血不足耳。但从前所用之药，本以生血，反滋其痰；本以驱痰，转耗其血。似是而非，谁其辨之？夫脉之充也，色之华也，皆气与血为之也。以脱血故，致令气亦易脱，每每上升胸膈，喘促胀闷，不利于语言行持。虽举发有时，然非细故矣。乃用行气药以取快，何异操刀使割耶？诚欲气不上升，无过于血日滋长，暗将浮游之气，摄入不息之途，乃为良治。然胸膈肺胃间，顽痰胶结，既阻循环，又难培养，似乎痰不驱除，别无生血之法矣。不知此证而欲除痰，痰未必除，气已先尽，不得之数也。从来痰药入腹，其痰不过暂开复闭，劳而无功。吾于此每用乘机利导之法，先以微阳药开其痰，继以纯阴峻投，如决水转石，亟过痰之关隘，迨至痰之开者复闭，所用生血之药，蚤已从天而下。日续一日，久久而血生，血生而气返血室，如浪子归家，转能兴家。所藉以驱胶结之痰者，即此气也。此际始加除痰之药，庶几痰去气存，累年之疾，至是始得痊安耳。然饮食最宜致慎，不但肥甘生痰，浓味伤阴已也。人身自平旦至日中，行阳二十五度，饮食易消，故不成痰；自日中至合夜，行阴二十五度，饮食不消，故易成痰。释教以过午戒食，其大药王护身之一则欤？进之调摄，尤为紧关。盖贤人尝以秋冬养阴，秋者于时为收，冬者于时为藏，法天地之收藏，而宁茹毋吐，宁拒毋迎，宁早卧毋早兴。蛰虫尚知闭户，岂君子可无居室之功耶！况乎欲血不再脱，尤贵退藏于密耶！又况乎厥阴肝木受病，其憔悴之色见于三时者，犹可诿之病色，至春月发荣之时，更何诿耶？然春月之荣，不自春月始也，始于秋冬收藏之固。设冬月水脏所储者少，春月木即欲发荣，其如泉竭，不足以溉苞稂何？故失此不治，至春病危始图之，则万无及矣！

胡卣臣先生曰：扪虱而谈，可惊四座。（《寓意草·卷二》）

顾枚先年二十余岁，身躯肥大，平素嗜酒，迩来鳏居郁郁。

壬午孟夏患失血证，每晚去血一二盏，至季夏时，去血无算。面色不见憔悴，肌肉不见消瘦，诊其脉亦不见洪盛，昼夜亦不见寒热。但苦上气喘促，夜多咳嗽，喉间窒塞，胸前紧逼，背后刺胀，腹中闷痛，躁急多怒。医以人参、阿胶治失血成法，用之月余，逾增其势。更医多方，以图用膏子之润上，而气时降也；用牛膝、黄柏之导下，而血时息也。及服酒研三七少许，则血止而亦不作。但未久血复至，咳复增，又以为龙雷之火所致，思用八味丸中之些微桂、附，以引火归原。总由未识病情也，请因是证而益广病机焉！人身血为阴，男子不足于阴，故以血为宝，是以失血之证，阴虚多致发热，面色多致枯黑，肌肉多致消瘦。今病者不然，岂其有余于血哉？以病为饮醇伤胃，胃为水谷之海，多气多血，二十余年水谷充养之精华，以渐内亏而外不觉也。胃之脉从头走足，本下行也。以呕血之故，逆而上行，则呼吸之音必至喘急矣。胃之气传入大小肠、膀胱等处，亦本下行也，以屡呕之，故上逆而不下达，则肠腹之间必致痛闷矣。胃气上奔，呕逆横决，则胸中之气必乱。至于紧逼痛楚，则乱之甚矣。胸中之位舍有限，已乱之气，无处可容，势必攻入于背，以背为胸之府也。至于肩髃骨空，钻如刀刺，则入之深矣。故一胃耳，分为三脘，上脘气多，下脘血多，中脘气血俱多，今胃中既乱，气血混矣。不但胃也，胃之上为膈，其心烦多怒者，正《内经》所谓血并于膈之上，气并于膈之下致然，气血倒矣。所以《内经》又言：血并于阳，气并于阴，乃为热中。又言：瘅成为消中。瘅即热也，消中者，善食多饥，而肌肉暗减也。病者之嗜饮，为热积胃中，其不病消中，而病呕血者，何耶？《内经》又以胃脉本宜洪盛，反得沉细者，为胃气已逆。若见人迎脉盛，则热聚于胃，而内生瘅。今胃脉已见沉细，其不成胃瘅，而成呕血者，又何耶？不知病者呕血之源，与此二者同出异名耳！热积于中即为消，血积于中即为痈，而随积随呕，则为此证。揆其致此之由，必以醉饱入房而得之。盖人身气动则血动，而构精时之气，有乾坤鼓铸之象，其血大动。精者血之所化也，灌输原不止胃之一经。独此一经所动之血，为醉饱之余所阻，不能与他经之血绵续于不息之途，是以开此脱血一窦，今者竟成熟路矣！欲治此病，不如此其分经辨证，何从措手乎？岂惟经也，络亦宜辨。胃之大络贯膈络肺，不辨其络，亦孰知膈间紧进，肺间气胀痰胶，为胃病之所传哉？当此长夏土旺，不惟母病而子失养，抑且母邪尽传于子。至三秋燥金司令，咳嗽喘满之患必增，不急治之，则无及矣！今岁少阴司天，少阴之上，热气主之，运气热也；夏月适当暑热，时令热也，而与胃中积热，合煽其虐，不治其热，血必不止。然不难于血之止也，第患其止而聚也。聚于中为蛊，为痈，犹缓也；聚于上为喘，为厥，则骤也。惟遵《内经》热淫血溢，治以咸寒之旨为主治。咸能走血，寒可胜热，庶于消渴、痈疽两患可无妨碍。然必先除经病，务俾经脉下走，经气下行，后乃可除络中之病，譬沟渠通而行潦始消也，未易言也。

病者呕血，经久无法可止，父兄敦请仆往救治，告以必须议病不议药，方能用，予乃定是案。用玄明粉化水煮黄柏，秋石化水煮知母，以清解蕴热，而消瘀化疳，加甘草以调其苦，独取咸寒气味，进四剂而血止，可谓神矣！医者果然破药性大寒，渠家果不终其用。延至八月，病者胸胁高肿数围，肺内生痈，寒热大作，喘咳不休，食饮不入，俯几不敢动移，以致臀肉磨穿，危在呼吸。百计强与医治，断不应命，父兄因生仇恨，再求为其所难，以曲尽人情。只得极力治之，变证蝟出，通计免于五死而得五生。病者不戒，兼啖生冷，肺复生痈。一夕呕痰如猪胆状者，百十余

枚，一脏两伤，竟至不起。仆焦劳百日，心力俱殚，第无如末流
难挽何矣！

胡卣臣先生曰：向传顾病治愈，竞称神仙，其后未免以成
败论矣。倘用咸寒时，遇有识者赞之，何至渴而穿井，斗而铸兵
耶？然此案自堪传也。（《寓意草·卷二》）

◆ 痰饮

尚翁老先生，脉盛体坚，神采百倍，从无病邪敢犯。但每早
浴面，必呕痰水几口，胸前惯自摩揉。乳下宗气，其动应衣。若
夜睡宁，水道清，则胸中爽然。其候似病非病，遍考方书，广询
明医，不得其解。昌谓是痰饮结于胸膈，小有窠囊。缘其气之壮
盛，随聚随呕，是以痰饮不致为害。而膻中之气，因呕而伤矣。
夫膻中者，与上焦同位胸膈。经云：上焦如雾，言其气之氤氲如雾
也。又曰，膻中者臣使之官，言其能分布胸中之气而下传也。今
以呕之故，而数动其气，则氤氲变为急迫上奔，然稍定则仍下布，
亦不为害也。大率痰为标，气为本，治标易，而治本则难。非治
本之难，以往哲从未言其治法。而后人不知所治耳。昌试论之。
治气之源有三：一曰肺气，肺气清，则周身之气肃然下行，先生
之肺气则素清也；一曰胃气，胃气和，则胸中之气亦易下行，先
生之胃气则素和也；一曰膀胱之气，膀胱之气旺，则能吸引胸中
之气下行，先生青年善养，膀胱之气则素旺也。其膻中之气，乱
而即治，扰而即恬者，赖此三气暗为输运，是以不觉其累，即谓
之无病也可。若三气反干胸膈之人，其为紧为胀，可胜道哉！故
未形之病，可以不言，而屡动之气，不可不亟反于氤氲。先生但
觉为痰饮所苦，昼日常鼓呼吸之气，触出胸膈之痰，而未知痰不
可出，徒伤气也。盖夜卧则痰聚于胃，晨起自能呕出。日间胃之

津液，四达脏腑，即激之出不出耳。然而痰消则气自顺，是必以治痰为急。而体盛痰不易除，又必以健脾为先。脾健则新痰不生，其宿痰之在窠囊者，渐渍于胃，而上下分消，于是无痰则不呕，不呕则气不乱，气不乱则自返于氤氲矣。虽然，尚有一吃紧关头，当并讲也。人身胸中，空旷如太虚，地气上则为云，必天气降而为雨，地气始收藏不动。诚会上焦如雾，中焦如沤，下焦如渎之意，则知云行雨施，而后沟渎皆盈，水道通决，乾坤有一番新景象矣。此义首重在膀胱一经。经云：膀胱者，州都之官，津液藏焉，气化则能出矣。如人之饮酒无算而不醉者，皆从膀胱之气化而出也。盖膻中位于膈内，膀胱位于腹内，膀胱之气化，则空洞善容，而膻中之气得以下运。若膀胱不化，则腹已先胀，膻中之气，安能下达耶！然欲膀胱之气化，其权尤在于保肾，肾以膀胱为府者也。肾气动，必先注于膀胱，屡动不已，膀胱满胀，势必逆奔于胸膈，其窒塞之状，不可名言。肾气不动，则收藏愈固。膀胱得以清静无为。而膻中之气，注之不盈矣。膻中之气，下走既捷，则不为牵引所乱，而胸中旷若太空。昌更曰：气顺则痰不留，即不治痰，而痰自运矣。谨论。

胡卤臣先生问曰：痰在膈中，去喉不远，每早必痛呕始出者何耶？曰：道不同也。胸膈之间，重重膈膜遮蔽，浑无空隙，痰从何出？所出者胃中之痰耳！曰：然则膈中之痰不出耶？曰：安得不出，但出之艰耳！盖膻中之气，四布于十二经，布于手足六阳经，则其气从喉吻而上出；布于手足六阴经，则其气从前后二阴而下出。然从下出者无碍，从上出者，亦必先下注阳明，始得上越，是以难也。曰：若是则所论膀胱气化一段，渊乎微矣。但吸引之机权，从不见于经典，岂有所自乎？曰：《内经》有巨阳引精之义，缘无注解，人不能会。巨阳者，太阳膀胱经也。谓膀胱能吸引胸中之气下行，而胸中之胀自消，此足症也。曰：胸中窠囊之说，确然无疑，不知始于何因，结于何处，消于何时也。曰：人身之气，经盛则注于络，络盛则注于经。窠囊之来，始于痰聚胃口，呕时数动胃气，胃气动则半从上出于喉，半从内入于络。胃之络贯膈者也，其气奔入之急，则冲透膈膜，而痰得以居之。痰入既久，则阻碍气道，而气之奔入者，复结一囊，如蜂子之营穴，日增一日，故治之甚难。必先去胃中之痰，而不呕不触，俾胃经之气，不急奔于络，转虚其胃，以听络中之气，返还于胃，逐渐以药开导其囊，而涤去其痰，则自愈矣。此昌独得之见，屡试之法也。曰：所言身内病情消息，如宝鉴列眉，令人钦服。生平读医书，于五脏位置，不能无疑，请并明之。人身戴九履一，左三右七，五居中宫，则心南、肾北、肝东、肺西，乃定位也。乃肾不居正北，而分隶东北西北者何耶？曰：肾有两，故分隶两傍，而虚其在中之位以为用。所谓两肾中间一点明，正北方水中之真火，而为藏精宅神之本。其体虽分左右，而用实在中，故心肾交媾之所，各该三寸六分，设从两肾歧行而上，其去中黄，不太远乎！凡内观五脏，当观其用也。曰：肺为一身之华盖，如莲花舒叶于心之上，位正乎中，何以定其位于西南耶？诚如两肾之例，则西南可位，岂东南独不可位乎！曰：肺居心上，其募不与左连，但从右达，其用亦在西也。曰：其不与左连者何也？曰：地不满东南，其位常空隙不用。设肺募得与左连，地无缺陷矣。曰：然则天不满西北，何以右肾居之耶？曰：两肾之用在中，此不过其空位耳。惟右肾为空位，故与三焦之有名无形者相配。而三焦则决渎之官，水道由之而出，正以天不满西北也。曰：然则脾胃居右，其用亦在右耶？曰：胃居中，脾居右，胃中所容之水谷，全赖脾以运行，而注其气以输周身，其用即在中也。其用在中，故西方可容肺脾二脏。若脾之用在右，则置肺之用于何所乎？曰：然则肝之用何在耶？曰：肝木居于正东，东南为地之空位，其气既无主，东北为左肾之本位，其用又不存，故肝之气得以彻上彻下，全运于东方，其为用也大矣。曰：然则心之用何在耶？曰：心之外有包络，包络之外曰膻中。心者君主之官，膻中者臣使之官，是膻中为心之用也。曰：心之神明，其用何在耶？曰：神明之用，无方无体，难言也。《道经》云：太玄无边际，妙哉！《大洞经》曰太玄，曰无边际，曰妙哉，形容殆尽矣。禅机云：赤肉团上，有一无位真人。旨哉斯言！惟无位乃称真人，设有位则仍为赤肉团矣。欲窥其倪，惟在感而遂通之界。先生曰：吾浅言之。人能常存敬畏，便可识神明之所起。曰：此尧兢舜业，而为允执者也。昌多言反晦。先生一言逗出，诚为布鼓过雷门矣，因并记之。

胡卣臣先生曰：每与嘉言接谈，如见刘颖川兄弟，使人神思清发。或体气偶有未佳，则陈琳一檄，枚氏《七发》，少陵五言诗，辋川几重图。无不备矣！观此论至明至正，全精至微，愧无马迁笔，为作仓公传也。（《寓意草·卷三》）

◆汗证

杨季登第二女亦病多汗，食减肌削。诊时手间筋掣肉颤，身倦气怯。余曰：此大惊大虚之候，宜从温补者也。遂于补剂中多加茯神、枣仁，投十余剂，全不对病。余为徘徊治法，因自讶曰：非外感也，非内伤也，非杂症也，虚汗振掉不宁，能受补药，而病无增减，且闺中处子，素无家难，其神情浑似丧败之余，此曷故耶？忽而悟曰：此必邪祟之病也。何为其父不言，甚有可疑。往诊问其面色，曰：时赤时黄。余曰：此症确有邪祟，附入脏腑，吾有神药可以驱之。季登才曰：此女每晚睡去，口流白沫，战栗而绝，以姜汤灌至良久方苏，挑灯侍寝防之，亦不能止。因见所用安神药甚当，兼恐婿家传闻，故不敢明告也。余曰：何不尽言？吾一剂可愈。乃以犀角、羚羊角、龙齿、虎骨、牡蛎粉、鹿角霜、人参、黄芪等药合末，令以羊肉半斤，煎取浓汁三盏，尽调其末，一次服之。果得安寝，竟不再发。相传以为神异。余盖以祟附于身，与人之神气支持，亦逼处不安，无隙可出，故用诸多灵物之遗形，引以羊肉之膻，俾邪祟转附骨角，移从大便而出，仿上古遗精变气祝繇遗事，而充其义耳。（《寓意草·卷四》）

◆痿证

陆平叔文学，平素体虚气怯，面色痿黄，药宜温补，不宜寒凉，固其常也。秋月偶患三疟，孟冬复受外寒，虽逗寒热一班，而未至大寒大热。医者以为疟后虚邪，不知其为新受实邪也，投以参术补剂，转致奄奄一息。迁延两旬，间有从外感起见者，用人参白虎汤，略无寸效，昏昏嘿嘿，漫无主持。弥留之顷，昆弟子姓，仓皇治木，召昌诊视，以决行期之早暮，非求治疗也。昌见其脉未大坏，腹未大满，小水尚利，但筋脉牵掣不停，因谓此病九分可治，只恐手足痿废。仲景有云，经脉动惕者，久而成痿。今病已廿三日之久，血枯筋燥，从可识矣。吾今用法，治则兼治，当于仲景之外，另施手眼，以仲景虽有大柴胡汤两解表里之法，而无治痿之法。变用防风通圣散成方减白术，以方中防风、荆芥、薄荷、麻黄、桔梗为表药，大黄、芒硝、黄芩、连翘、栀子、石膏、滑石为里药，原与大柴胡之制相仿，但内有当归、川芎、芍药，正可领诸药深入血分而通经脉；减白术者，以前既用之贻误，不可再误耳。当晚连服二剂，第一剂殊若相安，第二剂大便始通，少顷睡去，体间津津有汗。次早再诊，筋脉不为牵掣，但阳明胃脉洪大反加，遂用大剂白虎汤，石膏、知母每各两许，次加柴胡、花粉、芩、柏、连翘、栀子一派苦寒，连进十余剂，神识始得渐清，粥饮始得渐加，经半月始起坐于床，经一月始散步于地。人见其康复之难，咸忧其虚。抑且略一过啖，即尔腹痛便泄，俨似虚证。昌全不反顾，但于行滞药中加用柴胡、桂枝，升散余邪，不使下溜，而变痢以取愈。然后改用葳蕤、二冬，略和胃气，间用人参不过五分，前后用法，一一不违矩矱，乃克起九死于一生也。门人不解，谓先生治此一病，藉有天幸。《内经》云，盛者责之，虚者责之。先生今但责其邪盛，而不责其体虚，是明与《内经》相背也。余笑曰：吾非骛末忘本，此中奥义，吾不明言，金针不度也。缘平叔所受外邪，不在太阳，而在阳明，故不但不恶寒，且并无传经之壮热，有时略显潮热，又与内伤发热相仿，误用参、术补之，邪无出路，久久遂与元气混合为一。如白银中倾入铅铜，则不成银色。所以神识昏惑，嘿嘿不知有人理耳。又阳明者，十二经脉之长，能束筋骨而利机关。阳明不治，故筋脉失养，而动惕不宁耳。然经虽阳明，而治法迥出思议之表。仲景云：阳明居中土也，万物所归，无所复传。又云：伤寒欲再传经者，针足阳明，使邪不传则愈。凡此皆指已汗、已下、已传经之邪为言，故中土可以消受。若夫未经汗下，未周六经，方盛之邪，中土果能消之否耶？所以仲景又云：阳明中风，脉弦浮大而短气，腹都满，胁下及心痛，久按之气不通，鼻干，不得汗，嗜卧，一身及面目悉黄，小便难，有潮热，时时哕，耳前后肿。刺之小差，外不解。病过十日，脉续浮者，与小柴胡汤；脉但浮，无余证者，与麻黄汤；若不尿，腹满加哕者，不治。平叔之脉弦浮大，而短气、鼻干，不得汗，嗜卧，一身及面目悉黄，过经二十余日不解，悉同此例。第其腹未满，小水尚利，则可治无疑。然治之较此例倍难，以非一表所能办也。今为子辈畅发其义。夫天包地外，地处天中，以生、以长、以收、以藏，玄穹不尸其功，而功归后土。故土膏一动，百草莫不蕃茂；土气一收，万物莫不归根。仲景之言中土，但言收藏，而生长之义，在学人自会。设偏主收藏，则是地道有秋冬春夏，能化物而不能造物矣。治病之机亦然。平叔之病，举外邪而锢诸中土，则其土为火燔之焦土，而非膏沐之沃土矣。其土为灰砂打和之燥土，而非冲纯之柔土矣。焦土、燥土全无生气，而望其草木之生也，得乎？吾乘一息生机，大用苦寒，引北方之水以润泽其枯槁，连进十余剂，其舌始不向唇外吮咂，所谓水到渠成。乃更甘寒一二剂，此后绝不置力者，知日饮食入胃，散精于脾，如灵雨霡霂，日复一日，优渥沾足，无藉人工灌溉，而中土可复稼穑之恒耳。必识此意，乃知吾前此滥用苦寒，正以培生气也。生气回，而虚者实矣。夫岂不知其素虚，而反浚其生耶。（《寓意草·卷二》）

◆腰痛

张令施乃弟伤寒坏证，两腰偻废，卧床彻夜痛叫，百治不效，求诊于余。其脉亦平顺无患，其痛则比前大减。余曰：病非死证，但恐成废人矣。此证之可以转移处，全在痛如刀刺，尚有邪正相争之象；若全然不痛，则邪正混为一家，相安于无事矣。今痛觉大减，实有可虑，宜速治之。病者曰：此身既废，命安从活，不如速死！余蹙额欲为救全，而无治法。谛思良久，谓热邪深入两腰，血脉久闭不能复出，只有攻散一法。而邪入既久，正气全虚，攻之必不应，乃以桃仁承气汤，多加肉桂、附子，二大剂与服，服后即能强起，再仿前意为丸，服至旬余全安。此非昔人之已试，乃一时之权宜也，然有自来矣。仲景于结胸证，有附子泻心汤一法，原是附子与大黄同用，但在上之证气多，故以此法泻心，然则在下之证血多，独不可仿其意，而合桃仁、肉桂以散腰间之血结乎！后江古生乃弟，伤寒两腰偻废痛楚，不劳思索，径用此法，二剂而愈。

胡卣臣先生曰：金针虽度，要解铸古熔今，始能措手。（《寓意草·卷一》）

◆疟病

袁继明素有房劳内伤，偶因小感，自煎姜葱汤表汗，因而发热，三日变成疟疾。余诊其脉豁大空虚，且寒不成寒，热不成热，气急神扬，知为元阳衰脱之候。因谓其父曰：令郎光景，窃虑来日疟至，大汗不止，难于救药。倘信吾言，今晚急用人参二两，煎浓汤频服防危。渠父不以为意。次日五鼓时，病者精神便觉恍惚，扣门请救，及觅参至，疟已先发矣！余甚彷徨，恐以人参补住疟邪，虽救急无益也。只得姑俟疟势稍退，方与服之，服时已汗出黏濡，顷之果然大汗不止，昏不知人，口流白沫，灌药难入，直至日暮，白沫转从大孔遗出。余喜曰：白沫下行可无恐矣，但内虚肠滑，独参不能胜任。急以附子理中汤，连进四小剂，人事方苏能言，但对面谈事不清。门外有探病客至，渠忽先知，家人惊以为祟。余曰：此正神魂之离舍耳！吾以独参及附子理中驷马之力追之，尚在半返未返之界，以故能知宅外之事。再与前药，二剂而安。

胡卣臣先生曰：病情上看得委息周至，大开生面。（《寓意草·卷一》）

沈若兹乃郎，因痘后食物不节，病泻。泻久脾虚，病疟。遂尔腹痛胀大，三年来服消导药无算，腹胀及泻利总不愈。去岁迎医，服参苓白术稍效，医去仍复如故。病本腹胀，更兼肠澼。肠澼者，大肠之气，空洞易走，胃中传下之物，总不停蓄，澼出无度，腥水不臭，十中五死、五生之症也。今则病势转深，又加四逆矣：暮热朝凉，一逆也；大渴引汤救急，二逆也；气喘不能仰睡，三逆也；多汗烦躁不宁，四逆也；无病患腹中之气，运转收摄，是以身体轻快，大便省约。今为久泻，遂至气散不收。腹之胀，肠之鸣，便出之不自知，皆此故也。气既散而不收，又服行气利水之药，不愈增其散乎！无病患身中营卫，两无偏胜，故阳胜则发热，阴胜则恶寒。病疟之时，寒热交作，犹是阴阳互战，迨泻久亡阴，整夜发热，一线之阴，为阳所乘，求其相战，不可得矣！内水亏竭，燎原之火自焚，不得不引外水以济急。然有形之水，不足以制无形之火，徒增胀泻，而重伤其阴气耳！医不清其源，以香燥之药，助火劫阴。如官桂、肉豆蔻等类，用之误矣。夫男子气海在于脐下，乃元气之舍，性命之根也。久泻则真气亦散，势必上干清道，而不下行，鼻中鼾鼾有声，不能仰卧，是其征也。夫此已散之气，必不能复归其处，但冀未散之气，不致尽散则可耳。屡服木香、槟榔、苏子、腹皮、浓朴等降气之药，尤误之误矣。至于汗出烦躁，则阴气虚尽，孤阳亦不能久留之兆也。总如岁运，有温热无寒凉，有生长无收藏，人物能免夭札疵疬乎？于此而图旋转之功，亦难之难矣！

若兹见案，转托戚友，强恳用药，因以清燥润肺为主，阿胶、地黄、门冬等类同蜜熬膏三斤，渠男三年为药所苦，得此甘味，称为糖也。日争十余次服之，半月药尽，遂至大效。身凉气平，不渴、不烦、不泻，诸症俱退，另制补脾药末善后，全愈。

胡卣臣先生曰：久泻而用润药，与症相反，而究竟相宜。议病时先辟三种治法之误，已隐隐见大意矣。与吴吉长乃室治验，

参看自明。(《寓意草·卷四》)

陆六息先生体伟神健，气旺血充，从来无病。莅任以后，适值奇荒巨寇，忧劳百倍，因而病疟。食饮减少，肌肉消瘦，形体困倦，口中时时嗳气，其候一日轻、一日重，缠绵三月，大为所苦。察脉辨证，因知先生之疟，乃饥饱劳佚所感，受伤在阳明胃之一经。夫阳经受病，邪气浅而易愈，乃至为所苦者，缘不识病之所在，药与病邪不相值，反伤其正耳。诚知病邪专在胃，则胃为水谷之海，多气多血之区，一调其胃，而疟立止矣。故饮食减而大便转觉艰涩者，胃病而运化之机迟也；肌肉消瘦者，胃主肌肉也；形体困倦者，胃病而约束之机关不利也；口中时时嗳气者，胃中不和而显晦塞之象也。至于一日轻、一日重者，此人所不经见之证，病机之最当发明者，其候亦阳明胃经之候也。《内经·阳明脉解》篇有曰，阳明之病恶人与火，闻木声则惕然而惊。及《刺疟》篇又曰，阳明之证，喜见火，喜见日月光。何经文之自为悖谬耶？不知此正更实、更虚之妙义，而与日轻、日重之理相通者也。夫阳明得病之始，则邪气有余，故恶人、恶火、恶木音者，恶其助邪也。及其病久，则邪去而正亦虚，故喜火、喜日月光者，喜其助正也。若是则时日干支之衰旺。其与人身相关之故，可类推矣。盖甲丙戊庚壬者，天时之阳也；乙丁己辛癸者，天时之阴也。疟久食减，胃中之正已虚，而邪去未尽，是以值阳日助正，而邪不能胜则轻；值阴日助邪，而正不能胜则重也。夫人身之病，至于与天时相召，亦云亟矣。使当日稍知分经用药，何至延绵若是哉！迄今吃紧之处，全以培养中气为主。盖人虽一胃，而有三脘之分：上脘象天，清气居多；下脘象地，浊气居多；而其能升清降浊者，全赖中脘为之运用。一如天地定位，不可无人焉参赞之也。先生下脘之浊气，本当下传也，而传入肠中则艰。不当上升也，而升至胸中甚易者，无他，中脘素受饮食之伤，不能阻下脘浊气上干清道耳。试观天地间，有时地气上而为云，必得天气下而为雨，则二气和而晴爽立至。若一味地气上升，天气不降，则太空窒塞而成阴曀之象。人之胃中，亦犹是也。清浊偶有相干，顷当自定，设有升无降则逼矣。故中脘之气旺，则水谷之清气上升于肺，而灌输百脉，水谷之浊气下达于大小肠，从便溺而消，胸中何窒塞之有哉？此所以培养中气为亟亟也。中气旺，则浊气不久停于下脘，而脐下丹田之真气，方能上下无碍，可以呼之于根，吸之于蒂，深深其息矣。所用六味地黄丸，凝滞不行之药，大为胃病所不宜，况于浊气上干，反以阴浊之属，扬波助流，尤无所取。今订理中汤一方，升清降浊为合法耳。

胡卣臣先生曰：说病机处，花雨缤纷，令观者得未曾有。（《寓意草·卷一》）

◆ 步履艰难

庚辰冬，于鼎翁公祖园中，识先生半面。窃见身体重着，履步艰难，面色滞晦，语言迟缓，以为有虚风卒中之候也。因为过虑，辛巳秋召诊问，细察脾脉，缓急不调，肺脉劲大，然肝木尚平，阳气尚旺，是八风之邪，未可易中。而筋脉掣痛，不能安寝者，大率风而加之以湿，交煽其虐所致。以斯知尚可引年而施治也，何也？风者，肝之病，天之气也；湿者，脾之病，地之气也。天气迅疾，故发之暴。益以地气之迂缓，反有所牵制而不能暴矣！然气别则病殊，而气交则病合，有不可不明辨者。病殊者，在天气则风为百病之长，其来微，则随相克为传次，必遍五脏而始烈；其来甚，则不繇传次而直中，惟体虚之人，患始不测焉。在地气则湿为下体之患。其来微，则足跗肿大，然得所胜亦旋消；

其来甚，则害及皮肉筋脉以渐而上攻，亦惟阳虚之人，势始腾越焉！两者一本之天，一本之地。病各悬殊，治亦异法者也。病合者，天之气入于筋脉，地之气亦入于筋脉。时乎天气胜，则筋脉张而劲焉；时乎地气胜，则筋脉而缓焉。两者其源虽异，其流则同。交相蕴结，蔓而难图者也。先生房中之风，始虽不可知，然而所感则微也。至若湿之一字，既以醇酒厚味而酿之于内，又为炎蒸岚瘴而袭之于外，是以足患日炽，虽周身筋脉舒展，亦不自如。究竟不若足间昼夜掣痛，疮疡肿溃，浸淫无已也。夫春时之风也，夏时之湿与热也，秋时之燥也，三时之气，皆为先生一身之患者也。而一身之患，又惟一隅独当之，亦良苦矣！设内之风湿热燥不攘，足患其有宁宇乎？所可嘉者，惟冬月寒水司令，势稍末减，而医者不识此意，每投壮筋骨之药酒，以驱其湿，不知此乃治寒湿之法，惟冬月病增者方宜。岂以风湿、热湿，而倒行逆施，宁不重其困也！况乎先生肺脉劲大，三四日始一大便，虽冬月亦喜形寒饮冷，而不欲近火，何所见其为寒湿也哉！所以孙真人大小竹沥等方，风、湿、热、燥、寒五治之药俱备，笼统庞杂，后人全不知用，若识此义为去取，则神而明之之事矣。然则不辨症而用方者，几何而不误耶！

胡卣臣先生曰：辨症纵横无碍，剑光烨烨逼人。（《寓意草·卷三》）

◆ **虚证**

筹枝先生，创业维艰，大率得之节啬者多。然七旬御女不辍，此先天元阳固密，非人力之所为也。若能良贾深藏，可以百年用之不竭，奈何以御女之故，而数扰其阳耶！夫阳者亲上而卫外，易出而难收者也。在根基浅露之躯，毫不敢肆情纵欲。幸而根深蒂固，不易动摇，乃以房中之术，自伐其根，而重加栽接，致大命危于顷刻。岂误以节蓄之方，而倒施之御女乎！夏月阳气在外，阴气在内，此时调摄之法，全以扶阳抑阴为主。翁偶不快，于饮食起居如常，医者以壮年伤暑之药，香薷、黄柏、石膏、知母、滑石、车前、木通投之，即刻不支，卧于床褥。次早余见时，则身僵颈硬，舌强喉哑，无生理矣。余诊毕云：此症虽危，然因误药所致，甫隔一晚，尚可以药速追。急以大附子、干姜、人参、白术各五钱，甘草三钱，大剂煎服，可解此厄，万不宜迟。渠诸子不能决，余忙取药自煎。众议姑以前方煎四分之一，服之安帖，再煎未迟，只得从之。药成送进，适前医再至，遂入诊良久，阻药不用。余面辱其医，进房亲督灌药。寸香之久，翁大呕一声，醒而能言，但声雌而颤。呼诸子乳名，云适才见州官回。询其所由，开目视之不语。转问医者何人，曰江西喻，遂抬手一拱，又云：门缝有风来塞塞。余甚快，忙出煎所存三分之药以续进。维时姻族杂至，商以肩舆送余归寓。余断欲进药。众劝云：且暂回寓，或者明日再请，其意中必惧吾之面折医辈耳。及他医进药，哑瞆如前，越二日而逝。余为之叹惜不已焉！七旬御女不辍，斧斤于内，而假庸医以权，长子次子继夭；斧斤于外，而开姻族以釁，气机久动，尚自谓百年无患也。于人乎何尤！

胡卣臣先生曰：献玉而遭刖，认为顽石也。投珠而按剑，诧为不祥也。至剖石得玉，转灾为祥，尚然不识，则何见耶！医事固裂，亦所遇适穷耳。（《寓意草·卷三》）

李继江三二年来，尝苦咳嗽生痰，胸膈不宽。今夏秋间卧床不起，濒亡者再。其人以白手致素封，因无子自危，将家事分拨，安心服死。忽觉稍安，亦心死则身康之一征也。未几仍与家事，其病复作。然时作时止，疑为不死之病也。闻余善议病，托戚友领之就诊。见其两颐旁，有小小垒块数十高出，即已知其病之所在。因诘之曰：尔为何病？曰：咳嗽。曰：嗽中情状，试详述之。曰：内中之事，愚者不知，是以求明耳！余曰：尔寒暑饥渴，悉不自知耶！观尔脉盛筋强，必多好色，而喜任奔走，本病宜发痈疽，所以得免者，以未享膏粱之奉。且火才一动，便从精孔泄出耳。然虽不病痈，而病之所造，今更深矣。尔胸背肩髃巉岩如乱石插天，栉比如新笋出土，嵌空如蜂莲之房，芒锐如棘栗之刺，每当火动气升，痰壅紧逼之时，百苦交煎，求生不生，求死不死，比桁杨之罪人十倍过之，尚不自知耶！渠变容顿足而泣曰：果实如此，但吾说不出，亦无人说到耳。昔年背生痈疖，幸未至大害。然自疖愈，咳嗽至今，想因误治所成，亦未可知。余曰：不然。由尔好色作劳，气不归元，腾空而上，入于肝肺散叶空隙之间、膜原之内者，日续一日，久久渐成熟路，只俟肾气一动，千军万马，乘机一时奔辏，有入无出，如潮不返。海潮兼大涌至，倘后潮不熄，则前后古今冤于此病者，不知其几。但尔体坚堪耐，是以病至太甚，尚自无患，不然者久已打破昆仑关矣。尔宜归家休心息神，如同死去，俾火不妄动，则痰气不为助虐，而胸背之坚垒，始有隙可入。吾急备药，为尔覆巢捣穴，可得痊也。渠骇然以为遇仙，托主僧请以五金购药、十金为酬而去。次日复思病未即死，且往乡征租，旬日襄事，购药未迟。至则因劳陡发，暴不可言，痰出如泉，声响如锯，面大舌胀，喉硬目突，二日而卒于乡，真所谓打破昆仑关也。其人遇而不遇，亦顾家罔顾身之炯戒矣。治法详阴病论。

　　胡卣臣先生曰：论病从外灼内，因流识源，精鉴全非影响。（《寓意草·卷四》）

妇科医案

◆ 闭经

杨季登二女，俱及笄将字。长女病经闭年余，发热食少，肌削多汗，而成痨怯。医见汗多，误为虚也，投以参、术，其血愈锢。余诊时见汗出如蒸笼气水，谓曰此症可疗处，全在有汗。盖经血内闭，止有从皮毛间透出一路，以汗亦血也。设无汗而血不流，则皮毛干槁而死矣。宜用极苦之药，以敛其血入内，而下通于冲脉，则热退经行，而汗自止，非补药所能效也，于是以龙荟丸日进三次。月余忽觉经血略至，汗热稍轻，姑减前丸，只日进一次。又一月，经血大至，淋漓五日，而诸病全瘳矣。(《寓意草·卷四》)

◆ 脏躁

姜宜人得奇症，简《本草经疏》治交肠用五苓散之说，以为神秘。余见之，辨曰：交肠一症，大小二便易位而出，若交易然，古用五苓治之，专为通前阴而设也。若此症，闭在后阴，二便俱从前阴而出，拟之交肠，诚有似是实非者。况交肠乃暴病，骤然而气乱于中。此症乃久病以渐，而血枯于内，有毫厘千里之不同，安得拟之！原失疾之所始，始于忧思，结而伤脾。脾统血者也，脾伤则不能统摄，而错出下行，有若崩漏，实名脱营。脱营病宜大补急固，乃误认为崩漏，以凉血清火为治，则脱出转多。不思天癸已尽，潮汛已绝，万无是病。其年高气弱无血以实漏卮者，毫不念也。于是胞门子户之血，日渐消亡，势不得不藉资，不仰给矣！藉资于大肠，转将大肠之血，运输而渗入胞囊，久之大肠之血亦尽。而大肠之气附血而行者，孤而无主，为拳为块，奔疼涣散，与林木池鱼之殃祸同矣。又如救荒者，剥邻国为立尽之墟所罔顾矣！犹未也，仰给于胃脘，转将胃脘之血，吸引而渗入胞囊。久之胃脘之血亦尽，下脱之血始无源自止。夫胃脘之血，所以荣周身而灌百脉者，今乃暗归乌有，则苞稂失润，而黍离足忧。血尽而止，较之血存而脱，又倍远矣！故血尽然后气乱，气乱然后水谷舍故趋新，舍宽趋隘。江汉两渠，并归一路，身中为之大乱，势必大肠之故道复通，乃可拨乱返治，与五苓一方全无干涉。又况水谷由胃入肠，另有幽门泌别清浊，今以渗血之故，酿为谷道，是幽门辟为坦径矣。尚可用五苓再辟之乎！又况五苓之劫阴，为亡血家所深戒乎！今之见一病，辄有一药横于胸中，与夫执成方奉为灵秘者，大率皆误人者也。若宜人之病，余三指才下，便问曰，病中多哭泣否？婢媪曰，时时泣下，乃知脏躁者多泣，大肠方废而不用也，交肠云乎哉！今大肠之脉，累累而现于指，可虞之时，其来春枣叶生乎？枣叶生而言果验。

　　胡卣臣先生曰：此等症，他人不能道只字，似此河汉无极，而更精切不可移易，为难能矣！（《寓意草·卷二》）

◆ 不孕症

　　一友继室夫人，身体肥盛。经候虽调，从未孕育。令仆定方而施转移化机之药，虽从古医书所未载，然可得言也。盖山之不可葬者五：童、断、过、石、独。纵有明师，无所施其蒉裁。以故女之不可孕，如方书所志生禀之殊，非人工所能改移者，可不更论。若夫生禀不殊，但为形躯所累，而嗣孕终不乏者，古今来不知凡几。第夫妇之愚，天然凑合之妙，虽圣神有不能传者，所以方书缺焉未备耳！仆试言之：地之体本重浓，然得天气以苞举之，则生机不息。若重阴沍寒之区，天日之光不显，则物生实罕。人之体中肌肉丰盛，乃血之荣旺，极为美事。但血旺易至气衰，久而弥觉其偏也。夫气与血，两相维附，何以偏衰偏旺耶？盖气为主，则血流；血为主，则气反不流。非真气之衰也，气不流有似于衰耳。所以一切补气之药，皆不可用；而耗气之药，反有可施。缘气得补则愈锢，不若耗之以助其流动之势，久而久之，血仍归其统握之中耳！湖阳公主，体肥受孕，然不能产也。进诸御医商之，得明者定一伤胎之方，服数十剂，而临产始得顺利，母子俱无灾害。盖肥满之躯，胎处其中，全无空隙，以故伤胎之药，止能耗其外之血肉，而不能耗其内之真元也。此用药之妙也。仆仿是意而制方，预为受胎之地，夫岂无术而杜撰乎！然而精诚之感，贯于金石，女之宜男者，先平其心，心和则气和，气和则易于流动充满也。其次在节食，仙府清肌，恒存辟谷。宫中细腰，得之忍饥。志意动气，何事不成耶？而且为斋心积德，以神道之教，补药饵之不逮，有不天人叶应者乎！仆于合浦求珠，蓝田种玉之举，而乐道之。

胡卣臣先生曰：观此一论，不必问方，而已得其意之所存，破尽寻常窠臼矣。奇创奇创！（《寓意草·卷四》）

◆ 妊娠呕吐

李思萱室人有孕，冬日感寒，至春而发，初不觉也。连食鸡面鸡子，遂成夹食伤寒，一月才愈。又伤食物，吐泻交作，前后七十日，共反五次，遂成膈症，滴饮不入。延诊时，其脉上涌而乱，重按全无，呕哕连绵不绝，声细如虫鸣，久久方大呕一声。

余曰：病者胃中全无水谷，已翻空向外，此不可救之症也。思萱必求良治，以免余憾。余筹画良久，因曰：万不得已，必多用人参。但才入胃中，即从肠出，有日费斗金，不勾西风一浪之譬，奈何？渠曰：尽在十两之内，尚可勉备。余曰：足矣！乃煎人参汤，调赤石脂末，以坠安其翻出之胃。病者气若稍回，少顷大便，气即脱去。凡三日服过人参五两，赤石脂末一斤，俱从大肠泻出。得食仍呕，但不呕药耳。因思必以药之渣滓，如稀粥之类与服，方可望其少停胃中，顷之传下，又可望其少停肠中。于是以人参、陈橘皮二味，煎如芥子大，和粟米同煎作粥，与服半盏，不呕，良久又与半盏。如是再三日，始得胃舍稍安。但大肠之空尚未填实，复以赤石脂末为丸，每用人参汤吞两许。如是再三日，大便亦稀。此三日参橘粥内，已加入陈仓米，每进一盏，日进十余次，人事遂大安矣。仍用四君子汤、丸调理，通共享人参九两，全愈。然此亦因其胎尚未堕，有一线生气可续，故为此法以续其生耳！不然者，用参虽多，安能回元气于无何有之乡哉！后生一子，小甚，缘母疾百日，失荫之故。（《寓意草·卷二》）

◆ 妊娠发热

叶氏妇亦伤寒将发，误食鸡面鸡子，大热喘胀。余怜其贫，乘病正传阳明胃经，日间为彼双表去邪，夜间即以酒大黄、元明粉连下三次，大便凡十六行，胎仍不动，次早即轻安。薄粥将养数日，全愈。此盖乘其一日骤病，元气大旺，尽驱宿物，以免缠绵也。设泥有孕，而用四物药和合下之，则滞药反为食积树党矣！

胡卤臣先生曰：前治神矣，后治复不减，盖前治明，后治良也。行所明以持危扶颠，藉有天幸者多矣。此嘉言所以昭述其事，

亦曰不得已软！（《寓意草·卷二》）

◆ 胎死腹中

顾季掖乃室，仲夏时孕已五月，偶尔下血。医以人参、阿胶勉固其胎。又经一月，身肿气胀，血逆上奔，结聚于会厌胸膈间，食饮才入，触之痛楚，转下甚艰，稍急即连粒呕出，全如噎症。更医数手，咸以为胎气上逼，脾虚作肿而成膈噎也。用人参之补，五味之收为治。延至白露节，计孕期已八月，而病造极中之极，呼吸将绝，始请余诊，毫不泄露病状。其脉尺部微涩难推，独肺部洪大无伦，其喘声如曳锯，其手臂青紫肿亮，如殴伤色。余骇曰：似此凶证，何不早商？季掖曰：昨闻黄咫旭乃室有孕而膈噎，得遇良治而愈，是以请救。但内子身肿气急，不识亦可疗否？余曰：此证吾视若悬鉴，不必明言，以滋惊恐。姑以善药一二剂投之，通其下闭上壅可也。季掖必求病名。余曰：上壅者，以肺脉之洪大，合于会厌之结塞，知其肺当生痈也；下闭者，以尺脉之微涩，合于肉色之青肿，知其胎已久坏也；善药者，泻白散加芩、桔之苦以开之，不用硝、黄等厉药也。服一大剂，腹即努痛，如欲产状。季掖曰：产乎？余曰：肺气开而下行，数时闭拒，恶秽得出可也，奚产之云！再进一剂，身肿稍退，上气稍平，下白污如脓者数斗，裹朽胎而出。旬余尚去白污，并无点血相间，可知胎朽腹中已近百日，荫胎之血和胎俱化为脓也。病者当时胸膈即开，连连进粥，神思清爽，然朽胎虽去，而秽气充斥周身，为青肿者未去也；胸厌虽宽，而肺气壅遏，为寒热咳嗽者未除也。余认真一以清肺为主，旬余果获全痊。

顾生升恒曰：先生议内子病，余甚骇为不然，及投剂如匙开钥，其言果难。朽物既去，忽大肿、大喘可畏，先生一以清肺药，批郤导窾，病邪旋即解散，不二旬体复康平，抑何神耶！内子全而老母不至尸饔，幼子不至啼饥，此身不至只影，厚德固难为报耳！因思谭医如先生，真为轩岐继后，世俗之知先生者，即谓之谤先生可也。然而百世之下，犹当有闻风与起者矣！（《寓意草·卷二》）

儿科医案

◆ 神昏

筠翁长郎病失血，岁二三发。其后所出渐多，咳嗽发热，食减肌削，屡至小康，不以为意。夏秋间偶发寒热如疟状，每夜达曙，微汗始解。嗣后寒热稍减，病转下利。医谓其虚也，进以参、术，胸膈迷闷，喉音窒塞，服茯苓、山药，预收红铅末，下黑血块数升，胸喉顿舒，而容亦转。筠翁神之，以为得竹破竹补之法也。加用桂、附二剂，于是下利一昼夜十数行，饮食难入，神识不清，病增沉剧。仆诊其脾脉大而空，肾脉小而乱，肺脉沉而伏。筠翁自谓知医，令仆疏方，并问此为何症？仆曰：此症患在亡阴，况所用峻热之药，如权臣悍帅，不至犯上，无等不已，行期在立冬后三日，以今计之，不过信宿，无以方为也。何以言之？经云：暴病非阳，久病非阴，则数年失血，其为阳盛阴虚无疑。况食减而血不生，渐至肌削而血日槁。虚者益虚，盛者益盛，势必阴火大炽，上炎而伤肺金，咳嗽生痰，清肃下行之令尽壅。繇是肾水无母气以生，不足以荫养百骸，柴栅瘦损。每申酉时洒淅恶寒，转而热至天明，微汗始退。正如夏日炎蒸，非雨不解。身中之象，明明有春夏无秋冬。用药方法，不亟使金寒水冷，以杀其势，一往不返矣！乃因下利误用参、术补剂，不知肺热已极，止有从皮毛透出一路。今补而不宣，势必移于大肠，所谓肺移热于大肠，传为肠者是也。至用红铅末下黑血者，盖阳分之血，随清气行者，久已呕出。其阴分之血，随浊气行至胸中，为膜原所蔽，久瘀膈间者，得经水阴分下出之血，引之而走下窍，声应气求之妙也。久积顿宽，面色稍转，言笑稍适者，得其下之之力，非得其补之之力也。乃平日预蓄此药，必为方士所惑。见为真阳大药，遂放胆加用。桂、附燥热，以尽劫其阴，惜此时未得止之。今则两尺脉乱，火燔而泉竭。脾胃脉浮，下多阴亡，阳无所附，肺脉沉伏，金气缩敛不行。神识不清，而魄已先丧矣。昔医云：乱世溷浊，有同火化。夫以火济火，董曹乘权用事，汉数焉得不终耶！

胡卣臣先生曰：论症论药，俱从卓识中流出，大有关系之作。（《寓意草·卷四》）

卫庠沙无翼，门人王生之表兄也。得子甚迟，然纵啖生硬冷物，一夕吐食暴僵，不醒人事。医以惊风药治之，浑身壮热，面若装朱，眼吊唇掀，下利不计其数，满床皆污。至寓长跽请救。诊毕谓曰：此慢脾风候也。脾气素伤，更以金石药重伤，今已将绝，故显若干危症。本有法可救，但须七日方醒，恐信不笃而更医，无识反得诿罪生谤。王生坚请监督其家，且以代劳，且以壮胆。于是用乌蝎四君子汤，每日灌一大剂，每剂用人参一钱。渠家虽暗慌，然见面赤退而色转明润，便泻止而动轻活，似有欲言之意，亦自隐忍。至第六晚，忽觉手足不宁，揭去衣被，喜吞汤水，始极诋人参之害。王先生自张皇，竟不来寓告明，任其转请他医。才用牛黄少许，从前危症复出，面上一团死气，但大便不泻耳。重服理脾药，又五日方苏。

是役也，王生于袁仲卿一案若罔见，而平日提命，凡治阴病，得其转为阳病，则不药自愈；纵不愈，用阴分药一剂，或四物二连汤，或六味地黄汤以济其偏，则元不愈，亦若罔闻，姑为鸣鼓之攻，以明不屑之诲。

门人问曰：惊风一症，虽不见于古典，然相传几千百年，吾师虽辟其谬，顽钝辈尚不能无疑，请明辨之，以开聋瞆。答曰：此问亦不可少，吾为子辈大破其惑，因以破天下后世之惑。盖小儿初生，以及童幼，肌肉、筋骨、脏腑、血脉，俱未充长，阳则有余，阴则不足，不比七尺之躯，阴阳交盛也。惟阴不足，阳有余，故身内易至于生热，热盛则生痰、生风、生惊，亦所恒有。设当日直以四字立名，曰热痰风惊，则后人不炫。因四字不便立名，乃节去二字，以惊字领头，风字煞尾。后人不解，遂以为奇特之病，且谓此病有八候。以其头摇手劲也，而立抽掣之名；以其卒口噤，脚挛急也，而立目邪心乱搐搦之名；以其脊强背反也，而立角弓反张之名。相传既久，不知其妄造，遇见此等症出，无不以为奇特，而不知小儿之腠理未密，易于感冒风寒。风寒中人，必先中入太阳经。太阳之脉起于目内眦，上额交巅入脑，还出别下项，夹脊抵腰中，是以病则筋脉牵强。因筋脉牵强，生出抽掣搐搦、角弓反张，种种不通名目。而用金石药镇坠，外邪深入脏腑，千中千死，万中万死。间有体坚证轻得愈者，又诧为再造奇功。遂至各守颗门，虽日杀数儿，不自知其罪矣！百年之间，千里之远，出一二明哲，终不能一一尽剖疑关。如方书中有云，小儿八岁以前无伤寒。此等胡言，竟出自高明，偏足为惊风之说树帜。曾不思小儿不耐伤寒，初传太阳一经，备已身强多汗，筋脉牵动，人事昏沉，势已极于本经，汤药乱投，死亡接踵，何由见其传经解散耶？此所以误言小儿无伤寒也。不知小儿易于外感，易于发热，伤寒为独多，世所妄称为惊风者，即是也。小儿伤寒要在三日内即愈为贵，若待经尽方解，必不能耐矣。又刚痉无汗，柔痉有汗，小儿刚痉少、柔痉多。世医见其汗出不止，神昏不醒，往往以慢惊风为名，而用参、芪、术、附等药闭其腠理。热邪不得外越，亦为大害，但比金石药为差减耳。所以凡治小儿之热，但当彻其出表，不当固其入里也。仲景原有桂枝法，若舍而不用，从事东垣内伤为治，毫厘千里，最宜详细。又新产妇人，去血过多，阴虚阳盛，其感冒发热，原与小儿无别，医者相传，称为产后惊风，尤堪笑破口颊。要知吾辟惊风之说，非谓无惊病也。小儿气怯神弱，凡遇异形异声，骤然跌仆，皆生惊怖，其候面青粪青，多烦多哭。尝过于分别，不比热邪塞窍，神识昏迷，对面撞钟放铳，全然不闻者。细详勘验，自识惊风凿空之谬。子辈既游吾门，日引光明胜义，洗濯肺肠，忽然灵悟顿开，便与饮上池无二。若但于言下索解，则不能尽传者多矣。

门人又问曰：伤寒原有一表一里之法，今谓热邪当从表出，不当令其深入，则里药全在所摈矣，岂于古法有未合欤？答曰：此问亦不可少，古法甚明，但后人鲁莽不悟耳。盖人身一个壳子包着，脏腑在内，从壳子上论，即骨亦表；而从近壳子处论，即膀胱尾闾之间亦出表之路也。在外以皮毛为表之表，在内以大小孔道为里之表，总驱热邪从外出也。惟有五脏之间，精神魂魄意之所居，乃真谓之里，而不可令外邪深入耳。如盗至人家，近大门则驱从大门出，近后门则驱从后门出，正不使其深入而得窥寝室耳。若盗未至后门，必欲驱至，及已至后门，必欲驱从大门出，皆非自完之道也。试观心、肺、脾、肝、肾之内，并无血脉、皮毛、肌肉、筋骨也，而所主者，乃在外之血脉、皮毛、肌肉、筋骨，则安得以在外者即名为里耶？所以伤寒之邪入内，有传腑、传脏之不同，而传腑复有浅深之不同。胃之腑外主肌肉，而近大门，故可施解肌之法，内通大小肠，而近后门，故间有可下之法；至胆之腑，则深藏肝叶，乃寝室之内，去前后门俱远，故汗、下两有不宜，但从和解而已。若传至三阴，则已舍大门而逼近寝室，设无他证牵制，惟有大开后门，极力攻之，使从大便出耳。今之

143

治伤寒者，误以包脏腑之壳子分表里，故动辄乖错。诚知五脏深藏于壳内，而分主在外之血脉、皮毛、肌肉、筋骨也，胸中了然矣。

门人又问曰；获闻躯壳包乎五脏，奉之为主之诲，心地顿开。但尚有一疑不识，人身之头，奉何脏为主耶，答曰：为一身之元首，穹然居上，乃主脏而不奉藏者也。虽目通肝，耳通肾，鼻通肺，口通脾，舌通心，不过藉之为户牖，不得而主之也。其所主之脏，则以头之外壳包藏脑髓，脑为髓之海，主统一身骨中之精髓，以故老人髓减即头倾视深也。《内经》原有九脏之说，五脏加脑髓、骨脉、胆、女子胞，神脏五，形脏四，共合为九，岂非脑之自为一脏之主耶？吾谓脑之中虽不藏神，而脑之上为天门，身中万神集会之所，泥丸一宫，所谓上八景也，惟致虚之极者，始能冥漠上通。子辈奈何妄问所主耶？凡伤寒显头痛之症者，用轻清药彻其邪从上出，所谓表也；用搐鼻药搐去脑中黄水，所谓里也。若热已平复，当虑热邪未尽，用下药时，大黄必须酒浸，藉药力以上达，所谓鸟巢高巅，射而取之之法也。今世治大头瘟一症，皆从身之躯壳分表里，不从头之躯壳分表里，是以死亡莫救。诚知脑之自为一脏，而颛力以攻之，思过半矣！（《寓意草·卷一》）

袁仲卿乃郎入水捉彭蜞为戏，偶仆水中，家人救出，少顷大热呻吟。诸小儿医以镇惊清热合成丸、散与服，二日遂至昏迷不醒，胸高三寸，颈软，头往侧倒，气已垂绝，万无生理。再四求余往视。诊其脉，止存蛛丝，过指全无，以汤二茶匙滴入口中，微有吞意。谓之曰：吾从来不惧外症之重，但脉已无根，不可救矣。一赵姓医云：鼻如烟煤，肺气已绝，纵有神丹，不可复活。余曰：此儿受症何至此极，主人及客俱请稍远，待吾一人独坐静筹其故。良久,曰:得之矣!其父且惊且喜,医者愿闻其说:余曰:惊风一症,乃前人凿空妄谈,后之小儿受其害者,不知几千百亿兆,昔与余乡幼科争论,殊无证据,后见方中行先生《伤寒条辨》后附痉书一册,专言其事,始知昔贤先得我心,于道为不孤。如此症因惊而得,其实跌仆水中,感冷湿之气,为外感发热之病,其食物在胃中者,因而不化,当比夹食伤寒例,用五积散治之。医者不明,以金石寒冷药镇坠,外邪深入脏腑,神识因而不清,其食停胃中者,得寒凉而不运,所进之药皆在胃口之上,不能透入,转积转多,以致胸高而突,宜以理中药运转前药。倘得症减脉出,然后从伤寒门用药,尚有生理。医者曰:鼻如烟煤,肺气已绝,而用理中,得毋重其绝乎?余曰:所以独坐沉思者,正为此耳。盖烟煤不过大肠燥结之证,若果肺绝,当汗出大喘,保得身热无汗?又何得胸高而气不逼,且鼻准有微润耶?此余之所以望其有生也。于是煎理中汤一盏与服,灌入喉中,大爆一口,果然从前二日所受之药一齐俱出,胸突顿平,颈亦稍硬,但脉仍不出,人亦不苏。余曰:其事已验,即是转机,此为食尚未动,关窍堵塞之故。再灌前药些少,热已渐退,症复递减。乃从伤寒下例,以玄明粉一味化水,连灌三次,以开其大肠之燥结。是夜下黑粪甚多,次早忽言一声云:我要酒吃。此后尚不知人事,以生津药频灌,一日而苏。

胡卣臣先生曰:惊风一症,小儿生死大关,孰知其为外感耶?习幼科者能虚心领会此案,便可免乎殃咎,若骇为异说,则造孽无极矣。(《寓意草·卷一》)

◆ 神呆

吾乡熊仲纾先生幼男去疾,髫龄患一奇症,食饮如常,但脉细神呆，气夺色夭。仲翁曰：此何病也？余曰：病名淹牒，《左传》所谓近女室晦，即是此病。彼因近女，又遭室晦，故不可为。令郎受室晦之邪，而未近女，是可为也。即前方少加牛黄丸，服旬日而安，今壬午去疾，已举孝廉矣。

胡卣臣先生曰：辨症用药，通于神明，究莫测其涯！（《寓意草·卷四》）

◆ **痢疾**

叶茂卿幼男病痢，噤口发热十余日，呕哕连声不断。诊其关脉，上涌而无根，再诊其足脉，亦上涌而无根，谓其父曰：此非噤口痢之证，乃胃气将绝之证也。噤口痢者，虚热在胃，壅遏不宣，故觉其饱而不思食，治宜补虚、清热两法。此因苦寒之药所伤，不能容食，治惟有颛颛温补一法而已。于是以理中汤，连投二剂，不一时痢下十余行，遍地俱污。茂卿恐药不对证，求更方。余曰：吾意在先救胃气之绝，原不治痢。即治痢，人之大小肠，盘叠腹中甚远，虽神丹不能遽变其粪，今藉药力催之速下，正为美事，焉可疑之？遂与前药，连服二日，人事大转，思食不哕，痢势亦减，四日后止便糟粕，以补中益气汤调理，旬日全安。此可见小儿之痢，纵啖伤胃者多，内有积热者少，尤不宜轻用痢疾门中通套治法也。（《寓意草·卷二》）

◆ **痘疹**

叶茂卿乃郎，出痘未大成浆，其壳甚薄，两月后尚有着肉不脱者。一夕腹痛，大叫而绝。余取梨汁入温汤灌之，少苏。顷复痛绝，灌之复苏。遂以黄芩二两煎汤，和梨汁与服，痛止。令制膏子药频服，不听。其后忽肚大无伦，一夕痛叫，小肠突出脐外五寸，交纽各二寸半，如竹节壶顶状，茎物绞折长八九寸，明亮如灯笼，外症从来不经闻见，余以知之素审，仍为治之。以黄芩、阿胶二味，日进十余剂，三日后始得小水，五日后水道清利，脐收肿缩而愈。门人骇而问曰：此等治法，顽钝一毫莫解。乞明示用药大意。答曰：夫人一身之气，全关于肺。肺清则气行，肺浊则气壅。肺主皮毛，痘不成浆，肺热而津不行也。壳着于肉，名曰甲错。甲错者，多生肺痈。痈者壅也，岂非肺气壅而然与？腹痛叫绝者，壅之甚也。壅甚则并水道亦闭，是以其气横行于脐中，而小肠且为突出。至于外肾弛长，尤其剩事矣！吾以黄芩、阿胶清肺之热，润肺之燥，治其源也。气行而壅自通，源清斯流清矣。缘病已极中之极，惟单味多用，可以下行取效，故立方甚平，而奏功甚捷耳。试以格物之学，为子广之。凡禽畜之类，有肺者有尿，无肺者无尿。故水道不利而成肿满，以清肺为急。此义前人阐发不到，后之以五苓、五皮、八正等方治水者，总之未悟此旨。至于车水放塘，种种劫夺膀胱之剂，则杀人之事矣，可不辨之于蚤欤！（《寓意草·卷四》）

顾谂明公郎种痘，即请往看。其痘苗淡红磊落，中含水色，明润可爱，且颗粒稀疏，如晨星之丽天。门下医者，先已夸为状元痘。昌未知也。踌躇良久，明告曰：此痘热尚未退，头重颈软，神躁心烦，便泄青白，全自一团时气外感，兼带内虚，若用痘门通套药，必危之道也。谂明毫不动念。适值二尹请同挨户查赈饥民，出街亲董其事。余忙造其戚家，谓曰：我观谂明公郎在家布痘，而精神全用于赈饥，虽仁人长者之事，然此等处，他人可代，乃自任不辞。明明言之，绝不回顾，此必有医者夸美献谀，而信之笃耳。不然岂有倒行逆施之理哉！此痘必得一二剂药，先退其外感，则痘不治自痊。若迟二三日，缓无及矣。相烦速往朝阳门内外追寻，直述鄙意。其戚闻言即往，余亦回寓修书投之。其辞激切，不避嫌疑。傍晚一仆携回书至，掷于几上，忿忿而去。余以为谌明之见责也。折视则云尊翁大人，必欲得方，始肯服药。余即定一方，并详论方中大意，令僮辈送。僮辈窃谓余之不智也。一日三四次奔走大人之门，是自忘其耻辱矣。吁嗟！余岂不自爱，但当群小蒙蔽时，倘得一拨立转，所全颇巨。于是亲送其方至门，则内户已扃，阍人收之，次早送进。余暗地独行，往返六里，以图心安。次日再托其戚，促之进药，则云既是状元痘，何必服药耶！此后即欲一造其庭，末繇矣！吁嗟！朝廷之上，任者议者，不妨互用。使余得与其侧，此儿即不服药，亦必无死法。盖感症在身，而以鱼鸡笋发痘之物杂投，误上加误，适所以促其亡耳。才至六日而坏，正应感症坏期。若痘出既美，即有意外变症，亦在半月一月矣。越二日，三公郎即发热布痘，仍夹时气外感，仍用前医，仍六日而坏。旬日间两儿为一医所杀。谌明引为己辜，设局施药于城隍庙。余偶见之，蹙然曰：盛德之人，恐惧修省，皇天明神，岂无嘿庇。然赏善自应罚恶，而杀儿之医，宁无速夺其算耶！一夕此医暴亡，余深为悚惕。然尚有未畅者，左右之宵人，未尝显诛也。

胡卣臣先生曰：谗谄蔽明，邪曲害正，今古一辙，而幽愤所至，真足以动鬼神之吉凶。（《寓意草·卷四》）

外科医案

◆疮疡

黄鸿轩手臂忽生痈疖，蔓肿无头，痛极莫耐。外科医者，咸谓热毒所致。揆之平素，淡泊明志，宁静居心，绝无生热致毒之因，究莫识其所起也。尊公我谦，谓昌善议病，盍舍樽俎而一代庖人乎！昌曰：吾议此症，请先为致贺，后乃言之。疮疡之起，莫不有因。外因者，天行不正之时毒也，起居传染之秽毒也；内因者，醇酒厚味之热毒也，郁怒横决之火毒也。治火毒与治诸毒，原自天渊。盖火与元气，势不两立，以寒凉折之，则元气转漓矣，鸿轩于四者总无其因，不问知为胎毒之余也。凡人禀受天地之气，有清沖之不同，惟纯粹以精之体，其福泽寿算，俱不可限量。然从父母媾精而有身，未免夹杂欲火于形骸，所赖者，惟在痘疮一举，暗将所藏欲火，运出躯外，复其粹精之恒体，如矿金相似，必经红炉锻炼，而渣滓与精莹，始分之为两。吾常以此法观出痘者之眸子，七八日后，眼开之时，黑白分明者，精金也；赤筋红膜包裹者，混金也。至于瞳人模糊，神光不现，则全非金矣。鸿轩幼时出痘太多，元气不能充灌，又为杂症所妨，脏腑中之火毒虽尽，而躯壳间之留滞犹存，所以痘痈之发，必于手足之委中、曲池者，则以零星小毒，无处可容，而潜避于呼吸难到之处耳。今之痈疖，正当委中之穴，其为痘毒何疑！毒伏肘腋之下，原无所害，但粹精之体，微有夹杂，是亦宝鉴之纤尘，白璧之微瑕也。日者太和元气，充满周身，将十五年前之余滓，尽欲化为脓血而出。他人见之为毒，吾蚤已卜其为兴者机矣。岂有畅于四肢，而不发于事业者哉！治法外用马齿苋熬膏，攻之速破；内用保元汤，托之尽出。仍以痘痈门药为治，即日自当痊愈，必不似疮毒之旷日持久。但不识症，而以治疮毒寒凉泻火诸药投之，适以增楚贻患耳。孰谓外科小恙，可无樽俎折冲之人耶！如法治之，溃出脓水甚多，果不用生肌长肉而自愈。

胡卣臣先生曰：以慧心辨症，竟出恒理，而降衷所以不齐，受衷所以相远之故，尽逗毫端。治火一法，矿金一喻，验目一诀，种种指示，俱足令人心开神爽。（《寓意草·卷四》）

钱叔翁太老先生，形体清瘦，平素多火少痰。迩年内蕴之热，蒸湿为痰。辛巳夏秋间，湿热交胜时，忽患右足麻木，冷如冰石。盖热极似寒，如暑月反雨冰雹之类。医者以其足跗之冷也，不细察其为热极似寒，误以牛膝、木瓜、防己、加皮、羌、独之属温之。甚且认为下元虚惫，误用附、桂、河车之属补之，以火济火，以热益热。由是肿溃出脓水，浸淫数月；踝骨以下，足背趾踵，废而不用，总为误治而至此极耳。其理甚明，无难于辨。若果寒痰下坠，不过坚凝不散止耳，甚者不过痿痹不仁止耳。何至肿而且溃，黄水淋漓，腐肉穿筋耶！太翁不知为医药所误，乃委咎于方隅神煞所致，岂其然哉！此与伤寒坏症，热邪深入经络而为流注，无少异也。所用参膏，但可颛理元气，而无清解湿热之药以佐之，是以未显厥效。以元老之官，不可以理烦剧。设与竹沥同事，人参固其经，竹沥通其络，则甘寒气味，相得益彰矣。徐太掖先生服人参以治虚风，误佐以附子之热，迄今筋脉短缩，不便行持，亦繇不识甘寒可通经络也。且太翁用参膏后，脾气亦既大旺，健运有加矣。此时倘能撙节饮食，俾脾中所生之阳气，得颛力以驱痰、驱热，则痰热不留行，而足患并可结局。乃日食而外加以夜食，虽脾气之旺，不为食所伤，然以参力所生之脾气，不用之运痰、运热，止用之以运食，诚可惜也！今者食入亦不易运，以助长而反得衰，乃至痰饮胶结于胸中，为饱为闷，为频咳而痰不应。总为脾失其健，不为胃行津液，而饮食反以生痰，渐渍充满肺窍，咳不易出，虽以治痰为急，然治痰之药，大率耗气动虚，恐痰未出，而风先入也。唯是确以甘寒之药，杜风消热，润燥补虚豁痰，乃为合法。至于辛热之药，断断不可再误矣。医者明明见此，辄用桂、附无算，想必因脓水易干，认为辛热之功，而极力以催之结局耳，可胜诛哉！

胡卣臣先生曰：湿热伤足，自上而下也；足寒伤心，自下而上也。自上下者，先清其上；自下上者，先温其下。观此而民病伤国，可知治先在民矣！（《寓意草·卷三》）

◆ 痔疮

旧邻治父母张受先先生，久患穿肠痔漏，气血大为所耗。有荐吾乡黄先生善敷割者，先生神其术，一切内治之药，并取决焉。不肖昌雅重先生文章道德之身，居瀛海时，曾令门下往候脉息，私商善后之策，大意谓先生久困漏卮，一旦平成，精气内荣，自可百年无患。然新造之区，尚未坚固，则有浸淫之虞。脏气久虚，肠蓄易澼，则有转注之虞。清气久陷，既服甘温升举矣。然漏下已多，阴血暗耗，恐毗于阳。水谷易混，既用养脏厚肠矣。然润剂过多，脾气易溜，恐毗于阴。且漏孔原通精孔，精稍溢出，势必旁渗，则豢精当如豢虎。厚味最足濡脾，味稍不节，势必走泄，则生阴无取伤阴。盖人身脾气，每喜燥而恶湿。先生漏孔已完，败浊下行者，无路可出，必转渗于脾，湿固倍之，是宜补脾之阳，勿伤脾之阴，以复健运之常，而收和平之益云云。及至娄中，应召往诊，指下轻取鼓动有力，重按若觉微细，是阳未见不足，阴则大伤矣。先生每进补阴之药，则夜卧甚宁，肠澼亦稀。以故疡医妄引槐角、地榆，治肠风下血之法治之，亦不觉其误，其实漏病乃精窍之病。盖媾精时，气留则精止，气动则精泄。大凡强力入房者，气每冲激而出，故精随之横决四射，不尽繇孔道而注，精溢于精管之外，久久渐成漏管。今漏管虽去，而肉中之空隙则存，填窍补隧，非此等药力所能胜也。不肖姑不言其非，但于其方中去槐角、地榆等，而加鹿角霜一味，所谓惟有斑龙顶上珠，能补玉堂关下缺者是也。况群阴之药，最能润下，不有以砥之，则肠中之水，更澼聚可虞耶！然此特微露一斑耳！疡医不解，已阻为不可用。因思吾乡一治漏者，溃管生肌外，更有二神方。先以丸药半斤，服之令人阳道骤痿，俟管中肉满，管外致密。后以丸药半斤服之，令人阳道复兴。虽宜于少，未必宜于老，然用意亦大奇矣。不肖才欲填满窍隧，而黄生阻之，岂未闻此人此法乎！

胡卣臣先生曰：漏管果通精窍，敷治易而填补难，案中所说，确乎有见。（《寓意草·卷三》）

◆ 疝气

胡卣臣先生曰：家大人德全道备，生平无病，年六十，以冬月触寒，乃有疝疾，今更十年，每当病发，呕吐畏寒，发后即康好如旧。今遇嘉言救济，病且渐除，日安一日，家大人乐未央，皆先生赐矣！（《寓意草·卷三》）

养翀太老先生，精神内守，百凡悉处谦退，年登古稀，面貌若童子。盖得于天全，而不受人损也。从来但苦脾气不旺，食饮厚自撙节。迩年少腹有疝，形如鸡卵，数发以后，其形渐大而长，从少腹坠入睾囊甚易，返位甚难。下体稍受微寒则发，发时必俟块中冷气渐转暖热，始得软溜而缩入，不然则鼓张于隘口不能入也。近来其块益大，发时如卧酒瓶于胯上，半在少腹，半在睾囊，其势坚紧如石，其气迸入前后腰脐各道筋中，同时俱胀。繇是上攻入胃，大呕大吐；繇是上攻巅顶，战栗畏寒，安危止关呼吸。去冬偶见暴发光景，知为地气上攻，亟以大剂参、附、姜、桂投之，一剂而愈。以后但遇举发，悉用桂、附速效。今五月末旬，值昌他往，其症连日为累，服十全大补汤二十余剂，其效甚迟。然疑症重，不疑药轻也。值年家俞老先生督饷浙中，遥议此症，亦谓十全大补用到百剂自效，乃决意服。至仲秋，其症复发，发时昌仍用姜、桂、参、附取效。令郎谏议卣翁老先生，两疑而莫所从也。昌请深言其理焉。夫人阳不足则用四君，阴不足则用四物，阴阳两不足，则合四君、四物，而加味为十全大补，此中正和平之道也。若夫浊阴之气，结聚少腹，而成有形，则阴盛极矣，安得以阴虚之法治之，助邪而滋疾乎！何以言之？妇女有娠者之病伤寒，不得已而用麻、桂、硝、黄等伤胎之药，但加入四物，则厉药即不能入胞而伤胎。岂欲除块中之邪，反可用四物护之乎？此一征也。凡生瘕痞块者，驯至身羸血枯，百计除之不减，一用四物，则其势立增。夫四物不能生血活血，而徒以增患，此又一征也。人身之血脉，全赖饮食为充长。四物之滞脾，原非男子所贵。既以浊阴极盛，时至横引阴筋，直冲阳络，则地气之上陵者，大有可虑，何得以半阴半阳之药，蔓而图之？四物之不当用，无疑矣。即四君亦元老之官，不可以理繁治剧，必加以姜、桂、附子之猛，始克胜病，何也？阴邪为害，不发则已，其发必暴。试观天气下降则清明，地气上升则晦塞，而人身大略可睹。然人但见地气之静，而未见地气之动也。方书但言阴气之衰，而未言阴邪之盛也。医者每遇直中阴经之病，尚不知所措手，况杂症乎！请纵谭天地之道以明之。天地之道，《元会运世》一书，论之精矣。至于戌亥所以混茫之理，则置之不讲，以为其时天与地混而为一，无可讲耳。殊不知天不混于地，而地则混于天也。盖地气小动，尚有山崩川沸，陵迁谷变之应。况于地气大动，其雷炮迅击之威，百千万亿，遍震虚空，横冲逆撞，以上加于天，宁不至混天为一耶！必至子而天开，地气稍下，而高覆之体始露也。必至丑而地辟，地气始返于地，而太空之体始廓也。其时人物尚不能生者，则以地气自天而下，未至净尽，其青黄红紫赤白碧之九气而外，更有诸多悍疾之气，从空注下者，动辄绵亘千百丈，如木石之直坠，如箭弩之横流，人物非不萌生其中，但为诸多暴气所摧残，而不能长育耳。必至寅而驳劣之气，悉返冲和，然后人物得遂其生，以渐趋于繁衍耳。阴气之惨酷暴烈，一至于此，千古无人论及，何从知之耶！《大藏经》中，佛说世界成毁至详，而无此等论说者，盖其已包括于地水火风之内，不必更言也。夫地水火风，有一而非阴邪也哉！群阴之邪，酿成劫运，昌之所谓地气之混于天者，非臆说矣。堪舆家尚知趋天干之吉，而避地支之凶，奈何医之为道，遇地气上奔之症，曾不思避其凶祸耶！汉代张仲景，特著《卒病论》十六卷，禄山兵火以后，遂湮没不传，后人无繇获见。昌因悟明地气混天之理，凡见阴邪上冲，孤阳扰乱之症，陡进纯阳之药，急驱阴气，呱呱有声，从大孔而出，以辟乾坤而揭日月，功效亦既彰彰。如太翁之症，屡用姜、附奏绩者，毋谓一时之权宜，实乃万世经常之法也。但悍烈之性，似非居恒所宜服，即举发时服之，未免有口干舌苦之过，其不敢轻用者，孰不知之？而不如不得不用也。即如兵者，毒天下之物，而善用之则民从，不善用之则民叛。今讨寇之师，监而又监，制而又制，强悍之气，化为软戾，不得不与寇为和同。至于所过之地，抢劫一空，荆棘生而凶年兆，尽驱良民而为寇矣。庙堂之上，罢兵不能，用兵无策，大略类然。昌请与医药之法，互相筹酌。夫坚块远在少腹，漫无平期，而毒药从喉入胃，从胃入肠，始得下究，旧病未除，新病必起矣。于此而用治法，先以姜、附、肉桂为小丸，曝令干坚。然后以参、术浓为外廓，俾喉胃间知有参、术，而不知有姜、桂、附子，递送达于积块之所，猛烈始露，庶几坚者削，而窠囊可尽空也。今监督之旄，充满行间，壮士金钱，饱他人腹，性命悬他人手，其不能辨寇固也。而其大病，在于兵护监督，不以监督护兵，所以迄无成功耳。诚令我兵四面与寇相当，而令监督于附近贼界，坚壁清野，与土著之民，习且耕且战之法，以浓为我兵之外廓，则不至于絷骐骥而缚孟贲。我兵可以贾勇而前，或击其首尾，或捣其中坚，或昼息夜奋，以乱其乌合，而廓清之功自致矣。况有监督以护之于外，诸凡外人之兵，不敢越伍而哗，庶几民不化为寇，而寇可返为民耶。山泽之癯，何知当世！然聊举医法之一端，若有可通者，因并及之。

卤臣先生问曰：外廓一说，于理甚长，何以古法不见用耶？答曰：古法用此者颇多，如用朱砂为衣者，取义南方赤色，入通于心，可以护送诸药而达于心也。如用青黛为衣者，取义东方青色，入通于肝，可以护送诸药而达于肝也。至于攻治恶疮之药，包入葱叶之中，更嚼葱厚罨而吞入，取其不伤喉膈，而直达疮所也。即煎剂亦有此法，如用大剂附、桂药煎好，再投生黄连二三分，一滚即取起，俟冷服之，则熟者内行下行，而生者上行外行，自非外廓之意耶！仲景治阴症伤寒，用整两附子煎熟，而入生猪胆汁几滴和之，可见圣神用药，悉有法度也。卤臣先生曰：善。

（《寓意草·卷三》）

五官科医案

◆ 耳聋

王玉原昔年感证，治之不善，一身津液尽为邪热所烁，究竟十年，余热未尽去，右耳之窍尝闭。今夏复病感，缠绵五十多日，面足浮肿，卧寐不宁，耳间气往外触。盖新热与旧热相合，狼狈为患，是以难于去体。医者不察其绸缪胶结之情，治之茫不中窾，延至秋深，金寒水冷，病方自退。然浅者可退，深者莫由遽退也。面足浮肿者，肺金之气为热所壅，失其清肃下行之权也；卧寐不宁者，胃中之津液干枯，不能内荣其魂魄也；耳间大气撞出者，久闭之窍，气来不觉，今病体虚羸，中无阻隔，气逆上冲，始知之也。外病虽愈，而饮食药饵之内调者，尚居其半，特挈二事大意，为凡病感者，明善后之法焉。盖人当感后，身中之元气已虚，身中之邪热未净，于此而补虚，则热不可除；于此而清热，则虚不能任。即一半补虚，一半清热，终属模糊，不得要领。然舍补虚清热外，更无别法，当细辨之，补虚有二法：一补脾，一补胃。如疟痢后脾气衰弱，饮食不能运化，宜补其脾；如伤寒后胃中津液久耗，新者未生，宜补其胃，二者有霄壤之殊也。清热亦有二法：初病时之热为实热，宜用苦寒药清之；大病后之热为虚热，宜用甘寒药清之，二者亦霄壤之殊也。人身天真之气全在胃口，津液不足即是虚，生津液即是补虚，故以生津之药，合甘寒泻热之药，而治感后之虚热，如麦门冬、生地黄、牡丹皮、人参、梨汁、竹沥之属，皆为合法。仲景每用天水散以清虚热，正取滑石、甘草一甘一寒之义也。设误投参、芪、苓、术补脾之药为补，宁不并邪热而补之乎？至于饮食之补，但取其气，不取其味，如五谷之气以养之，五菜之气以充之，每食之间便觉津津汗透，将身中蕴蓄之邪热，以渐运出于毛孔，何其快哉！人皆不知此理，急于用肥甘之味以补之，目下虽精采健旺可喜，不思油腻阻滞经络，邪热不能外出，久久充养完固，愈无出期矣。前哲有鉴于此，宁食淡茹蔬，使体暂虚，而邪易出，乃为贵耳！前药中以浮肿属脾，用苓术为治；以不寐责心，用枣仁、茯神为治。总以补虚清热之旨未明，故详及之。

胡卣臣先生曰：伤寒后，饮食药饵二法，足开聋聩。（《寓意草·卷一》）

◆ 喉中作干

旧宪治公祖江鼎寰先生，望七之龄，精神健旺，脉气坚实，声音洪亮，晋接不厌其繁，纷丝尚能兼理，不羡洛社耆英，行见熙朝元老矣。偶有胸膈弗爽，肺气不清，鼻多浊涕小恙。召诊日兼患齿痛，谨馈以天冬、熟地、石枣、丹皮、枸杞、五味等，收摄肾气药四剂，入桂些少为引经，服之齿痛顿止，鼻气亦清。第因喉中作干，未肯多服。门下医者素逢主，见治标热，不治本虚，特为辨曰：祖翁所禀先天阳气甚厚，冬月尚仍早兴晚寝，饮蔗啖梨，是以服药多喜清畏补。然补有阴阳之不同，阳气虽旺于上，阴气未必旺于下。髭鬓则黑，步履则迟，其一征也；运臂则轻，举腰则重，其一征也；阳道易兴，精液难固，其一征也；胃能多受，肠弗久留，其一征也。下本不虚，下之精华，暗输于上，是以虚也；上本不实，清阳之分，为阴所凑，似乎实也。故阴凑于上而开窍于目，则为泪；开窍于鼻，则为涕；开窍于口，则为涎为唾。经云：五十始衰。谓阴气至是始衰也。阴气衰，故不能自主，而从阳上行，其屑越者，皆身中之至宝，向非收摄归元，将何底极？是以事亲养老诸方，皆以温补下元为务。诚有见于老少不同，治少年人惟恐有火，高年人惟恐无火。无火则运化艰而易衰，有火则精神健而难老，有火者老人性命之根，未可以水轻折也。昔贤治喉干，谓八味丸为圣药，譬之釜底加薪，则釜中津气上腾，理则然矣。可见下虚者，不但真阴虚，究竟真阳亦虚，何也？阳气以潜藏为贵，潜则弗亢，潜则可久，《易》道也，盏中加油则灯愈明，炉中覆灰则火不熄，与其孤阳上浮为热，曷若一并收归于下，则鼻中之浊涕不作，口中之清液常生，虽日进桂、附，尚不觉其为热，矧清利润下之剂，而反致疑乎，是为辨。

胡卣臣先生曰：吾乡诸老，享有遐龄者最多，鼎寰廉访年来绝欲忘机，怡情悦性，大药不藉草木之偏，上寿更无涯可测，此案第藉为高年立法，理自不诬。（《寓意草·卷三》）

其他医案

◆ 真阳上脱

金道宾之诊，左尺脉和平，右尺脉如控弦、如贯索上冲甚锐。予为之骇曰：是病枝叶未有害，本实先拔，必得之醉而使内也。曰：诚有之，但已绝欲二年，服人参斤许，迄今诸无所苦，惟闭目转盼，则身非己有，恍若离魂者然，不识可治与否？予曰：可治。再四令疏方，未知方中之意，归语门人，因请立案。予曰：凡人佳冶当前，贾勇以明得意，又助之以麹蘖，五脏翻覆，宗筋纵弛，百脉动摇，以供一时之乐，不知难为继也。尝有未离女躯，倾刻告殒者矣。是病之有今日者，幸也。绝欲二年，此丈夫之行可收桑榆者，但不知能之不为乎，抑为之不能乎？不为者，一阳时生，斗柄尝运；不能者，相安于无事而已。夫人身之阴阳相抱而不脱，是以百年有常，故阳欲上脱，阴下吸之，不能脱也。阴欲下脱，阳上吸之，不能脱也。即病能非一，阴阳时有亢战，旋必两协其平。惟大醉大劳，乱其常度，二气乘之脱离，所争不必其多，即寸中脱出一分，此一分便孤而无偶，便营魄不能自主。治法要在寻其罅漏而缄固之。断鳌立极，炼石补天，非饰说也。若不识病所，而博搜以冀弋获，虽日服人参，徒竭重赀，究鲜实益。盖上脱者，妄见妄闻，有如神灵；下脱者，不见不闻，有如聋瞆。上脱者，身轻快而汗多淋漓；下脱者，身重着而肉多青紫。昔有新贵人，马上扬扬得意，未及回寓，一笑而逝者，此上脱也。又有人寝而遭魇，身如被杖，九窍出血者，此下脱也。其有上下一时俱脱者，此则暴而又暴，不多经见者。其有左右相畸而脱者，右从下，左从上，魂升魄降，同例也。但治分新久，药贵引用。新病者，阴阳相乖，补偏救敝，宜用其偏；久病者，阴阳渐入，扶元养正，宜用其平。若久病误以重药投之，转增其竭绝耳。引用之法：上脱者，用七分阳药，三分阴药而夜服，从阴以引其阳；下脱者，用七分阴药，三分阳药而昼服，从阳以引其阴。引之又引，阴阳忽不觉其相抱，虽登高临深无所恐，发表攻里无所伤矣。经云：阴平阳秘，精神乃治，正谓此也。善调者，使坎中之真阳上升，则周身之气如冬至一阳初生，便葭管飞灰，天地翕然从其阳；使离中之真阴下降，则周身之气如夏至一阴初生，便蒌蜩迭应，天地翕然从其阴。是身中原有大药，岂区区草木所能方其万一者耶？

胡卣臣先生曰：言脱微矣，言治脱更微。盖天地其犹橐籥，理固然也。（《寓意草·卷一》）

金道宾前案次年，始见而问治焉，今再申治法。夫道宾之病，真阳上脱之病也。真阳者，父母构精时，一点真气结为露水小珠，而成胎之本也。故胎在母腹，先结两歧，即两肾也。肾为水脏，而真阳居于其中，在《易》坎中之阳为真阳，即此义也。真阳既以肾为窟宅，而潜伏水中，凝然不动，嘿与一身相管摄，是以足供百年之用。惟夫纵欲无度，肾水日竭，真阳之面目始露。夫阳者，亲上者也。至于露则魄汗淋漓，目中有光，面如渥丹，其飞扬屑越，孰从把握之哉？所谓神魂飘荡，三年未有宁宇也。故每岁至冬而发，至春转剧。盖无以为冬水收藏之本，无以为春木发生之基。以故腰脊牵强，督脉缩而不舒，且眩掉动摇，有风之象，总由自伐其生生之根耳。夫生长化收藏之运，有一不称其职，便为不治之症。今奉藏者少，奉生者更少，为不治无疑矣。而仆断为可治者，以有法治之也。且再经寒暑，阴阳有渐入之机，而验之人事，三年间如处绝域、居围城，莫必旦夕之命。得于惩创者必深，夫是以知其可治也。初以煎剂治之，剂中兼用三法：一者以涩固脱，一者以重治怯，一者以补理虚。缘真阳散越于外，如求亡子，不得不多方图之，服之果获大效。于是为外迎之法以导之，更进而治其本焉。治本一法，实有鬼神不觑之机，未可以言语形容者，姑以格物之理明之。畜鱼千头者，必置介类于池中，不则其鱼乘雷雨而冉冉腾散。盖鱼虽潜物，而性乐于动，以介类沉重下伏之物，而引鱼之潜伏不动，同气相求，理通玄奥也。故治真阳之飞腾屑越，不以龟鳖之类引之下伏，不能也。此义直与奠玄圭而告平成，施八索以维地脉，同符合撰。前案中所谓断鳌立极，蚤已言之矣。然此法不可渎也，渎则鱼乱于下矣。其次用半引半收之法，又其次用大封大固之法。封固之法，世虽无传，先贤多有解其旨者。观其命方之名，有云三才封髓丸者，有云金锁正元丹者，封锁真阳不使外越，意自显然，先得我心之同矣。前江鼎翁公祖案中，盏中加油，则灯愈明；炉中复灰，则火不息之说，亦蚤已言之矣。诚使真阳复返其宅，而凝然与真阴相恋，然后清明在躬，百年尝保无患。然道宾之病，始于溺情，今虽小愈，倘无以大夺其情，势必为情所坏。惟是积精以自刚，积气以自卫，积神以自王，再加千日之把持，庶乎参天之干，非斧斤所能骤伤者。若以其时之久而难于需耐也，彼立功异域，啮雪虏庭，白首始得生还者，夫独非人也欤哉！前案中以绝欲二年为丈夫行，可收桑榆者，亦蚤已言之矣。今以药石生之，更不得不以苦言继之。仆不自度量，辄以一苇障狂澜也，其能乎否耶？

胡卣臣先生曰：妙理微机，一经抽发，真有一弹而三日乐，一徽而终日悲者。（《寓意草·卷一》）

◆ 胃中虚风

岵翁公祖，深知医理，投剂咸中肯綮，所以长年久世。然苦耳鸣，不乐对客，其左右侍从，谁能究心医药之事！前病获安，竟以为人参之力，而卸祸者反得居功，谓其意原欲用参，但不敢专主。姑进不肖商榷，以示详慎耳！于是善后之宜，一以诿之。曾不顾夫一误再误也。吁嗟！善后之图遂，果易谋乎哉！前所论虚风一症，昌才用甘寒药一剂稍效，俄焉更医，误以伤寒为治，而致危殆。昌虽用旋覆代赭二剂回天，然前此虚风本症，尚无暇于驱除，而主家及医，其时方竞夸人参之力，谓调理更宜倍用，无俟参酌。曾不思虚风酝酿日深，他日再求良治，不能及矣！此际欲造庭力争，之谓生端，即上书陈说，又恐中格，惟有抚膺展转太息而已。吁嗟！时事之不可为，大都若此矣。然虽不得藉箸前筹，未可不列眉而论也。《内经》云：风者善行而数变。言风之为病，无定体也。又曰：病成而变。此则专言胃风所传之病，变症最多也。变症有五：一曰风成为寒热，以风气通肝，则木盛而侮脾胃，故生寒热也。祖翁前病时，左关之脉独大，自云气反攻左，而每多寒热之候，致医辈视为外感者，是其征也。一曰厥成为巅疾。厥者逆也。谓胃气逆而上升，成巅顶之疾，如眩晕之类也。祖翁前病时，呃逆不休，时觉昏晕者，是其征也。一曰瘅成为消中。瘅者热也。热积胃中，善食而易饥，火之害也。祖翁胃中，素有积热，而多欲得食者，是其征也。一曰久风为飧泄。言胃中风炽，飧已即泄，不留停也。祖翁平素三四日始一大便，今尝无故泄下数行，是其征也。一曰脉风成为疠。言胃中之风，酝酿既久，则荣气腐而不清，肌肉之间，渐至溃烂，以胃主肌肉也。祖翁四末及脉道之间，惯生疮疡，浸淫为害者，是其征也。此五者，总为胃风之病。祖翁俱已见端，又喜飧羊肉、河豚以召致之，然亦不自繇也。盖风煽胃中，如转丸之捷，食入易消，不得不藉资于厚味。而不知胃中元气，久从暗耗，设虚风止熄，即清薄之味，尚不易化，况于肥甘乎！今之医者，全不究病前病后消息，明明语以虚风之症，竟不知虚风为何物，奈何言医耶！奈何言调摄耶！昌于此殆不胜古今家国之感矣。

案虽定，而狂瞽之言，未便呈览。兼值昌有浙游，旋日，祖翁复得重恙。召诊时，语昌云：一病几危，今幸稍可，但彻夜撰改本章不辍，神乱奈何？昌对曰：胃风久炽，津液干槁，真火内燔，宜用知母一两，人参、甘草各一钱，日进二剂自安。众议方中用参太少，且无补药佐之，全无取义，竟置不用。连进参、术大剂，不效。越三日，剂中人参竟加一两，服后顷刻气高不返而仙逝。八旬元老，勋勒鼎彝，子姓森森，绕榻三匝，夫复何憾！独昌亲承朴之化，于报称之心，有所未慊也，哀哉！（《寓意草·卷三》）

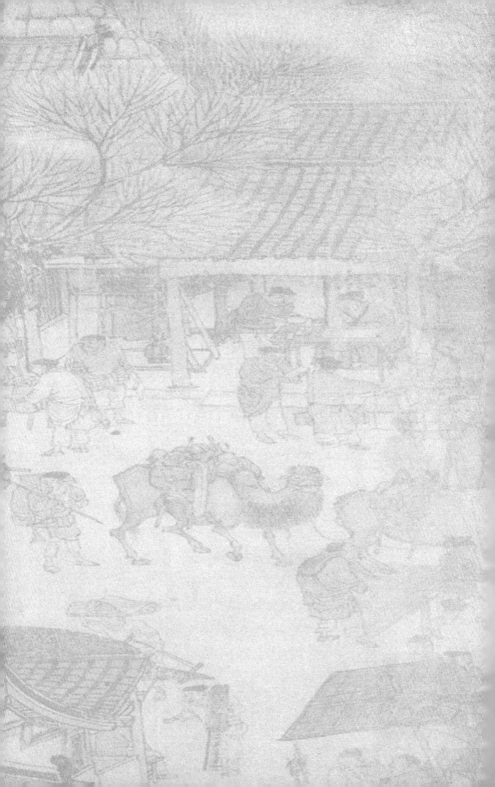

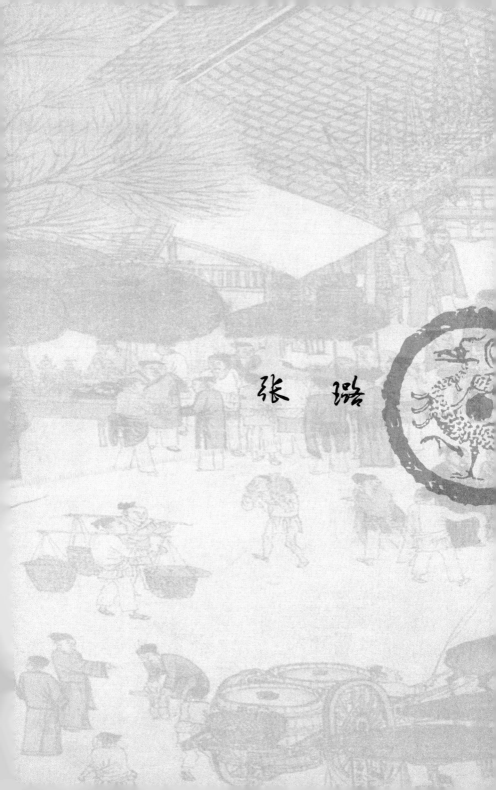

张路

内科医案

◆ 感冒

同道王公峻子，于四月间患感冒，昏热喘胀，便秘，腹中雷鸣，服硝、黄不应，始图治于石顽。其脉气口弦滑而按之则芤，其腹胀满而按之则濡，此痰湿挟瘀，浊阴固闭之候，与黄龙汤去芒硝易桂、苓、半夏、木香。下瘀垢甚多，因宿有五更咳嗽，更以小剂异功加细辛调之。大抵腹中奔响之证，虽有内实当下，必无燥结，所以不用芒硝，而用木香、苓、半也。用人参者，藉以资助胃气，行其药力，则大黄辈得以振破敌之功，非谓虚而兼补也。当知黄龙汤中用参，则硝、黄之力愈锐，用者不可不慎。（《张璐医学全书·卷二》）

◆ 伤寒

馆师吴百川子，年二十余，素有梦交之疾，十月间患伤寒，头疼足冷。医用发散消导，屡汗而昏热不除，反加喘逆。更一医，用麻黄重剂，头面大汗，喘促愈甚。或者以为邪热入里，主用芩、连；或者以为元气大虚，议用冬、地，争持未决，始求治于石顽。诊之六脉瞥瞥，按之欲绝，正阳欲脱亡之兆，急须参、附，庶可望其回阳。遂疏回阳返本汤，加童便以敛阳，一剂稍宁，三啜安卧。改用大剂独参汤加童便，调理数日，频与稀糜而安。（《张氏医通·卷二》）

湖广礼部主事范求先讳克诚，寓金阊之石窝庵，患寒伤营证，恶寒三日不止，先曾用过发散药二剂，第七日躁扰不宁，六脉不至，手足厥逆。其同寓目科方耀珍，邀石顽诊之。独左寸厥厥动摇，知是欲作战汗之候。令勿服药，但与热姜汤助其作汗。若误服药，必热不止。后数日枉驾谢别，询之，果如所言，不药而愈。（《张氏医通·卷二》）

◆ **温病**

徽商黄以宽，风温十余日，壮热神昏，语言难出，自利溏黑，舌苔黑燥，唇焦鼻煤。先前误用发散消导药数剂，烦渴弥甚，恣饮不彻，乃求治于石顽。因谕之曰：此本伏气郁发，更遇于风，遂成风温。风温脉气本浮，以热邪久伏少阴，从火化发出太阳，即是两感，变患最速。今幸年壮质强，已逾三日六日之期，证虽危殆，良由风药性升，鼓激周身元气，皆化为火，伤耗真阴，少阴之脉不能内藏，所以反浮，考诸南阳先师，原无治法，而少阴例中则有救热存阴承气下之一证，可藉此以迅埽久伏之邪。审其鼻息不鼾，知肾水之上源未绝，无虑其直视失溲也。时歙医胡展敷在坐，相与酌用凉膈散加人中黄、生地黄，急救垂绝之阴。服后下溏黑三次，舌苔未润，烦渴不减，此杯水不能救车薪之火也。更与大剂凉膈，大黄加至二两，兼黄连、犀角，三下方得热除，于是专用生津止渴，大剂投之，舌苔方去，而津回渴止。此证之得愈者，全在同人契合，无分彼此，得以挽回。设异论纷纭，徒滋眩惑，安保其有今日哉！（《张氏医通·卷二》）

◆ **发热**

石顽曰：凡病但恶寒而不发热者，多属火郁之证，举世一以阳虚为治，误人多矣。如墅关谢君宜之病，七月间寒热如疟，因服芩、知、石膏辈，稍间数日，后因小便，精大泄，遂脑痛如破，恶寒振振欲擗地。医用八味、六君，三倍参、附而寒不除，继用大建中，每服人参五钱，熟附二钱，其寒益甚。春王人日，始延治于余，诊之脉仅三至，弦小而两寸俱伏，但举指忽觉流利。审其证，虽五袭重裘，大畏隙风如箭而不喜近火，恶寒虽剧而忽重忽轻，口鼻气息全冷而胸中时觉上冲，小腹坚满而块垒如石，大便坚硬而欲了不了，小便短数而时白时黄，阳道虽痿而缓纵不收。气色虽憔悴而不晦暗，此证起先本属阳虚，因加用参、附阳药过多，壮火不能化阴，遂郁伏土中，反致真阴耗竭，是以二便艰涩，所谓阴虚自致泉竭也。法当升发其阳，先与火郁汤六服，继进升阳散火、补中益气，而恶寒微除，重裘渐解，肢体微汗，口鼻气温，脉复五至，二便调适，小便微和，阳亦渐举。嗣后令服六味丸、生脉散、异功散，调理而康。(《张氏医通·卷三》)

陈瑞之七月间患时疫似疟，初发独热无寒，或连热二三日，或暂可一日半日。发热时烦渴无汗，热止后则汗出如漉。自言房劳后乘凉所致，服过十味香薷、九味羌活、柴胡枳桔等十余剂，烦渴、壮热愈甚，因邀石顽诊之。六脉皆洪盛搏指，舌苔焦枯，唇口剥裂，大便五六日不通，病家虽言病起于阴，而实热邪亢极，胃腑剥腐之象。急与凉膈加黄连、石膏、人中黄，得下三次，热势顿减。明晚复发热烦渴，与白虎加人中黄、黄连，热渴俱止。两日后左颊发颐，一晬时即平，而气急神昏。此元气下陷之故，仍与白虎加人参、犀角、连翘。颐复焮发，与犀角、连翘、升、柴、甘、桔、鼠黏、马勃二服。右颐又发一毒，高肿赤亮，另延疡医治其外，调理四十日而痊。同时患此者颇多，良由时师不明此为湿土之邪，初起失于攻下，概用发散和解，引邪泛滥而发颐毒，多有肿发绵延，以及膺胁肘臂数处如流注溃腐者，纵用攻

下解毒，皆不可救，不可以为发颐小证而忽诸。(《张氏医通·卷二》)

太守汤子端，恶寒发热，面赤足冷，六脉弦细而数。自言不谨后受寒，以为伤寒阴证，余曰：阴证无寒热例，与柴胡桂姜汤二服而痊。(《张氏医通·卷三》)

癸卯元夕，周徐二子，过石顽斋头纵饮，次日皆病酒不能起，欲得葛花汤解醒。余曰：东垣葛花解醒汤，虽为伤酒专剂，然人禀气各有不同。周子纵饮，则面热多渴，此酒气皆行阳明肌肉之分。多渴知热伤胃气，岂可重令开泄以耗津液？与四君子汤去甘草加藿香、木香、煨葛根、泽泻，下咽即苏。(《张氏医通·卷二》)

石顽治礼科姜如农次媳，春初患发热，头疼，腹痛，咳逆无痰，十指皆紫黑而痛，或用发表顺气不效，延余诊之，脉来弦细而数，右大于左，曰：此怀抱不舒，肝火郁于脾土而发热，热蒸于肺，故咳；因肺本燥，故无痰；脾受木克，故腹痛；阳气不得发越，故头疼；四肢为诸阳之本，阳气不行，气凝血滞，故十指疼紫。其脉弦者，肝也；数者，火也；细者，火郁于血分也，遂以加味逍遥散加桂枝，于土中达木，三剂而诸证霍然，十指亦不疼紫矣。(《张氏医通·卷五》)

石顽治淡仲安，体肥善饮，初夏患壮热、呕逆，胸膈左畔隐痛，手不可拊，便溺涩数，舌上苔滑，食后痛呕稠痰，渐见血水，脉来涩涩不调，与凉膈散加石斛、连翘，下稠腻颇多，先是疡医作肺痈治，不效。予曰：肺痈必咳嗽吐腥秽痰，此但呕不嗽，洵为胃病无疑。下后四五日复呕如前，再以小剂调之，三下而势甫平。后以保元、苓、橘平调二十日而痊。(《张氏医通·卷四》)

先时有李姓者患此（指初夏患壮热呕逆，胸膈左畔隐痛，手不可拊，便溺涩数，舌上苔滑等。编者注），专以清热豁痰解毒为务，直至膈畔溃腐，脓水淋漓，缠绵匝月而毙，良因见机不早，直至败坏，悔无及矣。（《张氏医通·卷四》）

洪德敷女，于壬子初冬，发热头痛，胸满不食，已服过发散消导药四剂，至第六日，周身痛楚，腹中疼痛，不时奔响，屡欲圊而不可得，口鼻上唇，忽起黑色成片，光亮如漆，与玳瑁无异。医者大骇辞去，邀石顽诊之。喘汗脉促，而神气昏愦，虽证脉俱危，喜其黑色四围有红晕鲜泽，若痘疮之根脚，紧附如线。他处肉色不变，许以可治。先与葛根黄芩黄连汤，加犀角、连翘、荆防、紫荆、人中黄，解其肌表毒邪，候其黑色发透，乃以凉膈散加人中黄、紫荆、乌犀。微下二次，又与犀角地黄汤加人中黄之类，调理半月而安。此证书所不载，惟庞安常有玳瑁瘟之名，而治法未备，人罕能识。先是牙行徐顺溪患此，误用发散消克药过多，胃气告匮，辞以不治。又绸铺王允吉侄，患此濒危，始邀予往，其口目鼻孔皆流鲜血，亦不能救。一月间亲厉此证十余人，大抵黑色枯焦不泽，四围无红晕，而灰白色黯者，皆不可救。其黑必先从口鼻至颧目胞两耳及手臂足胫，甚则胸腹俱黑，从未见于额上肩背阳位也。（《张氏医通·卷二》）

◆ **咳嗽**

石顽治河南督学汪缄庵媳，产后病虚无气，洒洒然如惊，常时咳青黑结痰，欲咳则心中㳚㳚大动，咳则浑身麻木，心神不知所之，偶闻一声响，则头面烘热微汗，神魂如飞越状，专事妇科者屡用补养心血之剂罔效，虚羸转剧，邀石顽诊之。脉浮微弦而芤，独左寸厥厥动摇，此必胎前先伤风热，坐褥时进力过甚，痰血随气上逆，冲过膈膜而流入心包也。朝用异功散加童便煅淬蛤粉，以清理痰气，夕用大剂独参汤下来复丹，以搜涤瘀积。盖痰在膈膜之上，非焰硝无以透之，血在膈膜之上，非五灵无以浚之，然非藉人参相反之性，不能激之使出也。服数日，神识渐宁，形神渐旺，改用归脾汤加龙齿、沉香，调理而康。(《张氏医通·卷六》)

又治通政劳书绅太夫人，年五十余，素禀气虚多痰。数日来患风热咳逆，咳甚则厄厄欲吐，且宿有崩淋，近幸向安。法当先治其咳，因以桔梗汤加葳蕤、白薇、丹皮、橘皮、蜜煎生姜四剂撤其标证，次与六君子加葳蕤以安其胃气，继进乌骨鸡丸方疗其固疾。而夫人以久不茹腥，不忍伤残物命，改用大温经汤加麋茸角作丸。药虽异而功则一也。(《张氏医通·卷四》)

◆ 喘证

石顽疗吴江邑侯华野郭公，仲秋喘嗽气逆。诊之两尺左关弦数，两寸右关涩数。弦者肾之虚，涩者肺之燥。夏暑内伏肺络，遇秋燥收之令，而发为咳嗽也。诊后公详述病情，言每岁交秋则咳，连发四载，屡咳痰不得出则喘，至夜坐不得卧，咳剧则大便枯燥有血。先曾服令高徒施元倩越婢汤，嗽即稍可，数日间堂事劳心，复咳如前。时元倩归苕松陵诸医，治之罔效。因求洞垣之鉴，起我沉疴。答曰：公本东鲁，肾气素强。因水亏火旺，阴火上烁肺金，金燥不能生水，所以至秋则咳，咳剧则便燥有血，肺移热于大肠之明验也。合用千金麦门冬汤，除去半夏、生姜之辛燥，易以葳蕤、白蜜之甘润，藉麻黄以鼓舞麦冬、生地之力。与越婢汤中麻黄、石膏分解互结之燥热同一义也。郭公曰：松陵诸医，咸诋麻黄为发汗之重剂，不可轻试，仅用杏仁、苏子、甘、桔、前胡等药，服之其咳转甚何也？答言：麻黄虽云主表，今在麦门冬汤中，不过藉以开发肺气，原非发汗之谓。麻黄在大青龙汤、麻黄汤、麻杏甘石汤方，其力便峻，以其中皆有杏仁也。杏仁虽举世视为治嗽之通药，不问虚实浑用，然辛温走肺，最不纯良，耗气动血莫此为甚。熬黑入大陷胸丸，佐甘遂等搜逐结垢，性味可知。公首肯以为然。连进二剂，是夜便得安寝。次早复诊，其脉之弦虽未退，而按之稍软，气口则虚濡乏力。因与六味、生脉，加葳蕤、白蜜作汤四服，其嗽顿减。郭公复云：向闻元倩有言，六味、八味丸中，不可杂用参、术，而先生居之不疑，用之辄应，其义云何？答曰：六味为填补真阴药，与人参同用，原非正理，此兼麦冬、五味，缘合肺肾金水相生，当无留中恋膈之虑。善后之策，即以此方制丸，三时恒服不彻，至秋庶无复嗽之虞。先是公子柔痓，予用桂枝汤及六味作汤，咸加蝎尾，服之而瘥。其后夫人素有败痰失道，左右两胁俱有结块，大如覆杯，发则咳嗽喘逆，腹胁挚痛，六脉止促而按之少力。余用六君子加胆星、枳实、香附、沉香二剂，服之，大吐稠痰结垢一二升。因呕势太甚，甲夜渡湖速往，黎明至暑候之，呕止嗽宁，脉息调匀，不必更进他药矣。（《张氏医通·卷四》）

石顽治文学褚延嘉精脱气伤，喘汗蒸热如沐，六脉浮芤，按之乏力，势不得不从事温补，遂猛进黄芪建中，易桂心加人参，数帖而安。（《张氏医通·卷六》）

石顽治西客王如嵩，触寒来苏，忽然喘逆声喑，咽喉疼肿。察其形体丰盛而饮啖如常，切其脉象浮软而按之益劲，此必寒包热邪，伤犯肺络也。遂以麻杏甘石汤加半夏、细辛，大剂葳蕤，二服喘止声出，但呼吸尚有微疼，更与二陈、枳、桔、葳蕤之类。调理而安。（《张氏医通·卷四》）

石顽治周又韬张使，本燕人，体肥痰盛，善肉善饭，而患痰鸣喘嗽数年。食伤恒发，则六脉迟滑，时见歇止，声如拽锯，遍地皆痰，每岁或一二发，或三五发，深秋初冬尤甚，遂用倒仓法，自言肢体皆轻，前证遂不复作。二年后，因不禁牛肉，复发。然其势较前不过十一，是亦不慎口腹所致耳。(《张氏医通·卷四》)

徐君育素禀阴虚多火，且有脾约便血证，十月间患冬温发热咽痛，里医用麻黄、杏仁、半夏、枳、橘之属，遂喘逆倚息不得卧，声飒如哑，头面赤热，手足逆冷，右手寸关虚大微数，此热伤手太阴气分也。与葳蕤、甘草等药不应，为制猪肤汤一瓯，令隔汤炖热，不时挑服，三日声清，终剂而痛如失。(《张氏医通·卷二》)

◆ 肺胀

石顽又治孙起柏肺胀，服耗气药过多，脉浮大而重按豁然，饮食不入，幸得尿清便坚，与《局方》七气，每剂用人参三钱，肉桂、半夏曲、炙甘草各一钱，生姜四片。四剂霍然。盖肺胀实证居多，此脉虚大，不当以寻常论也。(《张氏医通·卷四》)

石顽又治一酒客，严冬醉卧，渴饮冷茶，肺胀喘嗽，脉得气口沉紧搏指，与小青龙去芍药，加葶苈、半夏，一剂而痊。则知肺胀喘满，当以葶苈为向导也。(《张氏医通·卷四》)

石顽又治一尼肺胀，喘鸣肩息，服下气止嗽药不应，渐至胸腹胀满，脉得气口弦细而涩，此必劳力气上，误饮冷水伤肺，肺气不能收敛所致也。遂与越婢汤减麻黄，加细辛、葶苈大泻肺气而安。(《张氏医通·卷四》)

◆ 肺痿

石顽治陆去非，肺痿声飒吐痰，午后发热自汗，左脉细数，右脉虚濡，平昔劳心耽色所致。先与生脉散合保元汤，次与异功散加黄芪，并加姜、枣，与都气丸晨夕兼进，调补半月而热除痰止，月余方得声清。（《张氏医通·卷四》）

◆ **心悸**

石顽治老僧悟庵，心悸善恐，遍服补养心血之药，不应。天王补心丹服过数斤，悸恐转增，面目四肢，微有浮肿之状，乃求治于石顽。察其形，肥白不坚；诊其脉，濡弱而滑。此气虚痰饮浸渍于膈上也，遂以导痰汤稍加参、桂通其阳气，数服而悸恐悉除，更以六君子加桂，水泛作丸，调补中气而安。（《张氏医通·卷六》）

石顽治太史张弘蘧，精气下脱，虚火上逆，怔忡失血证。诊其右关气口独显弦象，左尺稍嫌微数，余皆微细搏指，明系阴火内伏之象。诊后，乃尊详述病情，云自去冬劳心太过，精气滑脱，加以怵惕恐惧，怔忡惊悸不宁，都门之医，峻用人参、桂、附，至岁底稍可，交春复剧如前，遂乞假归吴。吴门诸医，咸效用参、附导火归源，固敛精气之药，略无一验。转觉委顿异常，稍稍用心，则心系牵引掣痛，痛连脊骨对心处。或时痛引膺胁，或时巅顶如掀，或时臂股手足指甲皆隐隐作痛。怔忡之状，如碓杵，如牵绳，如簸物，如绷绢，如以竹击空，控引头中，如失脑髓之状，梦中尝自作文，觉时成篇可记，达旦倦怠睡去。便欲失精，精去则神魂如飞越之状。观其气色鲜泽，言谈亹亹，总属真元下脱，虚阳上扰之候，细推脉证，始先虽属阳气虚脱，而过饵辛温峻补之剂，致阳暴亢而反耗真阴。当此，急宜转关以救垂绝之阴，庶可挽回前过。为疏二方，煎用保元合四君，丸用六味合生脉。服及两月后，诸证稍平，但倦怠力微。因自检方书得补中益气汤为夏月当用之剂，于中加入桂、附二味，一啜即喉痛声中，复邀诊候，见其面颜精采，而声音忽暗，莫解其故。询之乃尊，知为升、柴、桂、附升动虚阳所致，即以前方倍生脉服之，半月后，声音渐复，日渐向安，但起居调摄，殊费周折。衣被过暖，便咽干痰结；稍凉则背微畏寒；或啜热饮，则周身大汗，怔忡走精。此皆宿昔过用桂、附，余热内伏而寻出路也。(《张氏医通·卷二》)

◆ 不寐

石顽治孝廉徐俟斋尊阃，不得寐，不能食，心神恍惚，四肢微寒，手心热汗，至晚则喉间热结有痰，两耳时如充塞，遍服安神清火药罔效，邀石顽诊之。六脉萦萦如蜘蛛丝，而微显弦数之象。此中气久郁不舒，虚火上炎之候也。盖缘俟斋索居涧上，自鼎革三十年来，茧足杜门，饘粥不继，乃阃克相夫志，力竭神劳所致。本当用归脾汤以补心脾之虚，奈素有虚痰阴火，不胜芪、圆之滞，木香之燥，遂以五味异功，略加归、芍、肉桂以和其阴、导其火，不数服而食进寝宁，诸证释然矣。(《张氏医通·卷九》)

◆ 神昏

钱顺所素有内伤，因劳力感寒，发热头痛，医用表散药数服，胸膈痞闷不安，以大黄下之，痞闷益甚。更一医，用消克破气药过伤胃气，遂厥逆昏愦，势渐濒危，邀石顽诊之。六脉萦萦如蜘蛛丝。视其舌上，焦黑燥涸异常。此热伤阴血，不急下之，真阴立槁，救无及矣。因以生地黄黄连汤，去黄芩、防风，加人中黄、麦门冬、酒大黄。另以生地黄一两酒浸，捣汁，和服，夜半下燥矢六七枚，天明复下一次，乃与生脉散二帖。以后竟不服药，日进糜粥调养。而大便数日不行，魄门逼迫如火，令用导法通之，

更与异功散调理而安。(《张氏医通·卷二》)

山阴令景昭侯弟介侯，辽东人。患时疫寒热不止，舌苔黄润，用大柴胡下之，烦闷神昏。杂进人参白虎、补中益气，热势转剧，频与芩、连、知母不应，因遣使兼程过吴，相邀石顽到署。诊之左脉弦数而劲，右脉再倍于左，而周身俱发红斑，惟中脘斑色皎白。时湖绍诸医群集，莫审胸前斑子独白之由，因谕之曰：良由过服苦寒之剂，中焦阳气失职，所以色白。法当透达其斑，兼通气化，无虑斑色不转也。遂用犀角、连翘、山栀、人中黄，昼夜兼进二服，二便行，而斑化热退，神清食进，起坐徐行矣。昭侯曦侯，同时俱染其气，并进葱白、香豉、人中黄、连翘、薄荷之类，皆随手而安。(《张氏医通·卷二》)

石顽又治吴昭如室，年壮体丰，而素有呕血，腹胀，脾约便难之恙，两遭回禄，忧患频承。近于失血之后，忽然神气愦乱，口噤目瞠，乃尊周渭文秉烛相邀，诊其气口数盛而促，人迎弦大而芤，形神不能自主，似有撮空之状。渭老以为证犯条款，不出五日当毙，予谓不然。若是撮空，必然手势散漫，今拈着衣被，尽力扯摘，定为挟惊挟怒无疑。爪者，筋之余，非惊怒而何？况脉来见促，当是痰气中结，殊非代脉之比。询其病因，惊怒俱有，遂勒一方，用钩藤钩一两，煎成，入竹沥半盏，姜汁五匕，连夜制服。明日复延往候，云服药后即得安寐。六脉亦已稍平，但促未退，仍用前方减半，调牛黄末一分，其夕大解三度，共去结粪五六十枚，腹胀顿减，脉静人安，稀糜渐进，数日之间，平复如常。(《张氏医通·卷六》)

乡饮张怡泉，恒服参、附、鹿角胶等阳药而真阴向耗，年七十五，七月下澣病疟。时医误进常山止截药一剂，遂致人事不省，六脉止歇，按之则二至一止，举指则三五至一止。惟在寒热之际诊之则不止歇，热退则止歇如前，此真气衰微，不能贯通于脉，所以止歇不前。在寒热之时，邪气冲激经脉，所以反得开通，此虚中伏邪之象。为制一方，用常山一钱酒拌，同人参五钱焙干，去常山，但用人参，以助胸中大气而祛逐之。当知因常山伤犯中气而变剧，故仍用常山为向导耳。昼夜连进二服，遂得安寝。但寒热不止，脉止如前，乃令日进人参一两，分二次进，并与稀糜助其胃气，数日寒热渐止，脉微续而安。(《张氏医通·卷三》)

有武员随任家丁黄姓者，患伤寒半月，道经吴门，泊舟求治。询其同伴云：自渡淮露卧受寒，恣饮烧酒发热，在京口服药，行过两次，热势略减，而神昏不语，不时烦扰。见其唇舌赤肿燥裂，以开水与之则咽，不与则不思。察其两寸瞥瞥虚大，关寸小弱，按久六脉皆虚。曰：此热传手少阴心经也。与导赤泻心汤，一啜神识稍宁，泊舟一日夜，又进二帖，便尿自知。次早解维，复延往诊，而脉静神安，但与小剂五苓去桂易门冬二帖，嘱其频与稀糜，可许收功也。(《张氏医通·卷二》)

◆谵妄

石顽治文学黄稚洁讳振藻，谵妄颠仆。数月以来，或六七日一发，或二三日一发，或一日二三发，发则大吐涎水血沫，或一日半日而苏，或二三时而苏，医祷不灵，近于邪祟，昼夜恒见亡婢仆妇，或时昏愦不省，或时妄言妄见，精气不时下脱，不能收摄。服二冬、二地、连、柏、金樱、石莲之属无算，反加作泻不食，后延石顽诊之。脉来寸盛尺微，前大后小，按之忽无，举之忽有，知为神气浮散之候。因与六君子加龙齿、菖蒲、远志，送养正丹，间续而进，前后共六七服，自后谵妄颠仆，绝不复发，邪祟亦不复见。惟梦泄为平时固疾，不能霍然，更与平补镇心丹，两月而安。其尊人及昆弟亲戚，咸谓金石之药，能镇鬼神，曷知从前谵妄，皆神气浮散之故，得养正镇摄之功，当无神魂飞越之患矣。因识此，以破杯影弓蛇之惑。(《张氏医通·卷六》)

◆ **狂证**

一妇人狂言叫骂，歌笑非常，似祟凭根据，一边眼与口角吊起，或作痫治，或作心风治，皆不效。乃是旧有头风之疾，风痰作之使然，用芎辛汤加防风，数服顿愈。(《张氏医通·卷六》)

一童姓者，伏气发于盛暑，其子跪请求治，诊时大发躁扰，脉皆洪盛而躁。其妇云大渴索水二日，不敢与饮，故发狂乱。因令速与，连进二盏，稍宁。少顷复索，又与一大盏，放盏，通身大汗，安睡热除，不烦汤药而愈。同时有西客二人寓毛家，亦患此证，皆与水而安。(《张氏医通·卷二》)

◆ **惊恐**

又牙行邵渭宾，仲夏与一婶通，因客至惊恐，精气大脱，即凛凛畏寒，翕翕发热，畏食畏饮，小便淋沥不禁，邀石顽诊之，六脉弦细如丝，责责如循刀刃，此肾中真阳大亏之兆。令服生料六味，稍加桂、附以通阳气。其左右亲戚，咸谓夏暑不宜桂、附，另延一医，峻用人参、附子月余，饮食大进，犹谓参、附得力，恣饵不彻，遂至日食豚蹄鸡鸭七八餐，至夜预治熟食，听其饱餐二次。如此又两月余，形体丰满备常，但苦时时嘈杂易饥，常见青衣群鬼，围绕其侧，遍祷不灵，复邀石顽诊治。其脉皆滑数有力，而右倍于左。察其形色多滞，且多言多笑，而语多不次。此为痰壅塞于中，复加辛热助其淫火，始本阴虚，末传中消之患也，不急祛涤，必为狂痴之病。为制涌吐之剂，迟疑不进，未岁，忽

然大叫发狂，妄言妄见，始信余言之非谬也。(《张氏医通·卷
九》)

◆痞满

别驾吴蛟水公祖夫人，患痞眩呕逆，向因下体畏寒，肢肘麻
瞀，久服八味、参、附不彻，六脉弦滑而按之则濡，此中焦素蕴
痰湿，阳气不能周于四末之象。得桂、附辛热之力有时虽可暂开，
究非真阳之虚，且有地黄之滞，所以痞晕漫无止期，遂疏《局方》
七气汤加沉香，一服豁然，再剂神爽食进而安。(《张氏医通·卷
三》)

家弟曾余，虽列贤书，最留心于医理。弟妇郑氏，乃世传女
科中山之女，昆弟俱为时医。戊申夏患呕逆，不食者月余，服宽
膈理气药二十余剂，几至绝粒，而痞胀异常，邀余诊之。脉得虚
大而数，按仲景脉法云：大则为虚，数则为虚，此胃中阳气大虚，
而沖阴填塞于膈上也，因取连理汤方，用人参三钱服之，四剂而
痞止食进，后与异功散调理数日而康。(《张氏医通·卷三》)

石顽治内兄顾九玉，颁诏假道归吴，大暑中患胸痞颅胀，脉
得虚大而濡，气口独显滑象，此湿热泛滥于膈上也。与清暑益气
二剂，烦胀止而胸痞不除。与半夏泻心汤减炮姜，去大枣，加枳
实，一服而愈。(《张氏医通·卷三》)

太仓州尊陈鹿屏夫人，素患虚羸骨蒸，经闭少食，偶感风热
咳嗽。向来调治之医，误进滋阴清肺药二剂，遂昏热痞闷异常，
邀石顽诊之。脉见人迎虚数而气口濡细，寸口瞥瞥而两尺搏指，
此肝血与胃气皆虚，复感风热之象，与加减葱白香豉汤。一服热
除痞止，但咳则头面微汗，更与小剂保元汤调之而安。(《张氏医
通·卷二》)

◆呕吐

贰尹吴丹生，湿盛体肥，呕逆痞张，寒热昏眩，与凉膈散加黄连下之，五日而止，越半月复发，亦五日而止。(《张氏医通·卷三》)

近松陵一人过饵消导，胃气告匮，闻人谷气则欲呕，亦用上法（指进稀糜，饮鸭汤。编者注），不药而痊。(《张氏医通·卷二》)

石顽疗吴江署篆张公，年壮体丰，恒有呕逆痰涎之恙，六脉每带濡滑，惟二陈加枳、术、石斛辈，服之应手。良由政务繁冗，心力俱劳所致耳。(《张氏医通·卷四》)

石顽治汤伯干子，年及三旬，患呕吐经年，每食后半日许，吐出原物，全不秽腐。大便二三日一行，仍不燥结，渴不喜饮，小便时白时黄，屡用六君子、附子理中、六味丸，皆罔效，日濒于危，逮后延余诊之。其两关尺弦细而沉，两寸皆涩而大，此肾脏真阳大亏，不能温养脾土之故，遂以崔氏八味丸与之。或谓附子已经服过二枚，六味亦曾服过，恐八味亦未能克效也，余曰不然。此证本属肾虚，反以姜、附、白术伐其肾水，转耗真阴；至于六味，虽曰补肾，而阴药性滞，无阳则阴无以生，必于水中补火，斯为合法，服之，不终剂而愈。(《张氏医通·卷四》)

石顽治朱彦真酒膈，呕逆不食，每日惟痛饮热酒一二觥，少顷即作酸呕出，膈间大痛，杂治经年不效，良由平昔好饮热酒所致。此即丹溪所谓好饮热酒，死血留胃口之候，授以人参散。方用人参一两，煎成，加麝香半分，冰片三厘，三剂便能进食，盖麝片善散胃口之痰与瘀血耳。十剂后改服柏子仁汤，半月而安。二方出自云岐，人多未知，每以予为尚异，何可为之辨耶？(《张

氏医通·卷四》)

◆ 呃逆

石顽又治同川春榜陈颖雍，触热锦旋抵家，即患河鱼腹疾。半月以来，攻克不效，遂噤口，粒米不入，且因都门久食煤火，肩背发痛，不赤不疼，陷伏不起，发呃神昏，势日濒危，内外医科，互相推诿，因命榇相邀石顽，就榻诊之。六脉弦细欲绝，面有戴阳之色，所下之物，瘀晦如烂鱼肠脑。证虽危殆，幸脉无旺气，气无喘促，体无躁扰，可进温补，但得补而痈肿焮发，便可无虞。遂疏保元汤，每服人参三钱，生黄芪二钱，甘草、肉桂各一钱，伏龙肝汤代水煎服，一啜而稀糜稍进，再啜而后重稍轻，三啜而痈毒贲起。另延疡医敷治其外，确守前方，服十余服而安，前后未尝更易一味也。(《张氏医通·卷七》)

◆ 噎膈

一农人，噎膈不食，时呕清涎如赤豆沙水，此属血瘀于内可知，庸师不审，误用消克破气药，而致绝粒不食，殆所必至。其邻叟怜其贫，乃述其病苦，求救于予，遥拟一方。用桂苓饮加当归、桃仁、丹皮、牛膝，用熬枯黑糖，和䗪虫浆调服，下溏黑如污泥者甚多。当知农人戮力受伤，血郁于内而致呕逆，但当攻其积血，呕逆自已，孰谓治病不求其本，而可轻议其药哉。(《张氏医通·卷四》)

顾人月亦患此证（指噎膈，编者注），自谓脉急不当用参，日服仙人对坐草而毙。(《张氏医通·卷四》)

郭孝闻八月间噎食艰进，六脉弦劲搏指，延至来春三月告殂。(《张氏医通·卷四》)

同时有同道王公峻患此（指噎膈，编者注）。禀气病气，与沈（指沈锡蕃，编者注）相类，误信方士，专力委之而致不起。(《张氏医通·卷四》)

◆ 腹痛

石顽治吴兴韩晋度春捷锦旋，患腹痛泄泻下血，或用香连丸，遂饮食艰进，少腹急结，虽小便癃闭，而不喜汤饮，面色痿黄，昼夜去血五十余度，邀余诊之。气口脉得沉细而紧，询其所下之血，瘀晦如苋汁，与理中加肉桂二钱，一剂溺通，小腹即宽，再剂血减食进，四剂泄泻止三四次，去后微有白脓，与补中益气加炮姜，四剂而康。(《张氏医通·卷五》)

◆ 腹满

又诊叶新宇停食感冒，而两寸关皆涩数模糊，两尺皆沉弦，而按之益坚。虽其人尚能行走，而脉少冲和，此必向有陈气在少腹。询之果患寒疝数年，因缓辞不便用药，是夜即腹暴满而逝。门人问曰：叶子偶抱小恙，何以知其必死而辞之？曰：凡人胃满则肠虚，肠满则胃虚，更实更虚，其气乃居。今胸有痕而腹有积，上下俱困，能保其不交攻为患乎？当知厥疝入腹，脚气冲心等疾，皆是阴邪搏结，郁积既久，则挟阴火之势而上升，若胸中阳气有权，则阴邪仍归阴位而止；今胸中先为宿食填塞，腹中陈气不逆则已，逆则上下俱满，正气无容身之地，往往有暴绝之虞，所以不便用药，实未知其即死也。故凡诊六部中病脉有不相应处，即当审其有无宿病，不可轻忽，以招诽谤也。(《张氏医通·卷二》)

◆ **泄泻**

石顽治总戎陈孟庸，泻利腹胀作病，服黄芩、白芍之类，胀急愈甚，其脉洪盛而数，按之则濡，气口大三倍于人迎。此湿热伤脾胃之气也，与厚朴生姜甘草半夏人参汤二剂，痛止胀减，而泻利未已，与干姜黄芩黄连人参汤二剂，泻利止而饮食不思，与半夏泻心汤二剂而安。(《张氏医通·卷七》)

文学范铉甫孙振麟，于大暑中患厥冷自利。六脉弦细芤迟，而按之欲绝。舌色淡白，中心黑润无苔。口鼻气息微冷，阳缩入腹，而精滑如冰。问其所起之由，因卧地昼寝受寒，是夜连走精二度，忽觉颅胀如山，坐起晕倒，便四肢厥逆，腹痛自利，胸中兀兀欲吐，口中喃喃妄言，与湿温之证不殊。医者误为停食感冒，而与发散消导药一剂，服后胸前、头项汗出如漉，背上愈加畏寒，而下体如冰，一日昏愦数次。此阴寒挟暑，入中手足少阴之候。缘肾中真阳虚极，所以不能发热。遂拟四逆加人参汤。方用人参一两，熟附三钱，炮姜二钱，炙甘草二钱。昼夜兼进，三日中进六剂，厥定。第四日寅刻阳回，是日悉屏姜、附，改用保元。方用人参五钱，黄芪三钱，炙甘草二钱，加麦门冬二钱，五味子一钱，清肃膈上之虚阳，四剂食进，改用生料六味加麦冬、五味。每服用熟地八钱，以救下焦将竭之水，使阴平阳秘，精神乃治。(《张氏医通·卷二》)

◆ **便秘**

石顽又治沈锡蕃，平昔大便燥结，近患噎膈，不能安谷者月余。虽素禀丰腴，近来面色㿠白，大非往昔，时方谷雨，正此证危殆之际，始求治于石顽，诊得六脉沉涩，按久则衰，幸举指即应，为疏六君子汤，下一味狗宝作散调服。甫十剂而呕止食进，再十剂而谷肉渐安，更十剂起居如故。惟是大便尚觉艰难，乃以六味丸去泽泻，加归、芍、首乌作汤，服至月余，便溺自如，秋深更服八味丸三月而康。大抵噎膈之人，体肥痰逆者可治，枯瘤津衰者多不可治。(《张氏医通·卷四》)

石顽治杨松龄，夏月感冒，曾服发散药十余剂，大小便俱闭涩不通，更一医，用硝、黄下之，少腹左畔遂胀起如墩，不赤不热，有时哗哗作声。复延疡医，以敷药治其外，以解毒利水药治其内，药未进而躁扰不宁，因延石顽诊之，六脉紧细而驶，此过汗津液大伤，又与苦寒攻里，致阴邪内结，膀胱不化，尿积不通，法在不救，幸胃气有权，形神未槁，尚能稍进糜饮，姑许以治。因与济生肾气大剂，煎成入有嘴壶，托起其项，徐徐仰灌升许，顷令转侧，以鹅翎探吐，即时溲便如注，少腹顿平，更与十全大补调理而安。此证前后患者四五人，或小便淋沥，或遗溺不止，或形羸气脱，皆立辞不治。(《张氏医通·卷七》)

吴介巨伤寒，余热未尽，曲池壅肿，不溃不消，日发寒热，疡医禁止饮食。两月余，日服清火消毒药，上气形脱，倚息不得卧。渴饮开水一二口，则腹胀满急，大便燥结不通。两月中用蜜导四五次，所去甚难，势大濒危，邀石顽诊之。其脉初按绷急，按之绝无，此中气逮尽之兆，岂能复胜药力耶？乃令续进稀糜，榻前以鸭煮之，香气透达，徐以汁啜之。是夕大便，去结粪甚多，喘胀顿止，饮食渐进，数日后肿亦渐消。此际虽可进保元、独参之类，然力不能支，仅惟谷肉调理而安。(《张氏医通·卷二》)

◆ **痢疾**

褚某水尊堂，深秋久痢，口噤不食者半月余，但饮开水及爪瓤汁，啜后必呕胀肠鸣，绞痛不已，烦渴闷乱，至夜转剧，所下皆脓血，昼夜百余次，小水涓滴不通，诸医束手告辞，始邀石顽。切其六脉，皆弦细乏力；验其积沫，皆瘀淡色晦。询其所服，皆芩、连、槟、朴之类，因谓之曰：所见诸证俱逆，幸久痢脉弱，尚宜温补，姑勒一方，用理中加桂、芩、紫菀调之。服后小便即通，便得稍瘥，三四日间糜粥渐进，痢亦渐减，更与理中倍参，伏龙肝汤泛丸，调理而痊。(《张氏医通·卷七》)

石顽又治郭然明之室，患五色痢，昼夜数十次，兼带下如崩，误服大黄、黄连之属十余剂，遂隔塞不通，口噤不食者半月余，至夜必发热躁渴，六脉弦细而疾。此足三阴俱虚之候，与理中加桂、芩、木香、乌梅以调其胃，次与加减八味作汤，导其阴火而痊。(《张氏医通·卷七》)

石顽治春榜项鸣先尊堂，下痢血色如苋汁，服消克苦寒芩、连、大黄之类愈甚，不时发热痞闷，六脉瞥瞥虚大，右关独显弦象，然按之则芤。此气虚不能统血之候，与补中益气加炮姜、肉桂，四剂而安。(《张氏医通·卷七》)

刑部郎中申勷庵高年久痢，色如苋汁，服芩、连、芍药之类二十余剂，渐加呃逆，乃甥王勤中，邀石顽往诊。六脉弦细如丝，惟急进辛温峻补，庶合病情，遂疏理中加丁香、肉桂方，诸医咸谓血痢无用姜、桂、人参之理，迟疑不敢服，仍啜芩、连、芍药，迁延五日，病愈甚而骤然索粥，举家及诸医皆以能食为庆，复邀石顽相商。而脉至如循刀刃，此中气告竭，求救于食，除中证也。世人但知下痢能食为向愈，曷知其有除中之例乎？因表出以为后学之鉴。(《张氏医通·卷七》)

◆黄疸

中翰汪先于病瘅，服茵陈五苓不应。八月间，邀石顽诊之，弦大而芤，肾伤挟瘀，结积不散所致，急乘元气尚可攻击时，用《金匮》硝石矾石散兼桂苓丸之制，以洗涤之，迟则难为力矣。汪氏有业医者，以为药力太峻，不便轻用，旋值公郎乡荐，继以公车，未免萦心，不及调治，迨至新正二日，复邀石顽相商。脉转弦劲而革，真元竭尽无余。半月以来，日服人参数钱，如水投石，延至正月下浣，遣内使窃问。予谓之曰：捱至今日小主场事，可无碍矣。其后安公联捷，不及殿试而返，信予言之不谬也。同时有伶人黑瘅，投以硝石矾石散作丸，晨夕各进五丸，服至四日，少腹攻绞，小便先下瘀水，大便继下溏黑。至十一日瘀尽，次与桂、苓、归、芍之类，调理半月而安。或问近世治瘅，多用草头单方，在穷乡绝域，犹之可也。城郭愚民，亦多效尤，仁人鉴此，岂不痛欤！尝见有服商陆根、苦匏酒、过山龙、雪里青、鹿葱等汁，吐利脱元而死者，指不胜屈。曾有孕妇病黄，误用瓜蒂搐鼻，呕逆喘满，致胎息上冲，惨痛叫号而毙。设当此际，得何法以救之耶？答言：是皆与飞蛾触火无异。欲救之者，惟广行刊布，垂诚将来，勿蹈前辙，庶不失仁人之用心，若欲手挽既覆之车，吾末如之何也。（《张氏医通·卷九》）

◆积聚

顾晋封夫人患痞在胁下，或令用膏药，加阿魏一分，麝香半分贴之。五六日间，遂下鲜血血块甚多，二三日方止，是后每岁当贴膏时，必发，近邻姬亦用阿魏膏贴痞，下血如前。世以阿魏、麝香为痞块必用之药，外用为患若此，况服食乎，因为拈出，以

为虚人漫用攻击之戒。(《张氏医通·卷三》)

◆ **鼓胀**

石顽治文学顾若雨，鼓胀喘满，昼夜不得寝食者二十余日。吾吴名医，用大黄三下不除，技穷辞去。更一医先与发散，次用消克破气二十余剂，少腹至心下，遂坚满如石，腰胁与眇中，皆疼痛如折，亦无措指而退。彼戚王墨公邀余往诊。脉得弦大而革，按之渐小，举指复大，询其二便，则大便八九日不通，小便虽少而清白如常。此因克削太过，中气受伤，浊阴乘虚，僭据清阳之位而然，以其浊气上逆，不便行益气之剂，先与生料六味丸加肉桂三钱，沉香三分，下黑锡丹二钱，导其浊阴。是夜即胀减六七，胸中觉饥，清晨便进米粥，但腰胯疼软，如失两肾之状，再剂胸腹全宽，少腹反觉微硬，不时攻动，此大便欲行，津液耗竭，不能即去故也。诊其脉仅存一丝，改用独参汤加当归、枳壳，大便略去结块，腰痛稍可，少腹遂和，又与六味地黄，仍加肉桂、沉香，调理而安。(《张氏医通·卷三》)

又一女病同（指腹胀如鼓，四体骨立。编者注）而诊异。项曰：此不治，法当数月死，向者脉滑为实邪，今脉虚，元气夺矣，又一女病亦同，而六脉俱弦。项曰：真脏脉见，法当逾月死，后皆如之。(《张氏医通·卷三》)

◆ **眩晕**

内翰缪钧间尊大人子长老先生，青年罢职，乐志林泉，偶因小愤，遂眩晕痞闷。三月来服豁痰利气药不应，反觉疲倦，饮食日减，下元乏力，至七月下澣，邀石顽诊之。六脉似觉有余，指下略无冲和之气，气口独滞不调，时大时小，两尺俱濡大少力。

此素多痰湿，渐渍于水土二经，复加剥削之剂屡犯中气，疲倦少食，迨所必至。法当先调中气，输运水谷之精微，然后徐图温补下元，为疏六君子汤加当归兼调营血，庶无阳无以化之虞。（《张氏医通·卷三》）

石顽又治松陵贡士吴友良，年逾古稀，头目眩晕，乃弟周维，素擅岐黄，与补中益气数服，始用人参一钱，加至三钱，遂痞满不食，坐不得卧三昼夜，喃喃不休。仲君孝廉谦六，相延石顽往候。见其面赤，进退不常，左颊聂聂瞤动。诊其六脉皆促，或七八至一歇，或三四至一歇。询其平昔起居，云是知命之年，便绝欲自保，饮啖自强，此壮火烁阴而兼肝风上扰之兆。与生料六味除去茱萸，易入钩藤，大剂煎服，是夜即得酣寝。其后或加鳖甲，或加龙齿，或加枣仁，有时妄动怒火，达旦不宁，连宵不已，则以秋石汤送灵砂丹，应如桴鼓。盛夏酷暑，则以小剂生脉散代茶，后与六味全料调理，至秋而安。（《张氏医通·卷六》）

石顽治礼部员外申菽旆，触热过梁溪，归而眩晕麻瞀，发热便闭。服黄连、香薷不应，用凉膈散，便通。或时昏眩不省，或时四肢清冷，而晡时为甚，邀石顽诊之。脉得弦细而芤，此暑伤心包，阳气郁伏，所以有似阴寒也。与生脉合保元，清理肺胃，则包络自宁矣。（《张氏医通·卷二》）

石顽治司业董方南夫人，体虽不盛，而恒有眩晕之疾，诊其六脉皆带微弦，而气口尤甚。盖缘性多郁怒，怒则饮食不思，恒服消导之味，则中土愈困，饮食皆化为痰，痰从火化而为眩晕矣，岂平常肥盛多湿之痰可比例乎？为疏六君子方，水泛为丸，服之以培中土，中土健运，当无敷化不及，留结为痰而成眩晕之虑，所谓治病必求其本也。（《张氏医通·卷六》）

◆ 中风

石顽治春榜赵明远，平时六脉微弱，己酉九月，患类中风，经岁不痊，邀石顽诊之。其左手三部弦大而坚，知为肾脏阴伤，壮火食气之候。且人迎斜内向寸，又为三阳经满，溢入阳维之脉，是不能无颠仆不仁之虞。右手三部浮缓，而气口以上微滑，乃顽痰涌塞于膈之象。以清阳之位而为痰气占据，未免侵溃心主，是以神识不清，语言错误也。或者以其神识不清，语言错误，口角常有微涎，目睛恒不易转，以为邪滞经络，而用祛风导痰之药。殊不知此本肾气不能上通于心，心脏虚热生风之证，良非风燥药所宜。或者以其小便清利倍常，以为肾虚，而用八味壮火之剂，殊不知此证虽虚，而虚阳伏于肝脏，所以阳事易举，饮食易饥，又非益火消阴药所宜。或者以其向患休息久痢，大便后常有淡红溃沫，而用补中益气。殊不知脾气陷于下焦者，可用升举之法，此阴虚久痢之余疾，有何清气在下可升发乎？若用升、柴升动肝肾虚阳，鼓激膈上痰饮，能保其不为喘胀逆满之患乎？是升举药不宜轻服也。今举河间地黄饮子助其肾，通其心，一举而两得之。但不能薄滋味，远房室，则药虽应病，终无益于治疗也。惟智者善为调摄，为第一义。（《张氏医通·卷一》）

又治汉川令顾䞇在夫人，高年气虚痰盛，迩因乃郎翰公远任广西府，以道远抑郁。仲春十四夜，忽然下体堕床，舌强不语，肢体不遂，以是日曾食湿面。诸医群议消导，消导不应，转增困惫，人事不省，头项肿胀，事在危急，急邀石顽诊之。六脉皆虚濡无力，诸医尚谓大便六七日不通，拟用攻下。余谓之曰：脉无实结，何可妄攻？䞇在乔梓，皆言素有脾约，大便常五七日一行，而艰苦异常，乃令先小试糜饮，以流动肠胃之枢机。日进六君子汤，每服用参二钱，煎成炖热，分三次服。四剂后，自能转侧，大便自通。再四剂，手足便利，自能起坐。数日之间，请人扶掖徐行，因切嘱其左右谨防，毋使步履有失，以其气虚痰盛，不得不防杜将来耳。(《张氏医通·卷一》)

又治松陵沈云步先生，解组归林，以素禀多痰，恒有麻木之患，防微杜渐，不无类中之虞，乃谋治于石顽。为疏六君子汤，服之颇验，而性不喜药，入秋以来，渐觉肢体不遂，复邀诊治。脉软滑中有微结之象，仍以前方除去橘皮，加归、芪、巴戟，平调半月而安，然此证首在节慎起居，方能永保贞固，殊非药力可图万全也。(《张氏医通·卷一》)

又治御前侍卫金汉光如夫人，中风四肢不能举动，喘鸣肩息，声如拽锯，不能着枕，寝食俱废者半月余，方邀治于石顽。诊其脉，右手寸关数大，按久无力，尺内愈虚。左手关尺弦数，按之渐小，惟寸口数盛。或时昏眩，或时烦乱。询其先前所用诸药，皆二陈、导痰，杂以秦艽、天麻之类，不应。又与牛黄丸，痰涎愈逆，危殆益甚。因疏六君子，或加胆星、竹沥；或加黄连、当归。甫四剂而喘息顿除，再三剂而饮食渐进，稍堪就枕，再四剂而手足运动。十余剂后，屏帏之内，自可徐行矣。因思从前所用之药，未常不合于治，但以痰涎壅盛，不能担当，峻用参、术开提胃气；徒与豁痰，中气转伤，是以不能奏功耳。(《张氏医通·卷一》)

◆ 水肿

石顽治王庸若呕逆水肿，溲便涓滴不通，或用五苓、八正不应，六脉沉细如丝，因与金液丹十五丸，溺如泉涌而势顿平。后以济生肾气培养而安。(《张氏医通·卷三》)

◆淋证

此与高参议田孟先证虽同而治稍异，高则因远游，恣乐妓馆致病，故用肾沥汤、加减八味丸收功；因由阴虚多火，故用肾沥汤、生脉散合六味丸收功，若萆薢清渗水伤精之味，咸为切禁。此则肥盛多湿，故先与清胃豁痰之药，然后理肾调脾，为治不得不异耳。(《张氏医通·卷七》)

石顽又治徽友黄元吉，年六十余，因丧明蓄妾，而患小便淋涩。春间因颠仆昏愦遗尿，此后进不时遗尿，或发或止。至一阳后，其证大剧，昼日苦于溺涩不通，非坐于热汤，则涓滴不出，交睫便遗之不禁，因求治于石顽。其脉或时虚大，或时细数，而左关尺必显弦象，此肾气大亏，而为下脱之兆也，乃与地黄饮子数服，尿涩稍可，遗亦少间，后与八味丸去丹皮、泽泻，加鹿茸、五味、巴戟、远志，调理而痊。(《张氏医通·卷七》)

石顽又治太史沈韩倬，患膏淋，小便频数，昼夜百余次，昼则滴沥不通，时如欲解，痛如火烧，夜虽频进，而所解倍常。溲中如脂如涕者甚多，先曾服清热利水药半月余，其势转剧，面色痿黄，饮食艰进，延石顽诊之。脉得弦细而数，两尺按之益坚，而右关涩大少力，此肾水素亏，加以劳心思虑，肝木乘脾所致，法当先实中土，使能堤水，则阴火不致下溜，清阳得以上升，气化通而疼涩廖矣。或云：邪火亢极，反用参、芪补之，得无助长之患乎？曷知阴火乘虚下陷，非开提清阳不应。譬诸水注，塞其上孔，倾之涓滴不出，所谓病在下，取之上；若用清热利水，则气愈陷，精愈脱，而溺愈不通矣。遂疏补中益气方，用人参三钱，服二剂，痛虽稍减，而病者求其速效，或进四苓散加知母、门冬、沙参、花粉，甫一服，彻夜痛楚倍甚，于是专服补中益气，兼六

191

味丸，用紫河车熬膏代蜜调理，补中原方，服至五十剂，参尽斤余而安。(《张氏医通·卷七》)

石顽治内阁文湛持，夏月热淋，医用香薷饮、益元散，五日不应，淋涩转甚，反加心烦不寐，乃弟广文彦可，相邀往诊。见其唇赤齿燥，多汗喘促，不时引饮，脉见左手微细，右手虚数，知为热伤元气之候，遂疏生脉散方，频进代茶，至夜稍安。明日复苦溲便涩数，然其脉已向和，仍用前方不时煎服，调理五日而痊。(《张氏医通·卷七》)

陕客亢仁轩，年壮色苍，体丰善啖，患胞痹十余年，诸省名医，俱药之不应，亦未有识其病名者。癸丑夏，泊吴求治，其脉软大而涩涩不调，不时蹲踞于地，以手揉其茎囊则溲从谷道点滴而渗，必以热汤沃之始得稍通，痹则有时而遗。其最苦者，中有结块如橘核之状，外裹红丝，内包黄水，杂于脂腻之中，与向所治高参议田孟先无异。此因恣饮不禁，酒湿乘虚袭入髓窍，故有是患，因令坚戒烟草火酒、湿面椒蒜、糟醋鸡豕、炙煿等味，与半夏、茯苓、猪苓、泽泻、萆薢、犀角、竹茹作汤，四剂不应省其故，以西北人惯食等味，不能戒口，所以不效，乃令其坚守勿犯，方与调治。仍用前药四剂，势减二三，次与肾沥汤加萆薢数服，水道遂通，溲亦不痛，但觉食不甘美，后以补中益气加车前、木通，调之而安。(《张氏医通·卷七》)

◆ **癃闭**

石顽治吴兴闵少江，年高体丰，患胞痹一十三年，历治罔效。一日偶述其证于张涵高，涵高曰：此病隐曲难明，非请正于石顽张子，不能测识也。少江素忝交知，因是延余，备陈所患。凡遇劳心嗔恚，或饮食失宜，则小便频数，滴沥涩痛不已，至夜略得交睫，溺即渗漉而遗，觉则阻滞如前，十三年来，服人参、鹿茸、紫河车无算，然皆平稳无碍，独犯牡丹、白术，即胀痛不禁，五犯五剧，究竟此属何疾？余曰：病名胞痹，惟见之于《内经》，其他方书不载，是以医不加察，并未闻其病名，此皆膏粱积热于上，作强伤精于下，湿热乘虚，结聚于膀胱之内胞也。《素问》云：胞痹者，小腹膀胱按之内痛，若沃以汤，涩于小便，上为清涕。详此节经文，则知膀胱虚滞，不能上吸肺气，肺气不清，不能下通水道，所以涩滞不利，得汤热之助，则小便涩涩微通，其气循经蒸发，肺气暂开，则清涕得以上泄也。因举肾沥汤方，服之其效颇捷。但原其不得宁寝，寝则遗尿，知肝虚火扰，而致魂梦不宁，疏泄失职，所以服牡丹疏肝之药则胀者，不胜其气之窜，以击动阴火也；服白术补脾之药亦胀者，不胜其味之浊，以壅滞湿热也；服人参、鹿茸、河车温补之药，平稳无碍者，虚能受热，但补而不切于治也。更拟加减桑螵蛸散，用羊肾汤泛丸服，庶有合于病情。然八秩年高，犹恃体丰，不远房室，药虽中，难保前证不复也。(《张氏医通·卷七》)

◆ **遗尿**

石顽又治御前侍卫金汉光，年逾花甲，初夏误饮新酒致病，前有淋沥涩痛，后有四痔肿突，此阴虚热陷膀胱也，先与导赤散，次进补中益气，势渐向安，惟庭孔涩痛未除，或令服益元散三服，遂致遗尿不能自主。投剂不应，直至新秋，脉渐软弱，因采肾沥之义，以羖羊肾制补骨脂，羊脬制菟丝子，浓煎桑根皮汁制螵蛸，甫进三日，得终夜安寝，涓滴靡遗矣。(《张氏医通·卷七》)

◆ 遗精

宗伯学士韩慕庐三公郎祖昭，素禀清癯，宿有精滑不禁之恙，邀石顽诊之。脉得微弦而数，尺中略有不续之象。此不但肾气不充，抑且气秘不调，愈不能司封藏之令耳，为疏六味丸，去泽泻，加鳔胶、五味，略兼沉香于补中寓宣，法虽如此，但久滑窍疏，难期速应，毋怪药之不力也。（《张氏医通·卷七》）

◆ 滑精

癸卯元夕，周徐二子，过石顽斋头纵饮，次日皆病酒不能起……徐子久患精滑，饮则面色愈青。此素常肝胆用事，肾气并伤，酒气皆行筋骨，所以不上潮于面。葛花胃药，用之何益？与五苓散，加人参，倍肉桂，服后食顷，溲便如皂角汁而安。（《张氏医通·卷二》）

◆ 血证

江右督学何涵斋媳。内翰范秋涛女，素常咳嗽不已，痰中间有血点，恒服童真丸不彻。秋涛殁后，哀痛迫切，咳逆倍常，而痰中杂见鲜血，因与瑞金丹四服，仍以童真丸、乌骨鸡丸调补而安。（《张氏医通·卷四》）

石顽又治钱曙昭，久咳吐血，四五日不止，不时烘热面赤，或时成盆成碗，或时吐粉红色痰，至夜则发热自汗，一夕吐出一团，与鱼肠无异，杂于鲜血之中，薄暮骤涌不已，神气昏昏欲脱，灌童子小便亦不止。同道相商无策，因思瘀结之物既去，正宜峻补之时，遂猛进独参汤，稍定。缘脉数疾无力，略加肉桂、炮姜、童便少许，因势利导，以敛虚阳之逆。一夜中尽参二两，明晨其

势稍定，血亦不来，而糜粥渐进，脉息渐和。改用六味丸作汤，调补真阴，半月而安。(《张氏医通·卷五》)

王惟一数年前虽有血证，而年壮力强。四月间忽患咳嗽，服发散药后，痰中见血数口，继服滋阴药过多，遂声飒而哑，时觉胸中气塞，迁延月余，乃兄勤中鼎中，邀余往诊。脉虽沉涩，而按之益力，举之应指，且体丰色泽，绝非阴虚之候。因谕之曰：台翁之声哑，是金实不鸣，良非金破不鸣之比。因疏导痰汤加人中黄、泽泻方，专一涤痰为务。四剂后，痰中见紫黑血数块，其声渐出，而飒未除。更以秋石兼人中黄、枣肉丸服，经月而声音清朗，始终未尝用清理肺气，调养营血药也。(《张氏医通·卷四》)

石顽治牙行陶震涵子，伤劳咳嗽失血，势如泉涌，服生地汁、墨汁不止。余及门周子，用热童便二升而止，邀石顽诊之。脉得弦大而虚，自汗喘乏，至夜则烦扰不宁，与当归补血汤四帖而热除。时觉左胁刺痛，按之漉漉有声，此少年喜酒负气，尝与人斗狠所致，与泽术麋衔汤，加生藕汁调服，大便即下累累紫黑血块，数日乃尽。后与四乌鲗骨一蘆茹为末，分四服。入黄牝鸡腹中煮啖，留药蜜丸，尽剂而血不复来矣。(《张氏医通·卷二》)

石顽治朱圣卿，鼻衄如崩，三日不止，较之向来所发之势最剧，服犀角、地黄、芩、连、知、柏、石膏、山栀之属转盛，第四日邀余诊之。脉弦急如循刀刃，此阴火上乘，载血于上，得寒凉之药，转伤胃中清阳之气，所以脉变弦紧。与生料六味加五味子作汤，另用肉桂末三钱，飞罗面糊，分三丸，用煎药调下。甫入喉，其血顿止，少顷，口鼻去血块数枚而愈，自此数年之患，绝不再发。(《张氏医通·卷五》)

石顽治刑部汤元洲，年八十二，而痰中见血，服诸宁嗽止血药不应，脉得气口芤大，两尺微紧，面色槁白，屡咳痰不得出，咳甚方有黄色结痰，此精气神三者并亏，兼伤于热，耗其津液，而咳动肺胃之血也。因其平时多火，不受温补，遂以六味丸合生脉散加葳蕤，煎膏服之，取金水相生，源流俱泽，而咳血自除，不必用痰血药也。(《张氏医通·卷五》)

石顽又治内弟顾元叔溺血，溺孔不时疼瘦，溺则周身麻木，头旋眼黑，而手足心经脉绌急，疼麻尤甚，脉来弦细而数，两尺搏坚。与生料六味，或加牛膝，或加门冬，服之辄效，但不时举发，复以六味合生脉，用河车熬膏代蜜，丸服而痊。(《张氏医通·卷五》)

石顽治中翰徐艺初夫人，溺血两月不止，平时劳心善怒，有时恼怒，则膈塞气壅，鹿门诸医，难治罔效。遍邀吴门娄东松陵诸名家，因而下及于余，余至，方进香薷饮一服。及诊切之，两手关尺皆弦细少力，两寸稍大而虚，遂疏异功散方，令其久服，可保无虞。若有恼怒，间进沉香降气散，一切凉血滋阴，咸宜远之，以之治病，徒滋伤胃之患，而无阳生之力也。观列坐诸医，谄谀万状，各欲献技以逞其能，惭余疏迈，不谙趋附于时，况余冗侄孙寿民，又为刑部健庵之倩，与艺初郎募至戚，不便久留。因谓之曰：东南名公云集，无藉刍荛，明晨遂扁舟解维。后闻诸治不效，更延他医，究不出参、术收功耳。(《张氏医通·卷五》)

一徽商夏月过饮烧酒，溺血，或用辰砂益元散不效，服六味汤亦不效，子用导赤散，三啜而愈。(《张氏医通·卷五》)

石顽又治颜汝玉女，病虚羸寒热，腹痛里急，自汗喘嗽者三月余，屡更医药不愈，忽然吐血数口，前医转邀石顽同往诊。候其气口虚涩不调，左皆弦微，而尺微尤甚，令与黄芪建中加当归、细辛。前医曰，虚劳失血，曷不用滋阴降火，反行辛燥乎？余曰不然，虚劳之成，未必皆本虚也，大抵多由误药所致。今病欲成劳，乘其根蒂未固，急以辛温之药提出阳分，庶几挽回前失，若仍用阴药，则阴愈亢而血愈逆上矣。从古治劳；莫若《金匮》诸法，如虚劳里急诸不足，用黄芪建中，原有所祖，即腹痛悸衄，亦不出此。更兼内补建中之制，加当归以和营血，细辛以利肺气，毋虚辛燥伤血也。遂与数帖，血止，次以桂枝人参汤数服，腹痛寒热顿除，后用六味丸，以枣仁易萸肉，或时间进保元、异功、当归补血之类，随证调理而安。余治虚劳，尝屏绝一切虚劳之药，使病气不致陷入阴分，深得《金匮》之力也。门人进问虚损之治，今人恒守肝只是有余，肾只不足二语，咸以清热平肝为务，吾师每以扶脾益肝建功，其旨云何。石顽答曰：夫嗽虽言肺病，而实本之于胃，《内经·咳论》有云：其本在胃，颇关在肺，其义可见，至于平肝之说，关系非轻，肝为生发之脏，主藏精血，精血内充，证脉俱无由见也。凡虚劳里急，亡血失精，烦热脉弦诸证，良由生气内乏，失其柔和而见乖戾，似乎邪热有余之象，是须甘温调补，以扶生发之气，审系阴亏，则壮水以制阳，阳虚则培土以厚载，使之荣茂而保其贞固，讵可复加削伐而损既病之胃气乎。（《张氏医通·卷二》）

同时有胡又曾，亦患虚劳吐血，一夕吐出如守宫状者一条，头足宛然，色如樱桃，不崇朝而毙。（《张氏医通·卷五》）

◆ 消渴

石顽治太学赵雪访，消中善食，日进膏粱数次，不能敌其饥势，丙夜必进二餐，食过即昏昏嗜卧，或时作酸作甜，或时梦交精泄，或时经日不饮，或时引饮不彻，自言省试劳心所致。询其先前所服之药，屡用安神补心，滋阴清火，俱不应，延至麦秋，其证愈剧，始求治于石顽。察其声音，浊而多滞，其形虽肥盛色苍，而肌肉绵软，其脉六部皆洪滑而数，惟右关特甚，其两尺亦洪滑，而按之少神，此肾气不充，痰湿挟阴火泛溢于中之象，遂与加味导痰加兰香，数服，其势大减，次以六君子合左金、枳实汤泛丸服，后以六味丸去地黄，加鳔胶、蒺藜，平调两月而康。（《张氏医通·卷九》）

又治朔客白小楼，中消善食，脾约便艰。察其形，瘦而质坚；诊其脉，数而有力。时喜饮冷气酒，此酒之湿热内蕴为患，遂以调胃承气三下，破其蕴热，次与滋肾丸数服，涤其余火而安。（《张氏医通·卷九》）

又治薛廉夫子，强中下消，饮一溲二。因新娶继室，真阴灼烁，虚阳用事，阳强不倒，恣肆益甚，乃至气息不能相续，精滑不能自收，背曲肩随，腰胯疼软，足膝痿弱，寸步艰难，糜粥到口即厌，惟喜膏粱方物。其脉或时数大少力，或时弦细数疾，此阴阳离决，中空不能主持，而随虚火辄内辄外也。峻与八味、肾气、保元、独参，调补经年，更与六味地黄，久服而瘥。（《张氏医通·卷九》）

又治粤客李之藩，上消引饮，时当三伏，触热到吴，初时自汗发热，烦渴引饮，渐至溲便频数，饮即气喘，饮过即渴，察其脉象，惟右寸浮数动滑，知为热伤肺气之候，因以小剂白虎加人参，三服，其势顿减，次与生脉散，调理数日而痊。（《张氏医通·卷九》）

◆ 汗证

金太傅孙古修，误服伏火丹砂，中毒，恳治于石顽。察其本元素亏，近因虚火上炎，舌下肿胀，延及两颐，医用苦寒清热太过，神思不宁，药中每服加丹砂五钱。甫进一剂，觉胸中有物触有数次，次早请政于医，复出丹砂视之，色黑而晦，丹炉中伏火砂也。医令易砂，更服四剂，昼夜烦躁不宁，背时洒渐恶寒，头面烘热大汗，胫膝逆冷如冰，忽忽气逆欲绝，医目瞪无措，乃延石顽诊之。六脉涩数模糊，次验唇舌，俱色如污泥，而肿厚湿滑。若系热极似阴，必无湿滑之理；若系寒犯三阴，必无反厚之理，惟酒食内蕴，霉酱色现有之。审其二便调适，胸腹柔和，决无实停胃府之理。证虽危疑，而悬致最切，以脉合证，洵为阴受热郁，今所最急者，恐其喘汗欲脱，不获已以生脉、六味合剂，庶几金水相生以救肺肾之垂绝。进一服，神思稍安，自汗稍敛，再一服人事稍知，稀糜稍进，方能略述从前所患之病，出从前所用之方，犹未言及伏火砂也。见其舌沿稍转微红，而气微足冷如故，于前方中益人桂心五分，五味数粒，服后足稍温和，气稍接续，语稍有次，方详述伏火丹砂之误。因以前方减去地黄、桂心、五味，易入枣仁、秋石、人中黄，专解丹砂之毒，三服舌转微红，虽未鲜洁，而伏毒渐解。缘两尺弦细，乃去人中黄，仍用地黄以填补下元，数日之间，或去人中黄而用地黄，或去地黄而用人中黄，随脉证而更迭出入，二味不兼用者，恐人中黄味甘恋膈，载地黄之腻，不能速达下焦也。下元虽亏，调补药中，宁用鹿茸、河车，不敢用桂、附者，虑其鼓舞丹砂之余烈也。（《张氏医通·卷九》）

石顽治内翰孟端士尊堂太夫人，因端士职任兰台，久疏定省，兼闻稍有违和，虚火不时上升，自汗不止，心神恍惚，饮食不能食，欲卧不能卧，口苦，小便难，溺则洒渐头晕，自去岁迄今，历更诸医，每用一药，辄增一病。用白术则窒塞胀满，用橘皮则喘息怔忡，用远志则烦扰烘热，用木香则腹热咽干，用黄芪则迷闷不食，用枳壳则喘咳气乏，用门冬则小便不禁，用肉桂则颅胀咳逆，用补骨脂则后重燥结，用知、柏则小腹枯瘪，用芩、栀则脐下引急，用香薷则耳鸣目眩，时时欲人扶掖而走，用大黄则脐下筑筑，少腹愈觉收引，遂致畏药如蝎，惟日用人参钱许，入粥饮和服，聊藉支撑。交春虚火倍剧，火气一升则周身大汗，神气寝寝欲脱，惟倦极少寐，则汗不出而神思稍宁。觉后少顷，火气复升，汗亦随至，较之盗汗迥殊，直至仲春中浣，邀石顽诊之。其脉微数，而左尺与左寸倍于他部，气口按之，似有似无。诊后，款述从前所患，并用药转剧之由，曾遍询吴下诸名医，无一能识其为何病者。石顽曰：此本平时思虑伤脾，脾阴受困，而厥阳之火，尽归于心，扰其百脉致病，病名百合，此证惟仲景《金匮要略》言之甚详。本文原云：诸药不能治，所以每服一药，辄增一病，惟百合地黄汤为之专药，奈病久中气亏乏殆尽，复经药误而成坏病。姑先用生脉散加百合、茯神、龙齿以安其神，稍兼萸、连以折其势，数剂稍安，即令勿药，以养胃气，但令日用鲜百合煮汤服之，交秋天气下降，火气渐伏，可保无虞。迨后仲秋，端士请假归省，欣然勿药而康。后因劳心思虑，其火复有升动之意，或令服佐金丸而安。嗣后稍觉火炎，即服前丸，第苦燥之性，苦先入心，兼之辛燥入肝，久服不无反从火化之虞，平治权衡之要，可不预为顾虑乎？（《张氏医通·卷六》）

　　朔客梁姓者，初至吴会，相邀石顽往诊。时当夏月，裸坐盘餐，倍于常人，而形伟气壮，热汗淋漓于头项间，诊时不言所以，切其六脉沉实，不似有病之脉，惟两寸略显微数之象，但切其左，则以右掌抵额；切其右，则易左掌抵额，知其肥盛多湿，而夏暑久在舟中，时火鼓激其痰，而为眩晕也。询之果然。因与导痰汤加黄柏、泽泻、茅术、厚朴二服而安。（《张氏医通·卷六》）

◆痹证

石顽治沈汝楫子，夏月两膝胫至脚痛极，僵挺不能屈者十余日，或用敷治之法，不效，其脉软大而数，令拭去敷药，与当归拈痛汤二剂，汗出而愈。(《张氏医通·卷二》)

◆痿证

石顽治包山劳俊卿，年高挛废，山中诸医用木瓜、独活、防己、豨莶、威灵仙之类，将半年余，乃致跬步不能动移；或令服八味丸，亦不应。诊其脉，尺中微浮而细，时当九夏，自膝至足，皆寒冷如从水中出，知为肾虚风雨所犯而成是疾，遂授安肾丸方，终剂而能步履，连服二料，终无痿弱之状矣。(《张氏医通·卷六》)

◆腰痛

石顽治沈云步媳，常有腰疼带下之疾，或时劳动，日晡便有微热，诊其两尺皆弦，而右寸关虚濡少力，此手足太阴气衰，敷化之令不及也。合用异功散加当归、丹皮调补胃中营气，兼杜仲以壮关节，泽泻以利州都，则腰疼带下受其益矣。(《张氏医通·卷五》)

江苏总藩张公，严冬腰腹疼重，甲夜延石顽诊候，脉得沉滑而驶，遂取导痰兼五苓之制，一剂而腹痛止，三啜而腰膂弛纵自如，未尝用腰腹痛之药也。(《张氏医通·卷五》)

◆疟病

中翰金淳还乃郎，八月间患疟，发于辰戌丑未，至春，子午卯酉每增小寒热，直至初夏，始延治于石顽。诊其六脉如丝，面青唇白，乃与六君加桂、附。四服不应，每服加用人参至一两，桂、附各三钱，又四服，而辰戌丑未之寒热顿止，子午卯酉之寒热更甚，此中土有权而邪并至阴也。仍与前药四服，而色荣食进，寒热悉除，后与独参汤送八味丸调理而安。（《张氏医通·卷三》）

督学汪缄庵之女，患前证（指昏热呓语，痞胀呕逆。编者注），以桂枝白虎汤易人中黄，加葱、豉，四服而安。（《张氏医通·卷三》）

太守金令友之室，春榜蒋旷生之妹也。旷生乔梓，见其亢热昏乱，意谓伤寒，同舟邀往，及诊视之，是疟非寒，与柴胡桂枝汤四剂而安。（《张氏医通·卷三》）

故友李怀兹用郎幼韩触邓氏疫疟之气染患月余不止，且左右乏人，失于调理，以致愈而复发，加以五液注下，疟痢兼并，水谷不入者半月有余。当此虽有合剂，也难克应，乃携归斋中，日与补中益气，兼理中、六君、萸、桂之属，将养半月而康。（《张氏医通·卷三》）

石顽治广文张安期夫人，先是其女及婿与婢，数日连毙三人。其仆尚传染垂危，安期夫人因送女殓，归亦病疟，杂治罔效，遂成坏病，勉与生姜泻心汤救之。（《张氏医通·卷三》）

同时文学顾次占夫人，朔客祁连山，皆患是证（指昏热谵语，喘乏遗溺。编者注），一者兼风，用白虎加桂枝，一者兼湿，用白虎加苍术，俱随手而痊。若以中风遗溺例治，则失之矣。（《张氏医通·卷三》）

文举顾若雨之女与甥女，先后并疟，皆先热后寒，并与桂枝白虎汤而瘥。（《张氏医通·卷三》）

文学顾大来，年逾八旬，初秋患瘅疟，昏热谵语，喘乏遗溺，或者以为伤寒谵语，或者以为中风遗溺，危疑莫定。予曰无虑，此三阳合病，谵语遗尿，口不仁而面垢，仲景暑证中原有是例，遂以白虎加人参，三啜而安。（《张氏医通·卷三》）

玉峰春榜顾玉书，疟发即昏热呓语，痞胀呕逆。切其气口，独见短滑，乃有宿滞之象，与凉膈散易人中黄，加草果仁，一剂霍然。（《张氏医通·卷三》）

◆ 脚气

文学褚延嘉因有脚气痼疾，恒服肾气丸不彻，六七年来宿患未除，坚恳石顽铲绝病根。乃汇取术附、桂附、芪附、参附等法，兼采八风散中菊花，鳖甲汤中鳖甲、贝齿、羚羊、犀角，风引汤中独活、防己，竹沥汤中姜汁、竹沥为丸，共襄祛风逐湿之功，服后必蒸蒸汗出，不终剂而数年之疾顿愈。非深达法存千金妙义，乌能及此？（《张氏医通·卷六》）

妇科医案

◆ 崩漏

其如夫人（指内翰缪钧间尊大人子长老先生之妾。编者注）久患崩淋，遍服诸血药罔效，以补中益气加制香附、乌梅，升举其阳兼调其气，所谓病在下取之上，端不出古圣之成则耳。(《张氏医通·卷三》)

◆ 经行泄泻

石顽治一薛姓妇，每遇经行，必先作泻二三日，其脉左手关尺弦细如丝，右手关上小驶而滑，服姜、桂、萸、附，则大渴腹痛，泄泻转剧，服苓、泽、车前之属，则目暗如盲。此肝血虚寒，而脾胃有伏火也。俟经将行作泻时，朝用理中加黄连，作汤服五六剂，暮与加减八味加紫石英，作丸常服，不终剂而数年之疾顿除。(《张氏医通·卷十》)

◆ 妊娠腹痛

尹闵介眉甥媳，素禀气虚多痰，怀妊三月，因腊月举丧受寒，遂恶寒不食，呕逆清血，腹痛下坠，脉得弦细如丝，按之欲绝。与生料干姜人参半夏丸二服，不应，更与附子理中，加苓、半、肉桂调理而康。门人问曰：尝闻桂、附、半夏，孕妇禁服，而此并行无碍，何也？曰：举世皆以黄芩、白术为安胎圣药，桂、附为陨胎峻剂，孰知反有安胎妙用哉！盖子气之安危，系乎母气之偏胜。若母气多火，得芩、连则安，得桂、附则危；母气多痰，得芩、半则安，得归、地则危；母气多寒，得桂、附则安，得芩、连则危。务在调其偏胜，适其寒温，世未有母气逆而胎得安者，亦未有母气安而胎反堕者。所以《金匮》有怀妊六七月，胎胀腹痛恶寒，少腹如扇，用附子汤温其脏者。然认证不果，不得妄行是法，一有差误，祸不旋踵，非比芩、术之误，犹可延引时日也。（《张氏医通·卷二》）

◆ 胎漏

石顽治太史钱宫声媳，去秋疟久大虚，饮食大减，经水不调，季冬略行一度，今春时发寒热，腹满不食，服宽胀利水药不应，拟进破血通经之剂，邀石顽相商。其脉左寸厥厥动摇，右关与两尺虽微弦，而重按久按，却滑实流利，惟右寸左关虚濡而数，寻之涩涩少力，此阴中伏阳之象，洵为胎脉无疑，良由中气虚乏，不能转运其胎，故尔作胀。前医曰：自结缡迄今，距十二载，从来未曾受孕，病后元气大虚，安有怀娠之理。石顽曰：向之不孕，必有其故，今病后余热留于血室，因而得妊，亦恒有之，细推病机，每粥食到口，辄欲作呕，惟向晚寒热之际，得热饮入胃，其寒热顿减，岂非胃气虚寒，水精不能四布，留积而为涎液，汪洋心下乎，俗名恶阻是也，其腹满便难之虚实，尤须明辨。《金匮》有云：趺阳脉微弦，法当腹满，不满必便难，乃虚寒从下上也，当以温药服之。况大便之后，每加胀急，以气下通，浊阴乘机上扰，与得下暂时宽快迥殊。其治虽当安胎为主，但浊阴之气，非藉辛温不能开导其结，遂疏四君子汤，益入归、芍以收营血之散，稍藉肉桂为浊阴之向导，使母气得温中健运之力，胎息无浊阴侵犯之虞，桂不伤胎，庞安常先有明试，余尝屡验之矣。服后寒热渐止，腹胀渐宽，饮食渐进，胎息亦渐形着而运动于脐上。至仲夏，因起居不慎，而胎漏下血，前医犹认石瘕而进破积之方，乃明谕脉证，左寸动滑，断属孕象，而与扶脾药得安，后产一子，举家称快，设不审而与通经破血，能保子母双全之庆乎。（《张氏医通·卷三》）

◆ 妊娠疟病

石顽治郝（张璐因忘其名字特注明"失记其字"。编者注）媳，怀孕九月，患疟三四发后，即呕恶畏食。诊其脉，气口涩数不调，左关尺弦数微滑，此中脘有冷物阻滞之候。以小柴胡去黄芩，加炮姜、山楂，四服稍安思食，但性不嗜粥，连食肺鸭之类，遂疟痢兼并，胎气下坠不安。以补中益气去黄芪加香、砂、乌梅，五服而产，产后疟痢俱不复作矣。（《张氏医通·卷十》）

◆ 胎死腹中

石顽曰，余昔治马云生妇，孕十三月不产，脉来微结，为处十全大补汤，服至二十余剂而下，胎枯色白，所治虽异，而胎枯则一也。（《张氏医通·卷十》）

石顽治一妇，怀孕六月，因丧子悲哭动胎，医用黄芩、白术辈安胎药二服不应，改用枳壳、香附、紫苏、砂仁理气，一服胎遂上逼心下，胀闷喘急，口鼻出血，第三日午后来请石顽，薄暮往诊。其脉急疾如狂风骤雨，十余至则不至，顷之复至如前，因谕之曰，此孕本非好胎，安之无益，不若去之，以存母命。因思此胎，必感震气所结，震属木，惟金可制，令以铁斧烈火烧红，醋淬，乘热调芒硝末一两灌之。明日复来请云，夜半果下异胎，下后脉息微和，神思恍惚，所去恶露甚多，又与安神调血之剂，

数服而安。(《张氏医通·卷十》)

◆子嗽

国学郑墨林夫人,素有便红,怀妊七月,正肺气养胎时,而患冬温咳嗽,咽痛如刺,下血如崩,脉较平时反觉小弱而数,此热伤手太阴血分也。与黄连阿胶汤二剂,血止。后去黄连加葳蕤、桔梗、人中黄,四剂而安。(《张氏医通·卷二》)

◆产后恶露不行

一大兵船上妇胎前下痢,产后三日不止,恶露不行,发热喘胀,法在不救,有同道误许可治,与药一服,次早反加呃逆,计无所施,乃同兵丁,托言货船,拉石顽往诊。其脉三至一代,直以难治辞之,彼则留住前医,不使上涯,方知其意原欲巧卸,恐余不往,故不明言其故,当此急迫之际,不与解围,必致大伤体面,因谓之曰:此证虽危,尚有一线生机,必从长计议,庶可图治。彼闻是言,始放其医抵家,而求药于余。遂与盏一枚,钱数文,令买砂糖熬枯,白汤调服,既可治痢,又能下瘀,且不伤犯元气,急与服之。彼欣然而去,其医得脱,闭户挈家而遁,直至数日,大兵去后宁家,即过我而谢曰:若非金蝉脱壳,不免为螳臂所执也。(《张氏医通·卷七》)

绿石山詹石匠之妇,产后五六日,恶露不行,腹胀喘满,大便从前阴而出。省其故,缘平昔酷嗜烟酒,所产之儿,身软无骨,因而惊骇,遂患此证。余以芎归汤,加莪术、肉桂、炒黑山楂一服,恶露通而二便如常。(《张氏医通·卷七》)

◆ 产后眩晕

石顽治洋客巴慈明妇，产后眩晕心悸，神魂离散，若失脏腑之状，开眼则遍体麻木，如在云雾之中，必紧闭其目，似觉稍可，昼日烦躁，夜则安静。专事女科者，用四物等血药，则呕逆不食；更一医用姜、附等热药，则躁扰不宁。其脉虚大而数，按之则散，举之应指，此心火浮散之象，因艰产受惊，痰饮乘虚袭入心包络中，留伏膈上，有入无出，所以绵延不已。盖目开则诸窍皆开，痰火堵塞心窍，所以神识无主；目闭则诸窍俱闭，痰火潜伏不行，故得稍安，与东垣所言，合眼则阳气不行之麻木迥殊。况昼甚夜轻，明是上焦阳位之病，与理痰清火之剂，诸证渐宁。然或因惊恚，或因饮食，不时举发，此伏匿膈上之痰，无从搜涤也。乘发时，用独参汤下紫雪开通膈膜，仍与前药，调补半载而康。(《张氏医通·卷六》)

◆ 产后痢疾

其仆妇产后数日，亦忽下痢脓血，至夜微发寒热，小腹胀痛，与千金三物胶艾汤去榴皮，加炮黑山楂，六服而瘳。(《张氏医通·卷十》)

太学郑墨林夫人，怀孕七月，先疟后痢，而多鲜血，与补中益气加吴茱萸、制川连而愈。每见孕妇病疟，胎陨而致不救者，多矣。(《张氏医通·卷三》)

儿科医案

◆ 伤食

石顽治幼科汪五符，夏月伤食，呕吐发热颅胀，自利黄水，遍体肌肉扪之如刺。六脉模糊，指下寻之似有如无，足胫不温，自认阴寒而服五积散。一服其热愈炽，昏卧不省。第三日自利不止，而时常谵语，至夜尤甚。乃舅叶阳生以为伤暑，而与香薷饮，遂头面汗出如蒸，喘促不宁，足冷下逆。歙医程郊倩以其证大热而脉息模糊，按之殊不可得，以为阳欲脱亡之候，欲猛进人参、附子。云间沈明生以为阴证断无汗出如蒸之理，脉虽虚而证大热，当用人参白虎。争持未决，取证于石顽。诊其六脉虽皆涩弱模糊，而心下按之大痛，舌上灰刺如芒，乃食填中宫，不能鼓运其脉，往往多此，当与凉膈散下之。诸医正欲藉此脱手，听余用药，一下而神思大清，脉息顿起。当知伤食之脉，虽当气口滑盛，若屡伤不已，每致涩数模糊，乃脾不消运之兆也。此证设非下夺而与参、附助其壮热，顷刻立毙，可不详慎，而妄为施治乎？（《张氏医通·卷二》）

◆ 交肠

又陆圣祥之女，方四岁，新秋患血痢，而稀粪出于前阴，作冷热不调食积治，与五苓散服香连丸，二剂而愈。（《张氏医通·卷七》）

又钱吉甫女，年十三，体肥痰盛，因邻居被盗，发热头

209

痛，呕逆面青，六脉弦促，而便溺易位。此因惊气乱，痰袭窍端所致也，与四七汤下礞石滚痰丸，开通痰气而安。(《张氏医通·卷七》)

五官科医案

◆ 耳鸣

报国澄和尚患眼疾二年，服祛风清热药过多，致耳鸣嘈嘈不止，大便常苦燥结。近来左眼上有微翳，见灯火则大如斗，视月光则小如萤，尝询诸方家，俱莫能解，因以质之石顽。石顽曰：此水亏而阴火用事也。试以格物之理参之，如西洋玻璃眼镜，人但知宜于老人，不知原为望气者而设，其最精者，咸以十二镜编十二支为一套，无论老少，其间必有一者，能察秋毫，则知人眼有十二种偏胜，故造眼镜者，亦以十二等铅料配之，取铅以助阴精，料以助阳气也。少年气血本旺，原无藉此，若铅料之轻重，与眼之偏胜不相当，则得之反加障碍矣。老人气血皆衰，但藉此以笼住其光，不使散漫，不必论其铅料之孰重孰轻也。即如所言视月甚小者，月乃至阴之精，真水内涵，不能泛滥其光，所以视之甚小。设加之以铅重者，则视月必大矣。见灯火甚大者，灯本燃膏之焰，专扰乎阴，不能胜其灼烁，所以见之甚大，设加之以料重者，灯火必愈大矣，合脉参证，知为平昔劳伤心脾，火土二脏过燥，并伤肾水真阴也，遂疏天王补心丹与之。他如中翰徐燕及，见日光则昏眊如蒙，见灯火则精彩倍常，此平昔恒劳心肾，上盛下虚所致。盖上盛则五志聚于心包，暗侮其君，如权党在位，蒙蔽九重；下虚则相火失职，不能司明察之令，得灯烛相助其力，是以精彩胜于常时。此与婴儿胎寒夜啼，见火则止之义不殊，未识专事眼科者，能悉此义否。

（《张氏医通·卷八》）

附：选录他人医案

内科医案

◆ 鼻塞

江应宿治一人，鼻塞气不通利，浊涕稠黏，屡药不效，已经三年。其脉两寸浮数。曰：此火郁也。患者曰：向作脑寒主治，子何悬绝？经云：诸气膹郁，皆属于肺。越人云：肺热甚则出涕，乃热郁滞气壅塞不通也。投以升阳散火汤，数剂而病如失。(《张氏医通·卷八》)

◆ 发热

江南仲治一人，冬月覆舟，尽力救货，忍饥行五十里，遇族人纵饮青楼，速发热四肢如火，左胁一点疼痛，小便赤涩，五日不更衣。医作伤食治，不效。脉弦数无力，气口倍于人迎，此醉饱竭力伤肝所致。《内经》所谓数醉饱以入房，气聚于脾中不得散，酒气与谷气相搏，热盛于中，故热遍于身。内热故溺赤，酒气彪悍，肾气日衰，阳气胜，故手足为之热也。与四君子加神曲、枳壳、白芥子。二服热退，调理而愈。(《张氏医通·卷二》)

◆ 畏寒

祝仲宁治一贵妇病恶寒，日夜以重裘覆其首，起跃入沸汤中不觉，医以为寒，祝持之曰：此痰火上腾，所谓阳极似阴也，非大下之则火不杀。下经宿而撤裘，呼水饮之，旬日气平乃愈。(《张氏医通·卷三》)

◆ 喘证

刘默生治汪去尘脾虚水逆伤肺，喘嗽不食，小水不通，脉虚不胜补泻，用茯苓五钱，泽泻、橘红各一钱五分，防风、内桂、熟附各五分，二服水去，后加人参调理而安。(《张氏医通·卷三》)

钱仲立治一人，素患痰火，外貌虽癯，禀气则实，医者误认虚火而补中益气，气喘上升，几殆。遂用二陈探吐，出痰碗许，始得安寝。仍用二陈去半夏，加硝、黄，下结粪无数，其热始退，调理脾胃而安。(《张氏医通·卷四》)

◆ 心痛

江应宿治一人，心脾痛，积十年矣，时发则连日呻吟减食，遍试诸方罔效。诊之，六脉弦数。曰：此火郁耳。投姜汁炒川连、山栀泻火为君，川芎、香附、橘皮、枳壳开郁理气为臣，反佐炮姜从治为使，一服而愈，再与平胃散加姜汁炒川连、山栀，神曲糊丸，以刈其根，不复举矣。(《张氏医通·卷五》)

◆ 胸痛

虞恒德治一妇，因多食青梅得痰病，日间胸膈痛如刀锥，至晚胸中痛止，而膝胻大痛，此痰饮随气升降故也。服丁、沉、姜、桂、乌、附诸药皆不效，乃以莱菔子研汁与半碗，吐痰半升，至夜痛尤甚而厥，此引动其猖狂之势耳。次日，用参芦一两，逆流水煎服，不吐，又次日，苦参煎汤服，亦不吐，又与附子尖、桔梗芦，皆不吐。后一日清晨，用藜芦末一钱，麝香少许，酸浆水调服，始得大吐稠痰升许，其痛如失，调理脾胃而安。（《张氏医通·卷四》）

◆ 神昏

卢不远治来熙庵廉宪乃侄，身体丰硕，伤寒已二十八日，人事不省，不能言语，手足扬掷，腹胀如鼓而热烙手，目赤气粗，齿槁舌黑，参、附、石膏、消、黄、芩、连，无不遍服，诸名公已言旋矣。诊之，脉浊鼓指。用大黄一两，佐以血药一剂，下黑臭血一二斗少苏，四剂始清。夫治病用药，譬之饮酒，沧海之量，与之涓滴，则喉唇转燥矣，顾若大躯体，病邪甚深，不十倍其药，何能克效哉！（《张氏医通·卷五》）

孙兆治一人，自汗，两足逆冷至膝下，腹痛不省人事，六脉小弱而急，问其所服之药，皆阳药也，此非受病重，药能重病耳。遂以五苓散、白虎汤十余剂而安，凡阴厥胫冷则臂亦冷，今胫冷臂不冷，则非下厥上行，所以知是阳厥也。（《张氏医通·卷三》）

◆ 惊恐

王中阳治江东富商，自奉颇厚，忽患心惊，如畏人捕，闻脂粉气，即便遗泄，坐卧欲人拥护，遍身红晕紫斑，两腿连足淫湿损烂，脓下不绝，饮食倍常，酬应不倦，屡以惊悸虚脱风疮治皆不效。王诊得六脉俱长，三部有力，此系太过之脉，心肾不交，而上悸下脱，皆痰饮留积所致，风疮亦是痰饮流入经隧，内湿招风之故，先以滚痰丸逐去痰毒，三日一次，然后用豁痰药，加减调理而安。(《张氏医通·卷四》)

◆ 厥证

倪惟德治一妇，病气厥，笑哭不常，人以为鬼祟所凭。诊之，六脉俱沉，胃脘必有积，遂以二陈汤导之，吐痰升许而愈，此积痰类祟也。(《张氏医通·卷六》)

◆ 狂证

妇科郑青山，因治病不顺，沉思辄夜，兼受他医讽言，心甚怀愤，天明病者霍然，愤喜交集，病家设酌酬之，而讽者已遁，愤无从泄，忽然大叫发狂，同道诸名家治之罔效。一日，目科王道来往候，索已服未服等方视之，一并毁弃。曰：此神不守舍之虚证，岂豁痰理气清火药所能克效哉？遂令觅上好人参二两，一味煎汤服之顿安。三啜而病如失，更与归脾汤调理而康。(《张氏医通·卷六》)

◆ 痞满

易思兰治一人膈满，其证胸胁胃脘饱闷，脐下空虚如饥不可忍，腰腿酸疼，坐立战摇，大便燥结，每日进清粥一二盅，食下即呕酸吐水，服药二年不效。诊之，左右寸关俱沉大有力，两尺自浮至沉，三候俱紧，按之摇摆之状，此气膈病也。须开导其上，滋补其下，兼而行之。遂与越鞠去山栀，加连翘、桔梗、木香，侵晨令服八味丸百粒，服至半月，动履如常。(《张氏医通·卷四》)

◆ 呕吐

周慎斋治一人，饮食如常，每遇子时即吐，大便秘，询其人必有苦虑忧思，脾气郁结，故幽门不通，宜扶脾开窍为主，用人参、白术以苍术拌炒、茯苓各一钱，炙甘草五分，附子煮乌药三分，水煎服愈。（《张氏医通·卷四》）

◆ 不食

易思兰治一妇，患浑身倦怠，呵欠口干，经月不食，强之不过数粒而已，有以血虚治之者，有以气弱治之者，有知为火而不知火之源者，用药杂乱，愈治愈病，至冬微瘥。次年夏间，诸病复作，肌消骨露，三焦脉洪大侵上，脾肺二脉微沉，余部皆平和，此肺火病也。以栀子仁姜汁浸一宿，炒黑研极细末，用人参、麦冬、乌梅煎汤调下，进二服，即知饥喜食，旬日肢体充实如常。（《张氏医通·卷三》）

◆ 噎膈

然瘦人间有可疗者，昔秦伯源噎膈呕逆，而形神枯槁，神志郁抑，且不能胜汤药之费，予门人邹恒友，令其用啄木鸟入麝熬膏，时嗅其气以通其结，内服逍遥散加香砂以散其郁，不数剂所患顿除。厥后海货行陈君用噎膈，亦用此法而愈。两君至今色力尚强。（《张氏医通·卷四》）

◆ 腹痛

虞恒德又治一人，六月投渊取鱼，至深秋雨凉，半夜小腹痛甚大汗，脉沉弦细实，重取如循刀责责然。夫腹痛脉沉弦细

实，如循刀责责然，阴邪固结之象，便不当有汗，今大汗出，此
必瘀血留结，营气不能内守而渗泄于外也，且弦脉亦肝血受伤之
候。与大承气加桂二服，微利痛减。连日于未申时，复坚硬不可
近，与前药加桃仁泥，下紫血升余痛止。脉虽稍减而责责然犹在，
又以前药加川附子，下大便四五行，有紫黑血如破絮者二升而愈。
（《张氏医通·卷五》）

　　虞恒德治一壮年，寒月入水网鱼，饥甚遇凉，粥食入腹大痛，
二昼夜不止，医以大黄丸不通，又以承气下粪水而痛愈甚，诊其
六脉沉伏而实，面色青黑，此大寒证。而下焦又有燥屎作痛，先
与治中汤加丁附一帖，又灸气海二十一壮，痛减半，继以巴豆、
沉香、木香作丸，如绿豆大，生姜汤下五七丸，下五七次而愈。
（《张氏医通·卷五》）

◆ 泄泻

　　王海藏治杨师，屡大醉后渴饮冷水冰茶，后病大便鲜血甚多，
先以吴茱萸温药，次与胃苓汤，血止后白痢，又与温下药四服乃
止。或曰：何不用黄连之类以解毒，反用温热之剂？曰：血为寒
所凝，渍入肠间而便下，得温乃行，若用寒凉，即变证难疗矣。
（《张氏医通·卷七》）

◆ 痢疾

　　吴茭山治一妇，长夏患痢，痛迫，下黄黑，曾服香薷、枳壳、
黄连愈剧，其脉两尺紧涩，此寒伤血也。问其由，乃行经时渴饮
冷水一碗，遂得此证。与桃仁承气加延胡索一服，次早下黑血升
许痛止，次用调脾活血之剂而痊。此盖经凝作痢，不可不察也。
（《张氏医通·卷七》）

◆ 胁痛

刘默生治诸葛子立，胁痛连腰脊不能转侧，服六味丸加杜仲、续断，不效，或者以为不能转侧，必因闪挫，与推气散转剧。刘诊之曰：脉得弦细乏力，虚寒可知，与生料八味加茴香，四剂而安。（《张氏医通·卷五》）

◆ 鼓胀

项彦章治一女，腹胀如鼓，四体骨立，众医或以为妊为蛊为瘵。诊其脉，告曰：此气薄血室。其父曰：服芎、归辈积岁月，非血药乎。曰：失于顺气也，夫气道也，血水也，气一息不运，则血一息不行，经曰气血同出而异名，故治血必先顺气，俾经隧得通，而后血可行，乃以苏合香丸投之，三日而腰作痛。曰：血欲行矣，急以芒硝、大黄峻逐之，下污血累累如瓜者数十枚而愈。缘其六脉弦滑而数，弦为气结，滑为血聚，实邪也，故行气而血大下。（《张氏医通·卷三》）

◆ 头痛

程文彬治一妇患头风，虽盛暑必以帕蒙首，稍见风寒，痛不可忍，百药不效，盖因脑受风寒，气血两虚，气不能升，故药不效。令病患口含冷水仰卧，以姜汁灌入鼻中，痛立止，与补中益气加细辛、川芎、蔓荆、白芍，数服而愈。用姜汁滴鼻中，开久郁之风寒也；若寒湿郁痛，用独颗葱汁滴之；火郁头痛，以白莱菔汁滴之。左患滴右鼻，右患滴左鼻良。（《张氏医通·卷五》）

◆中风

赵以德治陈学士敬初，因醮事跪拜间就倒仆，汗注如雨。诊之脉大而空虚，年当五十，新娶少妇，今又从拜跪之劳役，故阳气暴散。急煎独参汤，连饮半日而汗止，神气稍定，手足俱疭，喑而无声。遂于独参汤中加竹沥，开上涌之痰，次早悲哭，一日不已。因以言慰之，遂笑，复笑五七日无已时。此哭笑为阴火动其精神魂魄之脏，相并故耳。在《内经》所谓五精相并者，心火并于肺则喜，肺火并于肝则悲是也。稍加连、柏之属泻其火，八日笑止手动，一月能步矣。（《张氏医通·卷一》）

◆遗精

沈朗仲治王雨泉，壮年气弱，尿后精水淋滴不断，服六味丸不应，易八味丸，反加涩痛，两尺脉数而气口虚大，此土虚不能堤水也，与补中益气加麦冬、五味，十剂而痊。（《张氏医通·卷七》）

◆血证

一膏粱过饮致衄，医曰：诸见血为热，以清凉饮子投之即止。越数日其疾复作，又曰：药不胜病故也。遂投黄连解毒汤，或止或作。易数医，皆用苦寒之剂，向后饮食起居，渐不及初，肌寒而躁，言语无声，口气秽臭，其衄之余波未绝。或曰：诸见血为热，热而寒，正理也，今不愈而反害之，何耶？盖医惟知见血为热，而以苦寒攻之，不知苦寒专泻脾土，脾土为人之本，火病而泻其土，火未除而土已病，病则胃虚，虚则营气不能滋荣百脉，元气不循天度，气随阴化，故声不扬而肌寒也，惟当甘温大补脾

土，斯可向安矣。（《张氏医通·卷五》）

陆晦庵曰：昔余患吐血，暴涌如潮，七八日不已，吾吴诸名家，莫能救止。有云间沈四雅寓吴中，延请调治，慨然担当，求其定方，用人参三两，附子一两，肉桂一钱，举家惶惑，未敢轻用。越二日，其血益甚，更请诊视，求其改用稍缓之方。彼云：病势较前更剧，前方正欲改定，始克有济，更加人参至五两，附子至二两，亲戚见之愈惊。彼曰：喘呕脱血，数日不止，且头面烘热，下体厥冷，正阳欲脱亡之兆，命在呼吸，若今日不进，来日不可为矣。子侄辈恳其稍裁参、附，彼坚持不允，力谕放胆煎服，仆当坐候成功。亲友见予势急，且见其肯坐候进药，料可无虞，遂依方求服，彼欣出熟附二十余块授咀，面称二两，同人参五两，煎成入童便、地黄汁一大碗，调肉桂末冷服。服后少顷，下体至足微汗，便得熟睡，睡觉血止喘定，周身柔和，渐可转侧，因馈十二金，求其收功，不受，加至二十金始受。愈后，盛见垣先生见其一剂而效，心甚疑骇，询其居常无病时，恒服人参两许无间，今虽五两峻补，止煎数沸，其味未尽，犹可当之。至于血证，用附子二两，从古未闻，因密贻其制药者，云惯用附子汁收入甘草，其附已经煎过十余次，虽用二两，不抵未煎者二三钱，始知方士之术如此。（《张氏医通·卷五》）

有文学宋孝先，年七十余，溺血点滴涩痛，诸药不效，服生料六味亦不效，云是壮岁鳏居，绝欲太早之故，或令以绿豆浸湿，捣绞取汁，微温日服一碗而愈，煮熟即不应也。（《张氏医通·卷五》）

◆ 腰痛

祝仲宁治一人，病腰膝痹痛，皆以为寒，率用乌、附、蛇酒药，盛暑犹着绵，如是者三载。祝诊之曰：此湿热相搏而成，经所谓诸痿生于肺热也，即令褫其绵，与清燥汤饮之。曰：痿已深，又为热药所误，非百帖不效。服三月余而痊。(《张氏医通·卷六》)

妇科医案

◆不孕症

后因久病不孕，众皆以为血虚，而用参、芪之品，半月胸膈饱胀，饮食顿减，至三月余而经始通，下黑秽不堪，或行或止，不得通利，其苦万状，易复以四物汤换生地，加陈皮、苏梗、黄芩、山栀、青皮、枳壳十数剂，一月内即有孕。（《张氏医通·卷三》）

◆胎死腹中

陆斗岩治一妇，有胎四月，坠下逾旬，腹胀发热，气喘面赤，口鼻舌青黑，诊之其脉洪盛。曰：胎未坠也。面赤者，心火盛而血干也。舌青口鼻黑，肝气绝而胎死矣。内外皆曰，胎坠久矣。复诊，色脉如前，以蛇蜕煎汤，下平胃散加芒硝、归尾。服之须臾，腹鸣如雷，腰腹阵痛，复下一死胎而愈。（《张氏医通·卷十》）

许裕卿治邵涵贞内子，孕十七月不产，不敢执意凭脉，问诸情况，果孕非病，但云孕五月以后不动，心窃讶之，为主丹参一味，令日服七钱，两旬余胎下，已死而枯，其胎之死，料在五月不动时，经十三月在腹，不腐而枯，如果实在树，败者必腐，然亦有不腐者，则枯胎之理可推也。（《张氏医通·卷十》）

◆子悬

陈良甫治一妇，孕七月，忽然胎上冲心而痛，坐卧不安，医治不效；又作死胎治，而用蓖麻、麝香研贴脐中，命在垂亡。陈诊之，两尺脉皆绝，他脉和平。曰：此子悬也。若是胎死，必面赤舌青，今面不赤，舌不青，其子未死，是胎上逼心，以紫苏饮治之，十服而胎安矣。(《张氏医通·卷十》)

◆产后伤食

虞恒德治一中年妇，产后伤食，致脾虚不纳谷四十余日，闻谷气则恶心，闻药气则呕逆。用异功散加藿香、砂仁、神曲、陈仓米，先以顺流水煎沸，调伏龙肝，搅浑澄清取二盏，加姜、枣煎服。遂不吐，别以陈仓米煎汤，时时咽之，服前药二三剂渐安。(《张氏医通·卷四》)

外科医案

◆ 破伤风

虞恒德治一人，因劝斗殴，眉棱骨被打破，得破伤风，头面大肿发热，以九味羌活汤取汗，外用杏仁研烂，入白面少许，新汲水调敷疮上，肿消热退而愈，后屡试屡验。(《张氏医通·卷六》)

附：儿子张飞畴医案

内科医案

◆ 发热

飞畴治郑月山女，寡居二十载，五月间忽壮热多汗，烦渴，耳聋胁痛。月山为女科名宿，谓证属伤寒，委之他医，用柴、葛、桂枝等剂，其热弥甚，汗出不止，胸满昏沉，时时噫气，邀予诊之，右脉数大，左脉少神，舌苔微黑，此伏气自内少阳发出，故耳聋胁痛。法当用白虎清解，反行发表，升越其邪，是以热渴转甚，汗出多，故左脉无神；胃液耗，故昏沉胸满；其噫气者，平素多郁之故。今元气已虚，伏邪未解，与凉膈去硝、黄，易栝蒌根、丹皮、竹叶。一服热减得睡，但汗不止，倦难转侧，或时欲呕，此虚也，以生脉加枣仁、茯神、白芍，扶元敛阴，兼进粥饮以扶胃气，渴止汗敛，而脉转虚微欲绝，此正气得补，而虚火潜息之真脉也，复与四君、归、地，调补而痊。(《张氏医通·卷二》)

◆ 喘证

飞畴治韩顺溪内子，患喘证月余，服破气宽胸、豁痰清火等药，不效，发表利水亦不应，其疾转急，稍动则喘难休息。诊之，

六脉细数，而面赤戴阳。用大剂六味地黄作汤，加青铅两许，一服而缓，二服而止。(《张氏医通·卷四》)

◆ **痞满**

飞畴治一妇，平昔虚火易于上升，因有怒气不得越，致中满食减，作酸嗳气，头面手足时冷时热，少腹不时酸痛。经不行者半载余，其脉模糊，驶而无力，服诸破气降气行血药不效，不知此蕴怒伤肝，肝火乘虚而克脾土，脾受克则胸中之大气不布，随肝火散漫肢体，当知气从湿腾，湿由火燥，惟太阳当空，则阴霾自气之散，真火令行，则郁蒸之气自伏，又釜底得火则能腐熟水谷，水谷运则脾胃有权，大气得归而诸证可愈矣。因用生料八味倍桂、附，十日而头面手足之冷热除，间用异功而中宽食进，如是出入调理，两月经行而愈。(《张氏医通·卷三》)

◆ **腹痛**

飞畴治沈子嘉，平昔每至夏间，脐一着扇风则腹痛，且不时作泻，六脉但微数，无他异。此肾脏本寒，闭藏不密，易于招风也，下寒则虚火上僭，故脉数耳。曾与六味去泽泻，加肉桂、肉果、五味、白蒺作丸服。因是脐不畏风，脾胃亦实，明秋患疟，医用白虎、竹叶石膏等，疟寒甚而不甚热，面青足冷，六脉弦细而数，用八味地黄三倍桂、附作汤，更以四君合保元早暮间进，二日疟止，调理而愈。(《张氏医通·卷三》)

◆ **腹满**

飞畴治谢元海，因夏月常饮火酒，致善食易饥，半月后，腹渐胀满，大便艰涩，而食亦日减，医用削克清火俱不效，左脉细数，右脉涩滞。此始为火助胃强而善食，继为火灼胃液而艰运，艰运则食滞而胀满，胀满则食减，今宜断食辛烈，乘元气未离，祛其滞而回其液，日久则费调理也。因用枳实导滞汤去黄连、白术，加葛根，一服大便通利而滞行，又用健脾理气，三日后以小剂生脉加葳蕤、煨葛根，不半月而愈。(《张氏医通·卷三》)

◆ 泄泻

飞畴治郭代工，午日少食角黍，倦怠作泻，曾用消克不效。因圊时跌仆，即昏迷不省，数日后邀予诊视。六脉虚微欲脱，右臂不能转动，声喑无闻。时有用大黄消克之剂者，予急止之。此脾肺虚惫，安能任此，今纵有合剂，恐胃气告匮，乌能行其药力？惟粥饮参汤，庶为合宜。所谓浆粥入胃，则虚者活。遂确遵予言以调之，泻止神宁，声音渐出而苏。能食后，亦惟独参汤调养，不药而愈。(《张氏医通·卷四》)

◆ 痢疾

飞畴治朱元臣子，患五色痢，二十余日，胸膈胀满，而粥饮不进，服药罔效，别延两医诊视，一用大黄，一用人参，元臣不能自主，因执治于予。予曰：用大黄者，因其脉满脉大也；用人参者，因其痢久不食也。痢久不食，大黄断断难施，肠满作胀，人参亦难遽投，今拟伏龙肝为君，专温土脏，用以浓煎代水，煎焦术、茯苓、甘草、广藿、木香、炒乌梅。一剂痢减食进，再剂而止，遂不药调理而起。(《张氏医通·卷七》)

◆ 眩晕

飞畴治一妇，呕恶胸满身热，六脉弦数无力，形色倦怠，渴不甚饮。云自游虎邱晕船吐后，汗出，发热，头痛，服发散四剂，头痛虽缓，但胀晕不禁。复用消导三四剂，胸膈愈膨，闻谷气则呕眩，因热不退，医禁粥食已半月，惟日饮清茶三四瓯，今周身骨肉楚痛，转侧眩晕呕哕。予曰：当风呕汗，外感有之，已经发散矣。吐则饮食已去，胃气从逆，消克则更伤脾气，脾虚故胀甚。今无外感可散，无饮食可消，脾绝谷气则呕，二土受水克则晕，即使用药，亦无胃气行其药力，惟与米饮，继进稀糜，使脾胃有主，更议补益可也。因确守予言，竟不药而愈。(《张氏医通·卷九》)

◆ 血证

飞畴治苏天若乃郎宾旭，新婚后，于五月中暴吐血数升，昏夜邀视，汤药不及，命煎人参五钱，入童便与服。明晨诸医咸集，以为人参补截瘀血，难以轻用，议进生地、山栀、牛膝等味，予曰：六脉虚微而数，无瘀可知，血脱益气，先圣成法，若谓人参补瘀，独不思血得寒则凝，反无后患耶？今神魂莫主，转侧昏晕，非峻用人参，何以固其元气之脱乎。遂进参一两，二服顿安，次与四君、保元、六味等间服，后以乌骨鸡丸调理而痊。(《张氏医通·卷五》)

妇科医案

◆产后恶露不行

飞畴治陈子厚媳，八月间因产不顺，去血过多，产后恶露稀少，服益母草汤不行，身热汗出，产科用发散行血更剧，自用焦糖酒一碗，遂周身络脉棰楚难堪，恶露大下，昏沉戴眼，汗出如浴，但言心痛不可名状。此血去过多，心失其养，故痛。肝主筋，为藏血之地，肝失其荣，故络脉棰楚不堪。且汗为产后之大禁，若非急用人参，恐难保其朝夕也，用四君合保元加白芍、五味，一剂汗止，因其语言如祟，疑为瘀血未尽，更欲通利。予曰：声怯无神，此属郑声，且腹不疼痛，瘀何从有？此神气散乱不收之故，前方加入枣仁、龙齿，诸证渐平，后服独参汤，至弥月而安。（《张氏医通·卷九》）

五官科医案

◆ 内障

飞畴又治孙鹄，年七十，茹素五十余年，内障失明四载，余用金针，先针左眼，进针时外膜有血，针入微有膏出，观者骇然，余于膏血中进针，拨去翳障，次针右眼，出针两眼俱明，遂与封固，用黑豆包系镇眼。因向来肝虚多泪，是夕泪湿豆胀，不敢宽放，致右眼痛而作呕，明晨告予，令稍宽其系，先以乌梅止其呕，用六味丸调服，以补其肝，遂痛止安谷。至七日开封，其右眼因呕而翳复上，侵掩瞳神之半，视物已灼然矣，许其来春复拨，以收十全之功，但针时有神膏漏出，稠而不黏，知寿源无几为惜耳。(《张氏医通·卷八》)

飞畴又治徐天锡，内障十五年，三载前曾有医针之，其翳拨下复上，如是数次，翳不能下，委之不治。乃甥周公来，见余针吴之寰内障，两眼俱一拨而明，因详述其故。予曰：此圆翳也。遂同往与针，其翳拨下，果复滚上，即缩针穿破其翳，有白浆灌满风轮，因谓之曰：过七日其浆自澄，设不澄，当俟结定再针，则翳不复圆也。过七日开封，已能见物，但瞳神之色不清，其视未能了了，令多服补肾药，将三月而视清。(《张氏医通·卷八》)

飞畴治画师吴文玉母，年五十四，失明数年，诸治罔效。余偶见之曰：此内障眼，可以复明，何弃之也? 曰：向来力能给药，治而不灵，今纵有仙术可回，力莫支也。予曰：无汝费，但右眼之翳尚嫩，迟半载可拨。遂先与针左眼，针入拨时，其翳下而珠尚不清，卦后因与磁朱丸七日，开封视物模糊，又与皂荚丸服而渐明。其后自执鄙见，谓一眼复明，已出望外，若命犯带疾而全疗之，于寿有阻，遂不欲更治右眼，虽是知足，诚亦愚矣。(《张氏医通·卷八》)

又陈彦锡夫人内障、何宇昭内障、李能九内障、陈顺源内障，俱年远一拨即明，但服磁朱消翳药，后之调治各异。彦锡夫人多郁不舒，散结养神为主。宇昭肥白多痰，理脾渗湿养神为主。能九劳心沉默，宣达补血养神为主。顺源善饮性暴，开封时风轮红紫，瞳神散阔，视物反不若针时明了，此火盛燔灼，瞳神散漫，平肝降火敛神为主。凡此不能枚举，总在临证变通，非执成见之可获全功也。(《张氏医通·卷八》)

又沈倩若，年二十五，患内障年余，翳状白润而正，能辨三光，许其可疗，临时见其黑珠不定，针下觉软，遂止针不进。曰：风轮动，是肝虚有风；目珠软，是神水不固，辞以不治。病者恻然曰：予得遇龙树，许可复明，今辞不治，则终为长夜之人也。免慰之曰：汝姑服药，俟元气充足，方可用针。后闻一医不辨而与针治，翳初不能拨下，终属无功，胡似不针之为上也。(《张氏医通·卷八》)

又治楚商马化龙，患内障三月，色含淡绿，白珠红赤而头痛，究其根，是舟中露卧，脑受风邪而成。因其翳色低，不欲与针，复思木风而致，青绿有之，且证未久，犹为可治。遂先与疏风，次与清肝，头痛止目赤退，然后针之，其翳难落，稍用力始开，内泛黄绿沙于风轮，似属难愈，服补肾养正药两月，翳色变

正，再拨而明。(《张氏医通·卷八》)

又治赵妪内障，进针一拨，浆泛风轮全白，两目皆然，服消翳药，一月后能视。此属包浆内障，与圆翳似同而别，并识以晓未经历者。(《张氏医通·卷八》)

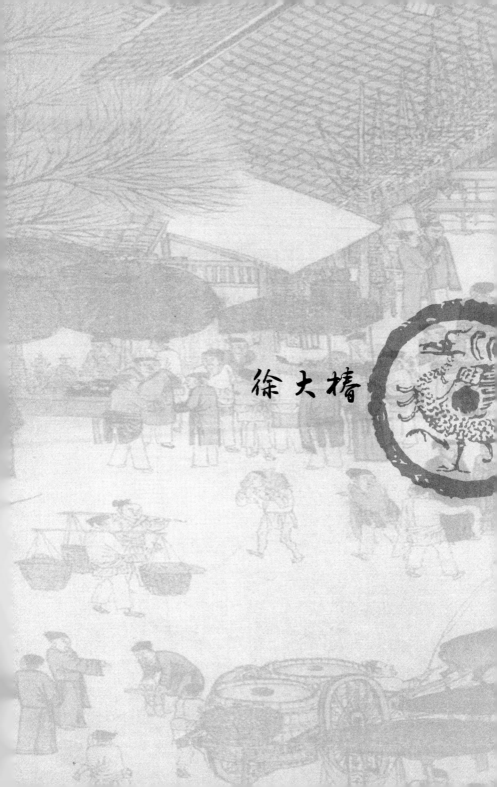

徐大椿

内科医案

◆ 感冒

一妇，素甘清苦，勤于女工，感冒风邪，自用发散之剂，反朝寒暮热，热多寒少。其脉或浮洪，或弦细。面色青白，或萎黄。此风邪虽去，而气血伤残也。用十全大补丸三十余剂渐愈，又用加味逍遥散调治半载而康。（《女科医案·潮热门》）

◆ 伤寒

苏州柴行倪姓，伤寒失下，昏不知人，气喘舌焦，已办后事矣。余时欲往扬州，泊舟桐泾桥河内，适当其门，晚欲登舟，其子哀泣求治。余曰：此乃大承气汤证也，不必加减，书方与之。戒之曰：一剂不下则更服，下即止。遂至扬。月余而返，其人已强健如故矣。古方之神效如此。凡古方与病及证俱对者，不必加减；若病同而证稍有异，则随证加减，其理甚明，而人不能用。若不当下者反下之，遂成结胸，以致闻者遂以下为戒。颠倒若此，总由不肯以仲景《伤寒论》潜心体认耳。（《洄溪医案·伤寒》）

◆ 温病

雍正十年，昆山瘟疫大行，因上年海啸，近海流民数万，皆死于昆，埋之城下。至夏暑蒸尸气，触之成病，死者数千人。汪翁天成亦染此症，身热神昏，闷乱烦躁，脉数无定。余以清凉芳烈，如鲜菖蒲、泽兰叶、薄荷、青蒿、芦根、茅根等药，兼用辟邪解毒丸散进之，渐知人事。因自述其昏晕时所历之境，虽言之凿凿，终虚妄不足载也。余始至昆时，惧应酬不令人知，会翁已愈，余将归矣，不妨施济。语出而求治者二十七家，检其所服，皆香燥升提之药，与证相反。余仍用前法疗之，归后有叶生为记姓氏，愈者二十四，死者止三人，又皆为他医所误者，因知死者皆枉。凡治病不可不知运气之转移，去岁因水湿得病，湿甚之极，必兼燥化，《内经》言之甚明，况因证用药，变化随机，岂可执定往年所治祛风逐湿之方，而以治瘟邪燥火之证耶。

王士雄按：风湿之邪，一经化热，即宜清解。温升之药，咸在禁例。喻氏论疫，主以解毒，韪矣。而独表彰败毒散一方，不知此方虽名败毒，而群集升散之品，凡温邪燥火之证，犯之即死，用者审之。（《洄溪医案·瘟疫》）

郡中友人蒋奕兰，气体壮健，暑月于亲戚家祝寿，吃汤饼过多，回至阊门，又触臭秽，痧暑夹食，身热闷乱。延医治之，告以故，勉用轻药一剂，亦未能中病也。况食未消而暑未退，岂能一剂而愈。明日复诊曰：服清理而不愈，则必虚矣。即用参、附，是夕烦躁发昏，四肢厥冷，复延名医治之，曰：此虚极矣。更重用参、附，明日热冒昏厥而毙。余往唁之，伤心惨目，因念如此死者，遍地皆然，此风何时得息？又伤亲故多遭此祸，归而作《慎疾刍言》，刻印万册，广送诸人，冀世人之或悟也。

王士雄按：《慎疾刍言》今罕流传，海丰张柳吟先生加以按语，改题曰《医砭》，欲以砭庸流之陋习也。余已刊入丛书。（《洄溪医案·暑》）

阊门龚孝维，患热病，忽手足拘挛，呻吟不断，瞀乱昏迷，延余诊视，脉微而躁，肤冷汗出，阳将脱矣。急处以参附方。亲戚满座，谓大暑之时，热病方剧，力屏不用。其兄素信余，违众服之，身稍安。明日更进一剂，渐苏能言，余乃处以消暑养阴之方而愈。(《洄溪医案·暑》)

阊门内香店某姓，患暑热之证，服药既误，而楼小向西，楼下又香燥之气，熏烁津液，厥不知人，舌焦目裂。其家去店三里，欲从烈日中抬归以待毙。余曰：此证固危，然服药得法，或尚有生机，若更暴于烈日之中，必死于道矣。先进以至宝丹，随以黄连香薷饮，兼竹叶石膏汤加芦根，诸清凉滋润之品徐徐灌之。一夕而目赤退，有声，神气复而能转侧；二日而身和，能食稀粥，乃归家调养而痊。

王士雄按：此证已津液受烁，舌焦目裂矣，则用至宝丹，不如用紫雪，而香薷亦可议也。(《洄溪医案·暑》)

常熟席湘北，患暑热证，已十余日，身如炽炭，手不可近，烦躁昏沉，聚诸汗药，终无点汗。余曰：热极津枯，汗何从生？处以滋润清芳之品，三剂。头先有汗，渐及手臂，继及遍身而热解。盖发汗有二法，湿邪则用香燥之药，发汗即以去湿；燥病则用滋润之药，滋水即以作汗。其理易知，而医者茫然，可慨也。(《洄溪医案·暑》)

东山席士后俊者，暑月感冒，邪留上焦，神昏呃逆，医者以为坏证不治，进以参、附等药，呃益甚。余曰：此热呃也。呃在上焦，令食西瓜，群医大哗。病者闻余言即欲食，食之呃渐止，进以清降之药，二剂而诸病渐愈。(《洄溪医案·暑邪热呃》)

洞庭后山席姓者，暑邪内结，厥逆如尸，惟身未冷，脉尚微存，所谓尸厥也。余谓其父曰：邪气充塞，逼魂于外，通其诸窍，魂自返耳。先以紫金锭磨服，后用西瓜、芦根、萝卜、甘蔗打汁，时时灌之，一日两夜，纳二大碗而渐苏。问之，则曰：我坐新庙前大石上三日，见某家老妪，某家童子，忽闻香气扑鼻，渐知身在室中，有一人卧床上，我与之相并，乃能开目视物矣。新庙者，前山往后山必由之路，果有大石，询两家老妪、童子俱实有其事。此类甚多，不能尽述，其理固然，非好言怪也。(《洄溪医案·暑》)

芦墟连耕石，暑热坏证，脉微欲绝，遗尿谵语，寻衣摸床，此阳越之证，将大汗出而脱。急以参、附加童便饮之，少苏而未识人也。余以事往郡，戒其家曰：如醒而能言，则来载我。越三日来请，亟往。果生矣。医者谓前药已效，仍用前方煎成未饮。余至，曰：阳已回，火复炽，阴欲竭矣。附子入咽即危，命以西瓜啖之，病者大喜，连日啖数枚，更饮以清暑养胃而愈。后来谢述昏迷所见，有一黑人立其前欲啖之，即寒冷入骨，一小儿以扇驱之，曰：汝不怕霹雳耶？黑人曰：熬尔三霹雳，奈我何？小儿曰：再加十个西瓜何如？黑人惶恐而退。余曰：附子古名霹雳散，果服三剂，非西瓜则伏暑何由退，其言皆有证据，亦奇事也。

王士雄按：袁简斋太史作《灵胎先生传》载此案云，先投一剂，须臾目瞑能言，再饮以汤，竟跃然起。故张柳吟先生以为再饮之汤，当是白虎汤。今原案以西瓜啖之，因西瓜有天生白虎汤之名。而袁氏遂下一汤字，致启后人之疑。序事不可不慎，此类是矣。(《洄溪医案·暑》)

毛履和之子介堂，暑病热极，大汗不止，脉微肢冷，面赤气短，医者仍作热证治。余曰：此即刻亡阳矣，急进参、附以回其阳。其祖有难色。余曰：汝在相好，故不忍坐视，亦岂有不自信而尝试之理，死则愿甘偿命。乃勉饮之。一剂而汗止，身温得寐，更易以方，不十日而起。同时东山许心一之孙伦五，病形无异，余亦以参、附进，举室皆疑骇，其外舅席际飞笃信余，力主用之，亦一剂而复。但此证乃热病所变，因热甚汗出而阳亡，苟非脉微足冷，汗出舌润，则仍是热证，误用即死，死者甚多，伤心惨目。此等方非有实见，不可试也。（《洄溪医案·暑》）

　　同学赵子云，居太湖之滨，患暑痢甚危，留治三日而愈。时值亢旱，人忙而舟亦绝少，余欲归不能。惟邻家有一舟，适有病人气方绝，欲往震泽买棺，乞藉一日不许。有一老妪指余曰：此即治赵某病愈之人也。今此妇少年恋生甚，故气不即断，盍求一诊。余许之，脉绝而心尚温，皮色未变，此暑邪闭塞诸窍，未即死也。为处清暑通气方，病家以情不能却，藉舟以归。越数日，子云之子来，询之，一剂而有声，二剂能转侧，三剂起矣。（《洄溪医案·暑》）

　　余寓郡中林家巷，时值盛暑，优人某之母，忽呕吐厥僵，其形如尸，而齿噤不开，已办后事矣。居停之，仆怂优求救于余。余因近邻往诊，以箸启其齿，咬箸不能出。余曰：此暑邪闭塞诸窍耳。以紫金锭二粒水磨灌之，得下，再服清暑通气之方。明日，余泛舟游虎阜，其室临河，一老妪坐窗口榻上，仿佛病者。归访之，是夜黄昏即能言，更服煎剂而全愈。此等治法，极浅极易，而知者绝少。盖邪逆上诸窍皆闭，非芳香通灵之药，不能即令通达，徒以煎剂灌之，即使中病，亦不能入于经窍，况又误用相反之药，岂能起死回生乎。（《洄溪医案·暑》）

◆畏风

　　嘉善许阁学竹君夫人抱疾，医过用散剂以虚其表，继用补剂以固其邪，风入营中，畏风如矢，闭户深藏者数月，与天光不相接，见微风则发寒热而晕，延余视。余至卧室，见窗槅皆重布遮蔽，又张帷于床前，暖帐之外，周以擅单。诊其脉微软无阳。余曰：先为药误而避风太过，阳气不接，卫气不闭，非照以阳光不可，且晒日中，药乃效。阁学谓见日必有风，奈何？曰：姑去其瓦，令日光下射晒之何如？如法行之，三日而能启窗户，十日可见风，诸病渐愈。明年阁学挈眷赴都，舟停河下，邀余定常服方。是日大风，临水窗候脉，余甚畏风，而夫人不觉也。盖卫气固，则反乐于见风，此自然而然，不可勉强也。

王士雄按：论证论治，可与戴人颉颃。（《洄溪医案·畏风》）

◆ **喘证**

观察毛公裕，年届八旬，素有痰喘病，因劳大发，俯几不能卧者七日，举家惊惶，延余视之。余曰：此上实下虚之证。用清肺消痰饮，送下人参小块一钱，二剂而愈。毛翁曰：徐君学问之深，固不必言，但人参切块之法，此则聪明人以此玄奇耳。后岁余病复作，照前方加人参煎入，而喘逆愈甚。后延余视，述用去年方而病有加。余曰：莫非以参和入药中耶？曰然。余曰：宜其增病也。仍以参作块服之，亦二剂而愈。盖下虚固当补，但痰火在上，补必增盛，惟作块则参性未发，而清肺之药，已得力过腹中，而人参性始发，病自获痊。此等法古人亦有用者，人自不知耳，于是群相叹服。

王士雄按：痰喘碍眠，亦有不兼虚者。黄者华年逾五旬，自去冬因劳患喘，迄今春两旬不能卧，顾某作下喘治，病益甚。又旬日，邀余视之，脉弦滑，苔满布，舌边绛，乃冬温薄肺，失于清解耳。予轻清肃化药治之而痊。至参不入煎，欲其下达，与丸药噙化，欲其上恋，皆有妙义，用药者勿以一煎方为了事也。

王士雄按：又有虚不在阴分者，余治方啸山今秋患痰喘汗多，医进清降药数剂，遂便溏肢冷，不食碍眠，气逆脘疼，面红汗冷。余诊之，脉弦软无神，苔白不渴，乃寒痰上实，肾阳下虚也。以真武汤去生姜，加干姜、五味、人参、厚朴、杏仁，一剂知，二剂已。又治顾某体肥白，脉沉弱，痰喘易汗，不渴痰多，啜粥即呕，以六君去甘草，加厚朴、杏仁、姜汁、川连，盖中虚痰滞也，投七日果痊。（《洄溪医案·痰喘亡阴》）

松江王孝贤夫人，素有血证，时发时止，发则微嗽，又因感冒变成痰喘，不能着枕，日夜俯几而坐，竟不能支持矣。是时有常州名医法丹书，调治无效，延余至。余曰：此小青龙证也。法曰：我固知之，但弱体而素有血证，麻、桂等药可用乎？余曰：急则治标，若更喘数日，则立毙矣。且治其新病，愈后再治其本病可也。法曰：诚然。然病家焉能知之，治本病而死，死而无怨。如用麻、桂而死，则不咎病本无治，而恨麻、桂杀之矣。我乃行道之人，不能任其咎。君不以医名，我不与闻，君独任之可也。余曰：然。服之有害，我自当之，但求先生不阻之耳。遂与服。饮毕而气平就枕，终夕得安。然后以消痰润肺、养阴开胃之方以次调之，体乃复旧。法翁颇有学识，并非时俗之医，然能知而不能行者。盖欲涉世行道，万一不中，则谤声随之。余则不欲以此求名，故毅然用之也。凡举世一有利害关心，即不能大行我志，天下事尽然，岂独医也哉。

王士雄按：风寒外束，饮邪内伏，动而为喘嗽者，不能舍小青龙为治。案中云感冒是感冒风寒，设非风寒之邪，麻、桂不可擅用。读者宜有会心也。（《洄溪医案·痰喘》）

苏州沈母，患寒热痰喘，浼其婿毛君延余诊视。先有一名医在座，执笔沉吟曰：大汗不止，阳将亡矣。奈何？非参、附、熟地、干姜不可。书方而去。余至不与通姓名，俟其去乃入，诊脉洪大，手足不冷，喘汗淋漓。余顾毛君曰：急买浮麦半合，大枣七枚，煮汤饮之可也。如法服而汗顿止，乃为立消痰降火之方二剂而安。盖亡阳亡阴，相似而实不同，一则脉微，汗冷如膏，手足厥逆而舌润。一则脉洪，汗热不黏，手足温和而舌干。但亡阴不止，阳从汗出，元气散脱，即为亡阳。然当亡阴之时，阳气方炽，不可即用阳药，宜收敛其阳气，不可不知也。亡阴之药宜凉，亡阳之药宜热，一或相反，无不立毙。标本先后之间，辨在毫发，乃举世更无知者，故动辄相反也。

王士雄按：吴馥斋令姐体属阴亏，归沈氏后，余久不诊，上年闻其久嗽，服大剂滋补而能食肌充，以为愈矣。今夏延诊云：嗽犹不愈。及往视，面浮色赤，脉滑不调，舌绛而干，非肉不饱。曰：此痰火为患也。不可以音嘶胁痛，遂疑为损怯之未传。予清肺化痰药为丸嚼化，使其廓清上膈。果胶痰渐吐，各恙乃安。其形复瘦，始予养阴善后。病者云：前进补时，体颇渐丰，而腰间疼胀，略一扰摩，嗽即不已，自疑为痰。而医者谓为极虚所致，补益加峻，酿为遍体之痰也。（《洄溪医案·痰喘亡阴》）

◆ 肺痈

苏州钱君复庵，咳血不止，诸医以血证治之，病益剧。余往诊，见其吐血满地，细审之，中似有脓而腥臭者，余曰：此肺痈也，脓已成矣。《金匮》云：脓成则死，然有生者。余遂多方治之，钱亦始终相信，一月而愈。盖余平日因此证甚多，集唐人以来治肺痈之法，用甘凉之药以清其火，滋润之药以养其血，滑降之药以祛其痰，芳香之药以通其气，更以珠黄之药解其毒，金石之药填其空，兼数法而行之，屡试必效。今治钱君亦兼此数法而痊，强健逾旧。（《洄溪医案·肺痈》）

◆心悸

长兴赵某，以经营过劳其心，患怔忡证，医者议论不一，远来就余。余以消痰补心之品治其上，滋肾纳气之药治其下，数日而安。此与程母病同，而法稍异。一则气体多痰，误服补剂，水溢而火受克之证；一则心血虚耗，相火不宁，侵犯天君之证，不得混淆也。(《洄溪医案·刖足伤寒》)

淮安巨商程某，母患怔忡，日服参、术峻补，病益甚，闻声即晕，持厚聘邀余。余以老母有恙，坚持不往，不得已，来就医，诊视见二女仆从背后抱持，二女仆遍体敲摩，呼太太无恐，吾侪俱在也，犹惊惕不已。余以消痰之药去其涎，以安神之药养其血，以重坠补精之药纳其气，稍得寝。半月余，惊恐全失，开船放炮，亦不为动，船挤喧嚷，欢然不厌。盖心为火脏，肾为水脏，肾气挟痰以冲心，水能克火，则心振荡不能自主，使各安其位，则不但不相克，而且相济，自然之理也。(《洄溪医案·怔忡》)

◆神昏

东山水利同知，藉余水利书，余往索出署，突有一人拦舆喊救命，谓我非告状，欲求神丹夺命耳。其家即对公署，因往视病者，死已三日，方欲入棺，而唇目忽动，按其心口尚温，误传余能起死回生，故泥首哀求。余辞之不获，乃绐之曰：余舟中有神丹可救。因随之舟中，与黑神丸二粒，教以水化灌之，非能必其效也。随即归家。后复至山中，其人已生。盖此乃瘀血冲心，厥而不返，黑神丸以陈墨为主，而以消瘀镇心之药佐之，为产后安神定魄去瘀生新之要品。医者苟不预备，一时何以奏效乎？(《洄

溪医案·瘀血冲厥》）

西塘倪福征，患时证，神昏脉数，不食不寝，医者谓其虚，投以六味等药。此方乃浙中医家，不论何病，必用之方也。遂粒米不得下咽，而烦热益甚，诸人束手。余诊之曰：热邪留于胃也。凡外感之邪，久必归阳明，邪重而有食，则结成燥矢，三承气主之；邪轻而无食，则凝为热痰，三泻心汤主之。乃以泻心汤加减，及消痰开胃之药，两剂而安。诸人以为神奇，不知此乃浅近之理，《伤寒论》具在，细读自明也。若更误治，则无生理矣。

王士雄按：韩尧年年甫逾冠，体素丰而善饮，春间偶患血溢，广服六味等药。初夏患身热痞胀，医投泻心、陷胸等药，遂胀及少腹，且拒按，大便旁流，小溲不行，烦热益甚，汤饮不能下咽，谵语唇焦。改用承气、紫雪，亦如水投石。延余视之，黄苔满厚而不甚燥，脉滑数而按之虚软，不过湿热阻气，升降不调耳。以枳桔汤加白前、紫菀、射干、马兜铃、杏仁、厚朴、黄芩，用芦根汤煎。一剂谵语止，小溲行。二剂旁流止，胸渐舒。三剂可进稀糜。六剂胸腹皆舒，粥食渐加。改投清养法，又旬日得解燥矢而愈。诸人亦以为神奇，其实不过按证设法耳。

王士雄又按：今夏衣贾戴七，患暑湿，余以清解法治之，热退知饥，家人谓其积劳多虚，遽以补食啖之。三日后二便皆闭，四肢肿痛，气逆冲心，呼号不寐。又乞余往视，乃余邪得食而炽，壅塞胃腑，腑气实，则经气亦不通，而机关不利也。以苇茎汤去薏苡，加蒌仁、枳实、栀子、菔子、黄芩、桔梗，煎调元明粉，外用葱白杵烂，和蜜涂之。小溲先通，大便随行，三日而愈。（《洄溪医案·时证》）

一妇，初患痰喘热咳，医以降火散气治之，肌日削而气日索。延至甲辰，木旺痰盛，身热口腐，腹胀神昏，绝食几死。此虚热无火，内有真寒。投以壮火生土之剂，随服随效。越数岁，夏初，坐则头坠不能起视，卧则背冷，觉风透体，有时烦热眩晕，咳嗽痰涌，手足厥冷，六脉沉伏。此内真寒外假热，遂以姜附大补之剂投之，不三四日，而大势已平，仍以前药加减而愈。（《女科医案·冷热内外真假门》）

◆ **惊恐**

平湖张振西，壁邻失火受惊，越数日而病发，无大寒热，烦闷不食，昏倦不寐。余视之，颇作寒暄语，而神不接。余曰：此失魂之证，不但风寒深入，而神志亦伤，不能速愈，亦不可用重剂，以煎方祛邪，以丸散安神，乃可渐复。时正岁除，酌与半月之药而归。至新正元宵，始知身在卧室间，问前所为，俱不知也。至二月身已健，同其弟元若来谢，候余山中。且曰：我昨晚脑后起一瘰，微痛。余视之，惊曰：此玉枕疽也，大险之证。此地乏药，急同之归，外提内托，诸法并用。其弟不能久留先归。明晨我子大惊呼余曰：张君危矣。余起视之，头大如斗，唇厚寸余，目止细缝，自顶及肩，脓泡数千，惟神不昏愦，毒未攻心，尚可施救。急遣舟招其弟。余先以护心药灌之，毋令毒气攻内，乃用煎剂从内托出，外用软坚消肿、解毒提脓之药敷之，一日而出毒水斗余。至晚肿渐消，皮皱。明日口舌转动能食，竟不成疽，疮口仅如钱大，数日结痂。其弟闻信而至，已愈八九矣。凡病有留邪而无出路，必发肿毒，患者甚多，而医者则鲜能治之也。（《洄溪医案·失魂》）

◆ **祟病**

林家巷周宅看门人之妻缢死，遇救得苏，余适寓周氏，随众往看，急以紫金锭捣烂，水灌之而醒。明日又缢亦遇救，余仍以前药灌之。因询其求死之故，则曰：我患心疼甚，有老妪劝我将绳系颈，则痛除矣，故从之，非求死也。余曰：此妪今安在？则曰：在床里。视之无有。则曰：相公来，已去矣。余曰：此缢死鬼，汝痛亦由彼作祟，今后若来，汝即嚼余药喷之。妇依余言，妪至，曰：尔口中何物，欲害我耶？詈骂而去。其自述如此，盖紫金锭之辟邪神效若此。（《洄溪医案·祟证》）

同学李鸣古，性诚笃而能文，八分书（书体名，即汉隶。编者注）为一时冠，家贫不得志，遂得奇疾。日夜有人骂之，闻声而不见其形，其骂语恶毒不堪，遂恼恨终日，不寝不食，多方晓之不喻也。其世叔何小山先生甚怜之，同余往诊。李曰：我无病，惟有人骂我耳。余曰：此即病也。不信，小山喻之曰：子之学问人品，人人钦服，岂有骂汝之人耶。李变色泣下曰：他人劝我犹可，世叔亦来劝我，则不情甚矣。昨日在间壁骂我一日，即世叔也，何今日反来面谀耶？小山云：我昨在某处竟日，安得来此？且汝间壁是谁家，我何从入？愈辨愈疑，惟垂首浩叹而已，卒以忧死。（《洄溪医案·祟证》）

◆ **抽搐**

一妇人……遍身瘙痒，误服风药，反潮热抽搐。脉数弦洪。此血虚挟热生风而肝病也。以天竺黄、牛胆心为丸，四物同麦冬、五味、芩、连、炙草、山栀、柴胡。煎汤送下，三四服遂愈。（《女科医案·潮热门》）

◆ **吞酸**

一妇人，烦渴恶热，暴呕酸水，饮食不进，面赤带青。六脉

245

沉数。此郁怒伤肝，火逆乘胃，为内外俱热之证。黄连一两，淡姜汁略拌，水煎浓汁细呷，以解内外积热，嗣后渐加白术、当归、陈皮、炙草以调血气，以养胃气，渐进稀粥软饮，改用加味逍遥散十剂全安。(《女科医案·内外冷热门》)

◆ 不食

淮安大商杨秀伦，年七十四，外感停食。医者以年高素封，非补不纳。遂致闻饭气则呕，见人饭食辄叱曰：此等臭物，亏汝等如何吃下？不食不寝者匝月，惟以参汤续命而已。慕名来聘，余诊之曰：此病可治，但我所立方必不服，不服则必死。若徇君等意以立方亦死，不如竟不立也。群问：当用何药？余曰：非生大黄不可。众果大骇，有一人曰：姑俟先生定方再商。其意盖谓千里而至，不可不周全情面，俟药成而私弃之可也。余觉其意，煎成，亲至病人所强服，旁人皆惶恐无措，止服其半，是夜即气平得寝，并不泻。明日全服一剂，下宿垢少许，身益和。第三日侵晨，余卧书室中未起，闻外哗传云：老太爷在堂中扫地。余披衣起询，告者曰：老太爷久卧思起，欲亲来谢先生。出堂中，因果壳盈积，乃自用帚掠开，以便步履。旋入余卧所，久谈。早膳至，病者观食，自向碗内撮数粒嚼之，且曰：何以不臭？从此饮食渐进，精神如旧，群以为奇。余曰：伤食恶食，人所共知，去宿食则食自进，老少同法。今之医者，以老人停食不可消，止宜补中气，以待其自消，此等乱道，世反奉为金针，误人不知其几也。余之得有声淮扬者，以此。(《洄溪医案·外感停食》)

◆ 呃逆

又有戚沈君伦者，年七十，时邪内陷而呃逆，是时余有扬州之行，乃嘱相好尤君在泾曰：此热呃也，君以枇把叶、鲜芦根等清降之品饮之必愈。尤君依余治之亦痊。盖呃逆本有二因：由于虚寒，逆从脐下而起，其根在肾，为难治；由于热者，逆止在胸臆间，其根在胃，为易治。轻重悬绝，世人谓之冷呃，而概从寒治，无不死者，死之后，则云凡呃逆者，俱为绝证。不知无病之人，先冷物，后热物，冷热相争，亦可呃逆，不治自愈，人所共见，何不思也。(《洄溪医案·暑邪热呃》)

郡中陆某，患呃逆，不过偶尔胃中不和，挟痰挟气，世俗所谓冷呃也，不治自愈。非若病后呃逆，有虚实寒热之殊，关于生死也。陆乃膏粱之人，从未患此，遂大惧，延医调治。医者亦大骇云：此必大虚之体，所以无病见此。即用人参、白术等药，痰火凝结而胃络塞，呃遂不止，病者自问必死，举家惊惶。余诊视之，不觉狂笑，其昆仲在旁，怪而问故。余曰：不意近日诸名医冒昧至此，此非病也，一剂即愈矣。以泻心汤加旋覆花、枇杷叶，果一剂而呃止。越一月，呃又发，仍用前日诸医治之，数日而死。其老仆素相熟，偶遇于他所，问其主人安否？因述其故。余曰：前几死，我以一剂救之，何以倒覆辙。曰：众论纷纷，谓补药一定不错，直至临死时欲来敦请，已无及矣。呜呼！岂非命耶！

王士雄按：吴雨峰大令，年七十一岁，今秋患感发热，而兼左胁偏痛，舌色干紫无苔，稍呷汤饮，小溲即行，不食不便，脉洪且数。余知其平素津虚脾约，气滞痰凝，连予轻肃宣濡之剂，热渐缓，胁渐舒，而舌色不润，仍不喜饮，溲赤便闭，呃忒频来，举家皇皇。余曰：无恐也，便行即止矣。逾二日，连得畅解，脉静身凉，舌色有津，呃仍不减，人皆谓高年病后之虚呃，议用镇补。余曰：此气为痰阻，升降失调，得食不舒，平时无噎，是其征也。授以枳桔汤加蒌、薤、菖、茹、橘、半、柴胡，果一剂知，

二剂已。（《洄溪医案·呃》）

◆ 呕吐

嘉兴朱亭立，曾任广信太守，向病呕吐，时发时愈，是时吐不止，粒米不下者三日，医以膈证回绝，其友人来邀诊。余曰：此翻胃证，非膈证也。膈乃胃腑干枯，翻胃乃痰火上逆，轻重悬殊，以半夏泻心汤加减治之，渐能进食，寻复旧，从此遂成知己。每因饮食无节，时时小发，且不善饭，如是数年，非余方不服，甚相安也。后余便道过其家，谓余曰：我遇武林名医，谓我体虚，非参、附不可，今服其方，觉强旺加餐。余谓此乃助火以腐食，元气必耗，将有热毒之害。亭立笑而腹非之，似有恨不早遇此医之意。不两月遣人连夜来迎，即登舟，抵暮入其寝室，见床前血汗满地，骇问故，亭立已不能言，惟垂泪引过，作泣别之态而已。盖血涌斗余，无药可施矣，天明而逝。十年幸活，殒于一朝，天下之服热剂而隐受其害者，何可胜数也。

王士雄按：服温补药而强旺加餐，病家必以为对证矣，而孰知隐受其害哉。更有至死而犹不悟者，目击甚多，可为叹息。（《洄溪医案·翻胃》）

◆ 腹痛

一妇人，善怒多郁，小腹痛胀，小水不利，或胸乳疼痛，胁肋痞满，脉涩弦滞。此肝气郁，而肝血不调也。投以四物汤加柴胡、青皮、橘核、延胡，而痛自止，痞自消。改用逍遥散加木香、香附渐安。（《女科医案·积聚门》）

◆ 腹胀

一妇人，小腹痞胀，内热晡热，小水不利，体倦食少，脉洪软涩。此气血两虚，湿热郁于肝经也。八珍汤加柴胡、山栀、龙胆、车前，调理三月而安。(《女科医案·积聚门》)

一妇人，小腹痞胀，小便淋沥，时有白带，脉数洪涩。此肝经湿热下注也。投之龙胆泻肝汤，四剂而痞胀退，小便清。改用加味逍遥散，或加生地，或加青皮，调治三月而安。(《女科医案·积聚门》)

◆ 便秘

一妇人，口干烦渴，畏风恶寒，大便秘结，手足逆冷，六脉沉数。此内真热而外假寒也。先用黄连解毒汤，热服取汗，后用六味丸而全愈。(《女科医案·冷热内外真假门》)

◆ 痢疾

东山叶宝伦，患五色痢，每日百余次，余悉治痢之法治之，五六日疾如故，私窃怪之，为抚其腹，腹内有块，大小各一，俨若葫芦形，余重揉之，大者裂破有声，暴下五色浓垢斗许，置烈日中，光彩眩目，以后痢顿减，饮食渐进。再揉其小者，不可执持，亦不能消，痢亦不全止。令其不必专力治之，惟以开胃消积之品，稍稍调之，三四月而后块消、痢止。大抵积滞之物，久则成囊成癖，凡病皆然。古人原有此说，但元气已虚，不可骤消，惟养其胃气，使正足自能驱邪，但各有法度，不可并邪亦补之耳。(《洄溪医案·痢》)

洞庭葛允诚，患血痢五年，日夜百余次，约去血数石，骨瘦如柴，饮食不进，举家以为必无生理。余友姜君锡常次子尊芳，从余学医于山中，病者即尊芳妻弟也。锡常怜之，令同尊芳寄膳于家，朝夕诊视。余先用滋补之剂以养其血脉，复用开胃之药以滋其化源，稍健而能食。久痢至五载，大肠之内必生漏管，遂以填补之品塞其空窍，痢日减，饭日增，不半年而每食饭必六七碗，至冬病全愈，丰肥强壮。归至家，亲戚俱不相识认，无不叹以为奇。（《洄溪医案·血痢》）

◆ **积聚**

松江太守何恭人，性善怒，腹结一块，年余，上腭蚀损，血气极虚。时季冬，肝脉洪数，按之弦紧，此至虚有盛候，即是假脉。医者不能细察，反用伐肝木清胃火之剂，病不稍退，萎顿转增。余用八珍汤以生血气，地黄丸以滋肾水，肝脉顿平，症势亦退。后因大怒，耳内出血，肝脉仍大，烦热干渴。此无根之火，不能归源而迫血也。仍以前药加肉桂二剂，脉敛热退，血亦随止。复因暴怒，厥脱于季秋辛巳，乃金克木也。（《女科医案·积聚门》）

一妇人，腹内一块，不时上攻，或作痛有声，或吞酸痞满，月经不调，小便不利，已二年余矣。面色青黄，脉数弦涩。此肝脾气滞，遏热不化，而随热冲逆也。以六君汤加芎、归、柴胡、炒连、木香、炒茱二剂，却与归脾汤送下芦荟丸，三月余，肝脾和而诸证退。又与补中益气汤加茯苓、丹皮，中气健而经亦调矣。（《女科医案·积聚门》）

一妇人，血气作楚，如一小盘样，走注痛甚，屡一人扶定，方少止，亦用此二药（葱白散与乌梅丸。编者注）而愈。（《女科医案·积聚门》）

洞庭席君际飞，形体壮实，喜饮善啖，患水肿病，先从足起，遂及遍身，腰满腹胀，服利水之药，稍快，旋即复肿，用针针之，水从针孔出，则稍宽，针眼闭则复肿。《内经》有刺水病之法，其穴有五十七，又须调养百日，且服闭药，而此法失传，所以十难疗一。余所治皆愈而复发，遂至不救。虽因病者不能守法，亦由医治法不全耳。惟皮水风水，则一时之骤病，驱风利水，无不立愈，病固各不同也。（《洄溪医案·水肿》）

◆ 中风

叔子静，素无疾，一日，余集亲友小酌，叔亦在座，吃饭至第二碗仅半，头忽垂，箸亦落。同座问曰：醉耶？不应。又问：骨哽耶？亦不应。细视之，目闭而口流涎，群起扶之别座，则颈已歪，脉已绝，痰声起，不知人矣。亟取至宝丹灌之，始不受，再灌而咽下。少顷开目，问扶者曰：此何地也？因告之故。曰：我欲归。扶之坐舆内以归，处以驱风消痰安神之品，明日已能起，惟软弱无力耳。以后亦不复发。此总名卒中，亦有食厥，亦有痰厥，亦有气厥。病因不同，如药不预备，则一时气不能纳，经络闭塞，周时而死。如更以参、附等药助火助痰，则无一生者。及其死也，则以为病本不治，非温补之误，举世皆然也。

王士雄按：《资生经》云：有人忽觉心腹中热甚，或曰：此中风之候，与治风药而风不作。夷陵某太守夏间忽患热甚，乃以水洒地，设簟卧其上，令人扇之，次日忽患中风而卒。人但咎其卧水簟而用扇也。暨见一澧阳老妇，见证与太守同，因服小续命汤而愈。合而观之，乃知中风由心腹中多大热而作也。徐氏之论，正与此合。《易》曰：风自火出。谚云：热极生风。何世人之不悟耶？若可用参、附等药者，乃脱证治法，不可误施于闭证也。

（《洄溪医案·中风》）

荸门金姓，早立门首，卒遇恶风，口眼歪邪，噤不能言。医用人参、桂、附诸品，此近日时医治风证不祧之方也。邀余视之，其形如尸，面赤气粗，目瞪脉大，处以祛风消痰清火之剂。其家许以重赀，留数日。余曰：我非行道之人，可赀取也。固请，余曰：与其误药以死，莫若服此三剂，醒而能食，不服药可也。后月余，至余家拜谢。问之，果服三剂而起，竟不敢服他药。惟腿膝未健，手臂犹麻，为立膏方而全愈。此正《内经》所谓虚邪贼风也，以辛热刚燥治之固非，以补阴滋腻治之亦谬，治以辛凉，佐以甘温，《内经》有明训也。(《洄溪医案·中风》)

西门外汪姓，新正出门，遇友于途，一揖而仆，口噤目闭，四肢瘫痪，舁归不省人事，医亦用人参、熟地等药。其母前年曾抱危疾，余为之治愈，故信余求救。余曰：此所谓虚邪贼风也，以小续命汤加减。医者骇，谓壮年得此，必大虚之证，岂可用猛剂？其母排众议而服之。隔日再往，手揽余衣，两足踏地，欲作叩头势。余曰：欲谢余乎？亟点首，余止之。复作垂涕感恩状，余慰之，且谓其母曰：风毒深入，舌本坚硬，病虽愈，言语不能骤出，毋惊恐而误投温补也。果月余而后能言，百日乃痊。(《洄溪医案·中风》)

新郭沈又高，续娶少艾，未免不节，忽患气喘厥逆，语涩神昏，手足不举。医者以中风法治之，病益甚。余诊之曰：此《内经》所谓痱证也。少阴虚而精气不续，与大概偏中风、中风、痰厥、风厥等病绝不相类。刘河间所立地黄饮子，正为此而设，何医者反忌之耶？一剂而喘逆定，神气清，声音出，四肢展动。三剂而病除八九，调以养精益气之品而愈。余所见类中而宜温补者，止此一人。识之以见余并非禁用补药，但必对证，乃可施治耳。

王士雄按：古云真中属实，类中多虚，其实不然。若其人素禀阳盛，过啖肥甘，积热酿痰，壅塞隧络，多患类中。治宜化痰清热，流利机关，自始至终，忌投补滞。徐氏谓宜于温补者不多见，洵阅历之言也。（《洄溪医案·痱》）

运使王公叙揆，自长芦罢官归里，每向余言，手足麻木而痰多。余谓公体本丰腴，又善饮啖，痰流经脉，宜撙节为妙。一日忽昏厥遗尿，口噤手拳，痰声如锯，皆属危证。医者进参、附、熟地等药，煎成未服。余诊其脉，洪大有力，面赤气粗，此乃痰火充实，诸窍皆闭，服参、附立毙矣。以小续命汤去桂、附，加生军一钱，为末，假称他药纳之，恐旁人之疑骇也。戚党莫不哗然，太夫人素信余，力主服余药。三剂而有声，五剂而能言，然后以消痰养血之药调之，一月后步履如初。（《洄溪医案·中风》）

张由巷刘松岑，素好饮，后结酒友数人，终年聚饮，余戒之不止。时年才四十，除夕向店沽酒，秤银手振，秤坠而身亦仆地，口噤不知人，急扶归。岁朝，遣人邀余，与以至宝丹数粒，嘱其勿服他药，恐医者知其酒客，又新纳宠，必用温补也。初五至其家，竟未服药，诊其脉弦滑洪大，半身不遂，口强流涎，乃湿痰注经传腑之证。余用豁痰驱湿之品调之，月余而起。一手一足，不能如旧，言语始终艰涩。初无子，病愈后，连举子女皆成立，至七十三岁而卒。谁谓中风之人不能永年耶？凡病在经络筋骨，此为形体之病，能延岁月，不能除根。若求全愈，过用重剂，必至伤生。富贵之人闻此等说，不但不信，且触其怒，于是诐谀之人，群进温补，无不死者，终无一人悔悟也。（《洄溪医案·中风》）

◆ 癃闭

木渎某，小便闭七日，腹胀如鼓，伛偻不能立，冲心在顷刻矣。就余山中求治，余以鲜车前根捣烂敷其腹，用诸利水药内服，又煎利水通气药，使坐汤中，令人揉挤之，未几溺迸出，洒及揉者之面，溺出斗余，其所坐木桶几满，腹宽身直，徜徉而去。

王士雄按：内外治法皆妙。（《洄溪医案·癃》）

学宫后金汝玉，忽患小便不通，医以通利导之，水愈聚而溺管益塞，腹胀欲裂，水气冲心即死，再饮汤药，必不能下，而反增其水。余曰：此因溺管闭极，不能稍通也。以发肿药涂之，使溺器大肿，随以消肿之药解之，一肿一消，溺管稍宽，再以药汤洗少腹而挤之，蓄溺涌出而全通矣。此无法中之法也。（《洄溪医案·癃》）

◆ 小便失禁

一妇……因暴怒，小便复遗，大便不实，左目紧小，面色顿赤，脉弦涩数。仍用加味逍遥散，佐以六君子汤，俱加桑螵蛸、覆盆子，以清肝火、生肝血，培脾土安水府，而日渐痊安，病不再发。（《女科医案·小便不禁门》）

◆ 阳痿

嘉兴朱宗周，以阳盛阴亏之体，又兼痰凝气逆，医者以温补治之，胸膈痞塞，而阳道痿。群医谓脾肾两亏，将恐无治，就余于山中。余视其体丰而气旺，阳升而不降，诸窍皆闭，笑谓之曰：此为肝肾双实证。先用清润之品，加石膏以降其逆气；后以消痰开胃之药，涤其中宫；更以滋肾强阴之味，镇其元气。阳事即通。

五月以后，妾即怀孕，得一女。又一年，复得一子。惟觉周身火太旺，更以养阴清火膏丸为常馔，一或间断，则火旺随发，委顿如往日之情形矣。而世人乃以热药治阳痿，岂不谬。

王士雄按：今秋藩库吏孙位申，积劳善怒，陡然自汗凛寒，腕疼咳逆，呕吐苦水，延余诊之，脉弦软而滑，形瘦面黧，苔黄不渴，溲赤便难，以二陈去甘草，加沙参、竹茹、枇杷叶、竹叶、黄连、蒌仁为剂。渠云阳痿已匝月类，恐不可服此凉药。余曰：此阳气上升，为痰所阻，而不能下降耳。一服逆平痛定，呕罢汗止，即能安谷。原方加人参，旬日阳事即通，诸恙若失。（《洄溪医案·痰》）

◆ 血证

洞庭吴伦宗夫人，席翁士俊女也，向患血证，每发，余以清和之药调之，相安者数年。郡中名医有与席翁相好者，因他姓延请至山，适遇病发，邀之诊视，见余前方，谓翁曰：此阳虚失血，此公自命通博，乃阴阳不辨耶！立温补方加鹿茸二钱，连服六剂，血上冒，连吐十余碗，一身之血尽脱，脉微目闭，面青唇白，奄奄待毙，急延余治。余曰：今脏腑经络俱空，非可以轻剂治。亟以鲜生地十斤，绞汁煎浓，略加人参末，徐徐进之，历一昼夜尽生地汁，稍知人事，手足得展动，唇与面红白稍分，更进阿胶、三七诸养阴之品，调摄月余，血气渐复。夫血脱补阳，乃指大脱之后，阴尽而阳无所附，肢冷汗出，则先用参、附以回其阳，而后补其阴，或现种种虚寒之证，亦当气血兼补。岂有素体阴虚之人，又遇气升火旺之时，偶尔见红，反用大热升发之剂，以扰其阳而烁其阴乎！此乃道听途说之人，闻有此法，而不能深思其理，误人不浅也。（《洄溪医案·吐血》）

洞庭张姓，素有血证，是年为女办装，过费心力，其女方登轿，张忽血冒升余，昏不知人。医者浓煎参汤服之，命悬一息，邀余诊视。六脉似有如无，血已脱尽，急加阿胶、三七，少和人参以进，脉乃渐复，目开能言，手足展动，然后纯用补血之剂以填之，月余而起。盖人生不外气血两端，血脱则气亦脱，用人参以接其气，气稍接，即当用血药，否则孤阳独旺而阴愈亏，先后主客之分，不可不辨也。（《洄溪医案·吐血》）

嘉兴王蔚南，久患血证，左胁中有气，逆冲喉旁，血来有声如沸。戊子冬，忽大吐数升，面色白而带青，脉微声哑，气喘不得卧，危在旦夕。余以阿胶、三七等药，保其阴而止其血，然后以降火纳气之品，止其冲逆。复以补血消痰，健脾安胃之方，上下分治，始令能卧，继令能食，数日之后，方能安卧。大凡脱血之后，断不可重用人参升气助火，亦不可多用滋腻以助痰滞胃。要知补血之道，不过令其阴阳相和，饮食渐进，则元气自复，非补剂入腹，即变为气血也。若以重剂塞其胃口，则永无生路矣。况更用温热重剂，助阳烁阴而速之死乎。（《洄溪医案·吐血》）

平望镇张瑞五，素有血证。岁辛丑，余营葬先君，托其买砖灰等物，乡城往返，因劳悴而大病发，握手泣别，谓难再会矣。余是时始合琼玉膏未试也，赠以数两而去，自此不通音问者三四载。一日镇有延余者，出其前所服方，问：何人所写？则曰：张瑞五。曰：今何在？曰：即在馆桥之右。即往候之，精神强健，与昔迥异，因述服琼玉膏后，血不复吐，嗽亦渐止，因涉猎方书，试之颇有效，以此助馆谷所不足耳。余遂导以行医之要，惟存心救人，小心敬慎，择清淡切病之品，俾其病势稍减，既无大功，亦不贻害。若欺世徇人，止知求利，乱投重剂，一或有误，无从挽回，病者纵不知，我心何忍。瑞五深以为然，后其道大行，遂成一镇名家,年至七十余而卒。琼玉膏为治血证第一效方,然合法颇难,其时不用人参,只用参须,生地则以浙中所出鲜生地,打自然汁熬之,不用干地黄,治血证舍此无有无弊者。

王士雄按:行医要诀,尽此数语,所谓以约失之者鲜,学者勿以为浅论也。(《洄溪医案·吐血》)

淮安程春谷,素有肠红证,一日更衣,忽下血斗余,晕倒不知人,急灌以人参一两,附子五钱而苏。遂日服人参五钱,附子三钱,而杂以他药,参、附偶间断,则手足如冰,语言无力,医者亦守而不变,仅能支持,急棹来招余,则自述其全赖参、附以得生之故。诊其六脉,极洪大而时伏,面赤有油光,舌红而不润,目不交睫者旬余矣。余曰:病可立愈,但我方君不可视也。春谷曰:我以命托君,止求效耳,方何必视。余用茅草根四两作汤,兼清凉平淡之药数品,与参、附正相反。诸戚友俱骇,春谷弟风衣,明理见道之士也,谓其诸郎曰:尔父千里招徐君,信之至,徐君慨然力保无虞,任之至,安得有误耶。服一剂,是夕稍得寝,二剂手足温,三剂起坐不眩,然后示之以方,春谷骇叹,诸人请申其说。余曰:血脱扶阳,乃一时急救之法,脱血乃亡阴也。阳气既复,即当补阴。而更益其阳,则阴血愈亏,更有阳亢之病。其四肢冷者,《内经》所谓热深厥亦深也。不得卧者,《内经》所谓阳胜则不得入于阴,阴虚故目不瞑也。白茅根交春透发,能引阳气达于四肢,又能养血清火,用之,使平日所服参、附之力,皆达于外,自能手足温而卧矣。于是始相折服。凡治血脱证俱同此。

王士雄按:论治既明,而茅根功用,尤为发人所未发。(《洄溪医案·肠红》)

一妇……怀抱不乐,食少体倦,惊悸无寐,而尿血仍作,用加味归脾汤,二十余剂将愈。惑于众说,服犀角地黄汤,诸证复

作。仍服前药，四十余剂而始得全安。（《女科医案·小便出血门》）

乌镇莫秀东，患奇病，痛始于背，达于胸胁，昼则饮食如常，暮乃痛发，呼号彻夜，邻里惨闻。医治五年，家资荡尽，秀东欲自缢。其母曰：汝有子女之累，尚须冀念，不如我死，免闻哀号之声。欲赴水，其戚怜之，引来就医。余曰：此瘀血留经络也。因谓余子曦曰：此怪病也。广求治法以疗之，非但济人，正可造就己之学问。因留于家，用针灸熨拓煎丸之法，无所不备，其痛渐轻亦渐短，一月而愈，其人感谢不置。余曰：我方欲谢子耳。凡病深者，须尽我之技而后奏功。今人必欲一剂见效，三剂不验，则易他医。子独始终相信，我之知己也，能无感乎。（《洄溪医案·瘀留经络》）

◆ 痰饮

洞庭席载岳，素胁下留饮，发则大痛，呕吐，先清水，后黄水，再后吐黑水而兼以血，哀苦万状，不能支矣。愈则复发。余按其腹有块在左胁下，所谓饮囊也。非消此则病根不除，法当外治，因合蒸药一料，用面作围，放药在内，上盖铜皮，以艾火蒸之，日十余次，蒸至三百六十火而止，依法治三月而毕，块尽消，其病永除，年至七十七而卒。此病极多，而医者俱不知，虽轻重不一，而蒸法为要。

王士雄按：今夏江阴沙沛生馤尹，患胸下痞闷，腹中聚块，卧则脾间有气下行至指，而惕然惊寤。余谓气郁饮停，治以通降。适渠将赴都，自虑体弱，有医者迎合其意，投以大剂温补，初若相安，旬日后神呆不语，目眩不饥，便闭不眠，寒热时作，复延余诊。按其心下，则濯濯有声，环脐左右，块已累累，溺赤苔黄，

脉弦而急，幸其家深信有年，旁无掣肘。凡通气涤饮、清络舒肝之剂，调理三月，各恙皆瘥。（《洄溪医案·饮癖》）

苏州府治东首杨姓，年三十余，以狎游私用父千金，父庭责之，体虚而兼郁怒，先似伤寒，后渐神昏身重。医者以为纯虚之证，惟事峻补，每日用人参三钱，痰火愈结，身强如尸，举家以为万无生理。余入视时，俱环而泣。余诊毕，又按其体，遍身皆生痰核，大小以千计，余不觉大笑，泣者尽骇。余曰：诸人之泣，以其将死耶？试往府中藉大板重打四十，亦不死也。其父闻之颇不信，曰：如果能起，现今吃人参费千金矣，当更以千金为寿。余曰：此可动他人，余无此例也，各尽其道而已。立清火安神极平淡之方，佐以末药一服，三日而能言，五日而能坐，一月而行动如常。其时牡丹方开，其戚友为设饮花前以贺，余适至，戏之曰：君服人参千金而几死，服余末药而愈，药本可不偿乎？其母舅在旁曰：必当偿，先生明示几何？余曰：增病之药值千金，去病之药自宜倍之。病者有惊惶色，余曰：无恐，不过八文钱，萝卜子为末耳。尚有服剩者，群取视之，果卜子也，相与大笑。其周身结核，皆补住痰邪所凝成者，半载方消。邪之不可留如此，幸而结在肤膜，若入脏则死已久矣。

王士雄按：今夏刘午亭，年六十三岁，久患痰喘自汗，群医皆以为虚，补剂备施，竟无效。徐月岩嘱其浼余视之，汗如雨下，扇不停挥，睛凸囟高，面浮颈大，胸前痞塞，脉滑而长，妻女哀求，虑其暴脱。余曰：将塞死矣，何脱之云？与导痰汤加旋覆、海石、泽泻、白前，一饮而减，七日后囟门始平，匝月而愈。

王士雄又按：继有顾某年五十六岁，肥白多痰，因啖莲子匝月，渐觉不饥，喘逆，自汗，无眠，以为虚也。屡补之后，气逆欲死，速余视之，苔黄溲赤，脉滑不调，以清肺涤痰治之而愈，

旋以茯苓饮善其后。(《洄溪医案·痰》)

◆ 消渴

常熟汪东山夫人，患消证，夜尤甚，每夜必以米二升，煮薄粥二十碗，而溲便不异常人，此乃为火所烁也。先延郡中叶天士，治以乌梅、木瓜等药，敛其胃气，消证少瘥。而烦闷羸瘦，饮食无味，余谓此热痰凝结，未有出路耳。以清火消痰，兼和中开胃调之，病情屡易，随证易方，半年而愈。(《洄溪医案·消》)

◆ 痹证

东山席以万，年六十余，患风痹，时医总投温补，幸不至如近日之重用参、附，病尚未剧。余诊之，脉洪而气旺，此元气强实之体，而痰火充盛耳。清火消痰以治标，养血顺气以治本。然经络之痰，无全愈之理，于寿命无伤，十年可延也。以平淡之方，随时增损，调养数载，年七十余始卒。此所谓人实证实，养正驱邪，以调和之，自可永年。重药伤正，速之死耳。(《洄溪医案·中风》)

乌程王姓患周痹证，遍身疼痛，四肢瘫痪，日夕叫号，饮食大减，自问必死，欲就余一决。家人垂泪送至舟中，余视之曰：此历节也。病在筋节，非煎丸所能愈，须用外治。乃遵古法，敷之、拓之、蒸之、熏之，旬日而疼痛稍减，手足可动，乃遣归，月余而病愈。大凡营卫脏腑之病，服药可至病所，经络筋节，俱属有形。煎丸之力，如太轻则不能攻邪，太重则恐伤其正，必用气厚力重之药，敷、拓、薰、蒸之法，深入病所，提邪外出。古之所以独重针灸之法，医者不知，先服风药不验，即用温补，使邪气久留，即不死亦为废人，在在皆然，岂不冤哉。

王士雄按：风药耗营液，温补实隧络，皆能助邪益痛。若轻淡清通之剂，正宜频服，不可徒恃外治也。(《洄溪医案·周痹》)

◆ **痉证**

一妇人，发痉，遗尿，自汗，面赤或青，饮食如故，肝脉弦紧。余曰：肝经血燥生风而发痉也。以肝主小便，其色青，肝火炎则赤，筋络失养则痉也。法当滋阴血，清肝火。遂用加味逍遥散，不数剂而诸症悉退。又以八珍汤加丹皮、山栀，调理一月而全安。(《女科医案·痉疯门》)

◆ **疟病**

洞庭姜锡常长郎佩芳，体素弱而患久疟，时余应山前叶氏之招，便道往唔，佩芳出，诊色夭脉微，而动易出汗。余骇曰：汝今夕当大汗出而亡阳矣，急进参、附，或可挽回。其父子犹未全信，姑以西洋参三钱，偕附子饮之，仍回叶宅。夜二鼓叩门声甚急，启门，而锡常以肩舆来迎，至则汗出如膏，两目直视，气有出无入，犹赖服过参、附，阳未遽脱，适余偶带人参钱许，同附子、童便灌入，天明而汗止阳回，始知人事。然犹闻声即晕，倦卧不能起者两月，而后起坐。上工治未病，此之谓也。如此危急之证，不但误治必死，即治之稍迟，亦不及挽回。养生者，医理不可不知也。(《洄溪医案·疟》)

东山姜锡常，气体素弱，又患疟痢，每日一次，寒如冰而热如炭，随下血痢百余次，委顿无生理。因平日相契，不忍委之，朝夕诊视，为分途而治之，寒御其寒，热清其热，痢止其痢，俱用清和切病之品，以时消息，而最重者在保其胃气，无使生机又绝。经云：食养尽之，无使过之，伤其正也。诸证以次渐减而愈。或谓如此大虚，何以不用峻补？余曰：寒热未止，必有外邪，血痢未清，必有内邪，峻补则邪留不去，如此虚人，可使邪气日增乎？去邪毋伤正，使生机渐达，乃为良策。锡常亦深会此意，而医理渐明，嗣后小病皆自治之，所谓三折肱者也。（《洄溪医案·疟痢》）

◆ 虫证

常州蒋公讳斌之孙，患心腹痛，上及于头，时作时止，医药罔效，向余求治。余曰：此虫病也。以杀虫之药，虫即远避，或在周身皮肤之中，或在头中，按之如有蠕动往来之象。余用杀虫之药为末，调如糊，到处敷上，而以热物熨之，虫又逃之他处，随逃随敷，渐次平安，而根终不除，遂授方令归。越二年，书来，云虫根终未尽，但不甚为害耳，此真奇疾也。（《洄溪医案·虫痛》）

娄门范昭，素患翻胃，粒米不能入咽者月余，胸中如有物蠢动。余曰：此虫膈也，积血所成。举家未信，余处以开膈末药，佐以硫黄，三剂后，吐出痰血半瓯，随吐虫二十余枚，长者径尺，短者二寸，色微紫。其肠俱空，乃药入而虫积食之，皆洞肠而死者，举家惊喜，以为病愈。余曰：未也。姑以粥与之，连进二碗，全然不呕，更觉宽适，顷之粥停不下，不能再食。余曰：胃腑已为虫蚀，无藏食之地，无救也。辞不复用药，不旬日而卒。（《洄溪医案·翻胃》）

一妇，腹渐大如怀子状，至十月，求易产药。察其神困脉弱，决非好胎，难与之药。不数日，果生白虫半桶。盖由此妇元气太虚，精血虽凝，不能成胎，而为腐秽，蕴积之久，反从湿化为热，

湿热生虫，而似怀孕也，其妇不及一月而死。(《女科医案·防胎自坠门》)

◆ 肢体诸痛

一妇人，血气刺痛，聚散无常，痛时极不可忍，甚则死，一二日方省。医巫并治，数年不愈。余投葱白散、乌梅丸遂安。(《女科医案·积聚门》)

一妇人，足跟热痛。脉数虚软。此足三阴虚，圣愈汤三十余剂而安。(《女科医案·潮热门》)

◆ 霍乱

一妇……因饮食不调，更兼恚怒，又患霍乱，胸腹大痛，手足逆冷，用附子散，又用八味丸补脾土之母，而痛不复发。(《女科医案·霍乱门》)

妇科医案

◆ 月经先期

一女，月经来时，专在下弦之期，问其色紫，知为血极。服凉血药以缓之，则血气和而经来渐迟，俟至初头，色淡短少。服养血和血，以滋血室，俟纯色经正，便可静候生育矣。明年出阁，不年余而果生一子。(《女科医案·种子门》)

◆ 闭经

南濠徐氏女，经停数月，寒热减食，肌肉消烁，小腹之右，下达环跳，隐痛微肿。医者或作怯弱，或作血痹，俱云不治。余诊其脉，洪数而滑，寒热无次。谓其父曰：此瘀血为痈，已成脓矣，必自破，破后必有变证，宜急治。与以外科托毒方并丸散，即返山中。越二日，天未明，叩门甚急，启视则徐之戚也。云脓已大溃，而人将脱矣。即登其舟往视，脓出升余，脉微肤冷，阳随阴脱。余不及处方，急以参、附二味，煎汤灌之，气渐续而身渐温。然后以补血养气之品，兼托脓长肉之药，内外兼治，两月而漏口方满，精神渐复，月事以时。大凡瘀血久留，必致成痈。产后留瘀，及室女停经，外证极多。而医者俱不能知，至脓成之后，方觅外科施治，而外科又不得其法，以致枉死者，比比然也。(《洄溪医案·肠痈》)

一妇人，干咳无痰，遇夜潮热，自汗盗汗，倦怠面黄，经停食少。脉软弦数。此血气大虚，而心脾郁结也。先服劫劳散，改

用归脾汤，调治年余渐安。（《女科医案·潮热门》）

一妇人，年二十四岁，经水不行，寒热往来，面黄颊赤，口燥唇焦，时咳二三声。视其所服之药，黑神散、乌金丸、四物汤、烧肝散、鳖甲散、建中汤、宁肺散，针灸千百，转剧。家人意倦，不欲求治。余悯之，先涌痰五六升，午前涌毕，午后病除。后二日，复轻涌之，又去痰一二升，食益进。不数日，又下通经散，泻讫一二升。数日后去死皮数重，小者如麸片，大者如膜皮。不月余，经水自行，神气大康矣。（《女科医案·经闭门》）

一妇人，年四十，小水先不利，渐渐喘满浮肿，以后经水断绝不来，脉沉伏，寻按俱滑。此水壅阻经，宜专治水，葶苈丸三下，而肿全消。服桑白皮散，而经行如常度矣。（《女科医案·浮肿门》）

一妇人，食少呕涎，面黄腹痛，手足逆冷，月经不行，六脉沉细。此内外俱冷，阳虚不能鼓运其经血也。六君子汤加桂、附、姜、茱，数剂而经行痛止，丸服而连生子女。（《女科医案·内外冷热门》）

一妇人，月事不行，寒热往来，口干颊赤，饮食少进，至暮间咳二三声。诸医皆用虻虫、水蛭、干漆、硇砂、芫青、红娘子、没药、血竭之类。惟余不然，曰：古方虽有此法，奈病人服之必脐腹发痛，饮食不甘，乃命止药。《内经》曰：二阳之病发心脾，心受之则血不流，故女子不月。既心受积热，宜抑火升水，流湿润燥，开胃诱食，乃涌出痰一二升，下泄水五六行，水湿上下皆去，血气自然湍流，月事不为水湿所隔，自可依期而至矣。亦不用虻虫等有毒之药，如用之则月经纵来，小溲反闭，他症生焉。凡精血不足者，宜补之以味，大忌有毒之药，性偏气悍，而致夭枉多矣。（《女科医案·经闭门》）

一妇人将一女子年十五时来诊，言女子十四时经水自下，今经反断，其母言之恐怖。余曰：若是妇人亲女，必妇人年十四时亦经水下，所以断者为避年乃怪，后当自下。此真气犹怯，禀赋素弱而然也。如欲药之，宜固先天真气，使水升火降，则五脏自和，而脉通行矣。（《女科医案·经闭门》）

◆ **崩漏**

锦衣杨永兴之内，血崩。过服寒凉之剂，其症益甚，肚腹痞闷，饮食不入，发热烦躁。脉洪大而虚。余诊之曰：此脾经气血虚而发热也。当即用八珍汤加炮姜以温补之，稍迟则不救。彼不信，仍服止血降火之剂，虚症蜂起，始信余言为不谬，但惜缓不及治矣。（《女科医案·血崩门》）

徽州盐商汪姓，始富终贫，其夫人年四十六，以忧劳患崩证，服参、附诸药而病益剧，延余治之。处以养血清火之剂，而病稍衰，盖此病本难除根也。越三年夫卒，欲往武林依其亲戚，过吴江求方，且泣曰：我遇先生而得生，今远去，病发必死耳。余为立长服方，且赠以应用丸散而去。阅十数年，郡中有洋客请治其室人，一白头老妪出拜，余惊问，曰：我即汪某妻也。服先生所赠方药，至五十二而崩证绝，今已六十余，强健逾昔，我婿迎我于此，病者即我女也。不但求治我女，必欲面谢，故相屈耳。盖崩证往往在五十岁以前天癸将绝之时，而冲任有火，不能摄纳，横决为害。至五十以后，天癸自绝，有不药而愈者，亦有气旺血热，过时而仍有此证者，当因时消息，总不外填阴补血之法。不知者以温热峻补，气愈旺而阴愈耗，祸不旋踵矣。此极易治之病，而往往不治，盖未能深考其理，而误杀之耳。（《洄溪医案·崩》）

孟官人母，年五十余，血崩一载，金用泽兰丸、黑神散、保安丸、白薇散补之，不效。余见之曰：天癸已尽，本不当下血。盖血得热而流散，非寒也。夫女之血崩，多因大悲哭。悲甚则肺叶布，心系为之血，血不禁而下崩。《内经》曰：阴虚阳搏谓之崩。阴脉不足，阳脉有余，数则内崩，血乃下流，举世以虚损治之，莫有知其非者。可服大剂者，黄连解毒汤是也。次以香附二两（炒），白芍二两（炒），当归二两（焙）。三味同为细末，温水调下。又服槟榔丸，不旬日而安。（《女科医案·血崩门》）

一妇，因怒崩血，久不能止，面色青黄或赤，此肝木制脾土而血虚也。用小柴胡合四物汤，以清肝火、生肝血。又用归脾、补中二汤，以益脾气、生肝血而痊。此症若因肝经风热而血不宁者，以防风一味为丸，以兼症之药煎送。或肝经火动而迫血者，用条芩炒黑为丸，以兼症之药煎送，无有不效。（《女科医案·血崩门》）

一妇人，年六十四岁，素多郁怒，每患必头痛寒热，春间乳内作痛，服流气饮之类益甚，不时有血如经行。又大惊恐，则伤食不进，夜寐不宁，乳肿及两胁焮痛如炙，午后赤甚。余以为肝脾郁火血燥，先以逍遥散加醋浸炒黑龙胆草一钱，炒黑山栀一钱半。二剂肿痛顿退，又二剂而全消。改用归脾汤，加黑山栀、川贝母，诸症悉痊。（《女科医案·血崩门》）

一妇人，性急多怒，每怒非耳、项、喉、齿、胸、乳作痛，即胸满、吞酸、吐泻、崩下不止。此皆肝火之症。肝自病则外证见，土受克则内证作。治外症用四物汤加白术、茯苓、柴胡、炒山栀、炒龙胆；治内症用四君汤加柴胡、白芍、木香、吴茱、炒黄连。内外症先后迭治悉平，惟血崩不净，是血分有热，脾气尚

虚，以逍遥散倍用白术、茯苓，又以补中益气汤加醋炒白芍、炒生地。一月之间，血止而经亦调矣。（《女科医案·血崩门》）

◆ 月经不调

一妇人，多郁善怒，勤于女工。小腹内结一块，或作痛，或痞闷，月经不调。恪服伐肝之剂，内热寒热，胸膈不利，饮食不甘，形体日瘦。脉软数弦涩。此脾土不能生肺金，肺金不能生肾水，肾水不能生肝木，当滋培化源。用补中益气汤、六味丸，分朝暮兼进，年余，而诸证悉瘥。（《女科医案·积聚门》）

一妇人，年三十余，内热作渴，饮食少思，腹内初如鸡卵，渐大四寸许，经水三月一至，肢体消瘦，齿颊似苍，脉洪数而虚，左关微涩。此肝脾郁结，气血虚而不能统运成积也。外贴阿魏膏，午前用补中益气汤，午后用加味归脾汤。两月许，肝火稍退，脾土渐健。午前用补中益气汤下六味丸，午后用逍遥散下归脾丸。又月余，日用芦荟丸二服，朝以逍遥散送下，日晡以归脾汤下。喜其慎疾调理，半年而愈。（《女科医案·积聚门》）

一妇人，月经不调，饮食少思，日晡潮热，脉涩虚数。此肝脾两亏，气血俱虚也。用十全大补丸加山萸、山药、丹皮、麦冬、五味，以敛虚阳，二十余剂而霍然。（《女科医案·潮热门》）

一孀妇，腹胀胁痛，内热晡热，月经不调，肢体酸麻，不时吐痰。或用清气化痰丸，喉间不利，带下黄赤兼青，腹胁痛胀愈甚。又用行气之剂，胸膈不利，肢体愈麻。此乃郁怒伤肝，脾血燥挟热，不能统摄泽气，脉故软涩弦数也。朝用归脾汤，解脾郁生脾气；夕用加味逍遥散，生肝血、清肝火。百余剂，而带下诸症始愈。（《女科医案·赤白带下门》）

◆ 经后水肿

一妇人，年三十余，经水断绝月余，渐渐周身浮肿。脉缓数涩滞。此血化为水。椒仁丸作汤，三啜而经水先通，再服而肿全消矣。(《女科医案·浮肿门》)

◆ 带下病

一妇，带下赤白，四肢无力。余诊之曰：四肢者，土也。脉软而滑。此脾胃虚弱，湿热下注也。以补中益气、济生归脾二汤，并加白芍、生地，不一月而带愈身康矣。(《女科医案·赤白带下门》)

一妇人，带下赤白，怒则胸膈不利，饮食少思，或用消导理气之剂，痰喘胸满，大便下血。脉涩缓大。余曰：脾气亏损，挟湿热而不能摄血归经，故二阴俱有所下也。先用补中益气汤加炮姜、白芍、茯苓、半夏，化其湿热，以安营气，随用八珍汤加柴胡、山栀，而诸症悉痊矣。(《女科医案·赤白带下门》)

一妇人，久疟患带，发热口渴，体倦食少，用七味白术散加麦冬、五味。大剂煎与恣饮，疟发稍可，渴亦大减。又用补中益气汤加茯苓、半夏，而带与疟疾悉差。(《女科医案·赤白带下门》)

一妇人，吞酸饱满，食少便泄，月经不调。服清气化痰丸，两膝渐肿，寒热往来，带下黄白不止，色萎体倦。脉滑而软。此脾胃两虚，湿热下注。用补中益气汤倍参、术，加半夏、茯苓、炮姜而愈。(《女科医案·赤白带下门》)

一妇人，性急善怒，小腹时常痞闷，小便涩痛，频下白物淫溢甚于白带。或面青口苦，寒热往来。脉得弦洪涩大。余以为积愤不发，湿热伤阴而致。先用龙胆泻肝汤，三啜而小便清利，涩痛顿释。改用加味逍遥四剂，而寒热亦解。补以八珍汤加知、柏数剂，而康复如常。（《女科医案·白淫门》）

一妇人，胸痞内热，口干耳鸣，喉中若有一核，吞吐不利，月经不调，带下淫溢不止。六脉软涩微数。此肝脾郁结，痰热不化而流注也。余以归脾汤加半夏、山栀、升麻、柴胡，间以四七汤下白丸子而愈。（《女科医案·赤白带下门》）

一妇人，眩晕吐痰，胸满气喘，得食消缓，苦于白带淫溢，已二十余年矣，诸药不应。脉滑而软。此气虚挟痰饮也，痰饮去而带自愈矣。遂朝用六君子汤，夕用六味地黄丸，不一月而带下诸症悉痊。（《女科医案·赤白带下门》）

◆ 阴内痒痛

一妇人，年二十余，内热烦渴，倦怠食少，阴中闷痒，小水赤涩，脉沉弦数。此郁怒伤损肝脾，湿热乘虚下注。加味逍遥散调治一月而安。（《女科医案·前阴诸疾门》）

一妇人，年三十余，阴内痛甚作痒，时常出水，食少体倦，脉软涩数。此肝脾气虚，湿火下注。用归脾汤加生白芍、牡丹皮、黑山栀、生甘草，四剂而病减，久服而全安。（《女科医案·前阴诸疾门》）

一妇人，年四十二，阴内痒痛异常，内热倦怠，饮食少思，脉软弦数。此郁怒伤损肝脾，元气下陷，湿热留恋阴中。宜用参、芪、归、术、陈皮、柴胡、炒山栀、车前子、升麻、白芍、丹皮、茯苓，十剂渐减，久服而全安。（《女科医案·前阴诸疾门》）

◆ 阴冷

一妇人，阴中冰冷，寒热呕吐，两股肿痛，脉沉洪弦。是怒动肝经，湿热下注为患。先用小柴胡加山栀一剂，寒热呕吐顿止；次用龙胆泻肝汤，亦用姜汁拌蒸，数剂而肿痛全消，阴中亦不复冰冷矣。(《女科医案·前阴诸疾门》)

一妇人，阴中寒冷，小便澄清，腹中亦冷，饮食少思，大便不实，脉沉数细涩。此下元虚冷，火土不生也。治以八味丸，饮食渐进，大便渐，一月余而诸症皆退，健旺如常矣。(《女科医案·前阴诸疾门》)

一妇人，阴中寒冷，小便黄涩，内热晡热，口苦胁膨，脉数洪涩。此肝经湿热，热蕴湿郁之极而反冷也。用龙胆泻肝汤，姜汁拌蒸，以解其真热假冷；更以加味逍遥散加姜汁拌炒龙胆二十余剂，而阴中渐暖矣。(《女科医案·前阴诸疾门》)

◆ 阴肿

一妇人，阴中突出如菌，四周肿痛，小便频数，内热晡热，似痒似痛，小腹重坠，脉软涩数。此肝脾亏损，湿热郁结，而肿痛似痒；元气下陷，而小腹重坠也。先以补中益气汤加山栀、茯苓、车前子、青皮，以清肝火升脾气；更以加味归脾汤，调治脾郁；外以生猪油和藜芦末涂之而收，肿热痛痒悉除矣。(《女科医案·前阴诸疾门》)

◆ 交接出血

一女子，年二十四，交接后辄出血不止，脉软虚数。此肝之相火伤犯脾肾之元，不能吸血归脏，故精泄后血亦随之溢出

也。当以补阴益气煎，蜜丸常服，加之节欲静摄，寻年无不自愈。（《女科医案·前阴诸疾门》）

◆ **不孕症**

一妇人，年三十四，梦与鬼交，惊恐异常，及见神堂阴司舟楫桥梁，如此一十五年竟不怀孕。巫祈觋祷，无所不至，钻肌炙肉，孔穴经千，黄瘦发热，中满足肿，委命于天。一日苦请余诊之，曰：阳光盛于上，阴水盛于下，见神鬼者阴之灵，神堂者阴之所，舟楫桥梁水之变，两手寸脉皆沉而伏，知胸中痰实也。凡三涌、三泄、三汗，不旬日而无梦，年余而有娠矣。（《女科医案·种子门》）

一妇人，体肥太过，子宫脂膜长满，经水虽调，亦不能生子。投以消脂膜、开子宫药二三十剂，明，果生子。（《女科医案·种子门》）

余遇一卒，说拙妻为室女时，心下有冷积如覆杯，按之作水声，以热手熨之如冰。娶来已十五年矣，恐断我嗣，急欲弃之。余止之曰：如用吾药，病可除，孕可得。卒从之。诊其脉沉而迟，尺脉洪大而有力，非无子之候也，可不逾年而孕。卒笑曰：姑试之。先以三圣散吐涎一斗，心下平软。次服白术调中汤、五苓散。后以四物汤加木香、香附，调和经脉，不再月而血气合度，数月余而连孕二子皆育。三圣散：用防风、瓜蒂各三两，藜芦一两，为散，用青汁煎服探吐。白术调中汤：白术、茯苓、橘红、泽泻各半两，甘草一两，干姜、官桂、砂仁、藿香各二钱半，为末，滚汤煎三钱，去渣。温服。（《女科医案·积聚门》）

◆妊娠恶阻

一妇人，妊娠烦心，眩晕呕涎沫，或时胸满恶食，或时心嘈易饥，脉数弦滑。此胎气上壅，痰热随之升降。与青竹茹汤，三啜而病如失。(《女科医案·胎前门》)

一娠妇，二三月间，恶心呕吐，气逆痰多，胸满食少，脉滞数滑。此胎壅痰滞，邪遏肤浮。与陈皮半夏汤，一啜而安。(《女科医案·胎前门》)

一娠妇，饮食停滞，心腹胀满，或用人参养胃汤加青皮、枳壳、山楂，其胀益甚，其胎上攻，恶心不食。右关脉浮大，按之则弦。此脾土受伤，肝木抑郁而相乘也。用六君子汤加柴胡、升麻而愈。后小腹痞满，用补中益气汤升举脾气而差。(《女科医案·胀满门》)

一孕妇，三四月间，头目眩晕，呕吐痰涎，恶闻食气，嗜好酸咸，多卧少起，肢体烦疼，脉虚浮滑。此气血虚而痰饮不化也。与半夏茯苓汤，三啜而诸症皆退，饮食亦进，而神气健旺如常。(《女科医案·胎前门》)

一妇，怀孕，气逆呕吐，烦热心嘈，脉滞沉数。此胎热气逆，胃火上冲也。与芦根汁汤，一啜而安，再剂而病不复作。后以加味逍遥散去丹加地，或倍术加连，直至胎成顺产，无病勿药。(《女科医案·胎前门》)

一妊娠妇人，因停食服枳术丸，胸膈不利，饮食益少。更服消导宽胸之剂，其胎下坠，小腹重滞。余诊脉软弦滑，此脾气伤而不能承载其胎也。先用补中益气汤四剂，升举其胎，后以六君子汤调其中气，俾饮食如常，改用八珍汤补其气血，而胎孕全安。(《女科医案·伤食门》)

◆ 妊娠腹痛

一妇，妊娠六七个月，忽然腹痛，其胎近下欲坠。召予脉之，软大而涩。此冲任血气大虚，不能承载其胎也。投以补中益气汤加熟地、当归，数剂而胎安痛减。后以八珍汤加木香、香附，服一月而全安。（《女科医案·腹痛门》）

一妇，妊娠之后，饮食不节，脾胃不调，时常腹痛泄泻。即以六君子汤调其中气，改用八珍汤数服而安。（《女科医案·伤食门》）

一妇，受孕之后，时常腹痛，延至四五个月，其痛尤甚，其举发靡宁。时召予脉之，脉虚弦数微涩。此血虚气滞，不能运化以养胎也。投以香砂四物汤，三剂而痛减。后以黑逍遥散加木香、香附，四剂而全安。（《女科医案·腹痛门》）

一妇人，怀孕小腹作痛，其胎不安，气攻左右，或时逆上，小便不利。脉数沉弦。此肝火郁滞，肝气不能发越也。投小柴胡汤加青皮、山栀，清肝火、化肝气而愈。后因暴怒气逆，小腹胀满，小便不利，水道重坠，胎仍不安，此亦肝木盛而肝火炽。用龙胆泻肝汤，一剂胀退痛安，水道便利。乃以四君子汤加升麻、柴胡，培土升阳，而胎顺全安矣。（《女科医案·小腹痛门》）

一妇人，妊娠以后，常患小腹作痛。脉数虚弦，重按细涩。此肝脾血虚，风寒外搏，痛甚亦能坠胎。亟以逍遥散加川楝子、小茴香，数剂而痛退，胎孕全安。（《女科医案·小腹痛门》）

一妊妇，心腹作痛，吐痰食少，胎气上攻。召予脉之，虚滑弦滞。此脾虚气滞，不能运化而生痰也。投以六君子汤加柴胡、枳壳，而痛退食进。又用四君子汤加枳壳、山栀、桔梗而安。后因怒气两胁作胀，中脘疼痛，复兼恶寒呕吐，仍以六君子汤加柴

胡、升麻、木香，一剂而退，加当归、白芍，四剂霍然。(《女科医案·心腹痛门》)

一妊妇，心腹作痛，胸胁膨胀，兼吞酸不食。此肝脾气滞，而不能运化也，脉弦滞微数。投以二陈汤加山楂、山栀、青皮、木香而愈。又后因怒气而痛复作，胎动不食，面色青黄，肝脉弦紧，脾脉弦长，此肝木乘土。用六君子汤加升麻、柴胡、木香而痊愈。(《女科医案·心腹痛门》)

◆ 胎漏 (胎动不安)

大中丞许慎微公，向令金坛时，夫人胎漏，医治不止。公欲因其势遂令下之，议于余。余令服佛手散，以为可安即安，不可安即下，顺其自然而已。既服，公犹疑不决。女科医者，检方以进。用牛膝一两，乃令酒煎服。公遂信而服之，胎果下。余时有从母之戚未及知此，知而驰至，则闻盈庭皆桂、麝气。盖因胞衣不下，女医又进香桂散矣，血遂暴下，如大河决，不可复止。急煎独参汤未成而卒。公哀伤痛恨无已，记之以为世戒。(《女科医案·妊娠下胎门》)

一妇人，怀孕四五个月，经血忽下，腰腹疼痛。脉数虚弦。此肝经风热血燥，不能荣养其胎，而经血渗漏也。令服加味逍遥散去丹皮，加生地、杜仲、血余炭，数服而安。(《女科医案·胎漏门》)

一孕妇，房劳太过，冲任脉伤，经血漏泄，故胎动下血，势不可遏。脉软涩数，重按无神。令急服补阴益气煎加血余炭、赤石脂、炒黑荷叶炭、棕炭，数服血止胎安。(《女科医案·胎漏门》)

一妇，妊娠八个月，胎欲坠似产，卧久不能安，日晡益甚。

此血气虚竭，不能固护其胎。脉弱无神。先投补中益气汤加白芍，以挽其下趋之势，数剂而胎渐安。遂以八珍汤加续断、杜仲，三十余剂则胎孕足月，而产亦顺利矣。（《女科医案·欲产非期门》）

一妇，妊娠甫经七个月，似时欲生产，而胎未下。余诊脉数虚涩，此血虚热迫，胎不能安也。法当凉血安胎，投知柏四物汤加人参、甘草，三十余剂而胎渐安。后以八珍汤加知母、山栀，又三十余剂，则胎孕足月而产亦顺矣。（《女科医案·欲产非期门》）

一孕妇，房劳过度，冲任有伤，胎失所养，而胎动不安。脉数弦细。令服胶艾八珍汤，数剂稍减，九服而全安。（《女科医案·胎动门》）

一孕妇，心烦口燥，胎动不安，饮食少进，倦怠乏力，脉虚弦虚，此血虚挟热，而胎失所养也。令服安胎饮加生地、白芍，三剂而稍减；继以金匮当归散加生地、牡砺，四剂而全安。切戒登高举重，庶免堕胎之患。（《女科医案·胎动门》）

◆ 滑胎

一妇，住经三月后。尺脉或软涩，或微弱。知是子宫真气不全，故阳不施而阴不化，精血虽凝，终难成胎，至产血块，或产血胞。令服十全大补汤加附子、紫石英，五六十剂而果生一子。（《女科医案·防胎自坠门》）

一妇，年三十余，或二三月，或三四月，其胎必坠。察其性情多怒，色黑气实。脉象沉数。此相火太盛，不能生气育胎，反食气伤精故也。因令住经第二个月，即煎黄芩、白术、当归、甘草，服至三个月尽，果得胎成而生一子。（《女科医案·防胎自坠门》）

一妇人，年二十七，月经不行已三月矣，或疑经闭。命余脉之，脉数冲和，尺部滑疾，谓非经病乃妊子也。令服芎归汤，腹中微动，为有孕。越数月后，果产一子。(《女科医案·胎前门》)

一妇人领一女子来诊。脉数微弦，举按似有冲和之象，谓其天癸不来，必一月有余矣。彼应之曰：然，自经净至今，恰三十二日也。余令即服乌雌鸡汤，二月时服紫苏汤，三月服黄雌鸡汤，保其成孕，勿使消散；四月时服菊花汤，五月服阿胶汤，六月服麦门冬汤，七月服葱白汤，护其胎元，勿使下坠；八月时服芍药汤，九月服安胎饮，十月服冬葵子汤，养其血气，使之顺产。后果生一男，神旺气充而易育也。(《女科医案·胎前门》)

◆ **胎死腹中**

一妇，年三十余，断经八九个月，肚腹日渐胀大，面色或青黄，服胎症药不应。余诊之，脉涩面青，往来寒热，病在肝胆；面黄腹大，困倦拒食，病在脾胃。此非正胎，乃郁结伤肝脾，而胆胃气化不清，鬼祟得以乘之，名曰鬼胎。余以归脾、逍遥二汤合煎，下斩鬼丹三钱，下污血浊水甚多，内有一胎，胞内血块，酷似鬼脸，故笔之以志异云。(《女科医案·鬼胎门》)

一妇，胎死腹中，服朴、硝而下秽水，神疲体疲，气息奄奄。脉亦软甚。用四君子汤为主，佐以四物汤加姜、桂，而死胎即下。更以八珍汤加姜、桂调补，其妇日渐安康矣。(《女科医案·死胎门》)

一娠妇，腹胀吐逆，小便不利，诸医杂进温胃宽气等药，服之反吐，转加胀满凑心。验之胎死已久，服下死胎药，不能通。因得鲤鱼汤三五服，大小便皆下恶水，由是肿消胀去，方得分娩死胎。此症盖因怀妊腹大，不自知觉，人人皆谓妊妇如此，终不

知胎水之为患也。（《女科医案·胀满门》）

一稳婆之女，勤苦负重，妊娠之后，但觉腹中阴冷重坠，口中气出甚秽。余意其胎之必死。诊其脉不脱，视其舌青黑。此子死母活之症。与朴、硝半两许服之，随下污水腐胎而渐安，更勿用他药矣。（《女科医案·死胎门》）

一妇人，伤胎腹满，不得小便，从腰以上肿，如有水气状，七月太阴当养不养。此心气实，当刺劳宫、关元，小便利，下死胎而愈。（《女科医案·胀满门》）

◆ 胎萎不长

一妇，妊娠六个月，体倦怠，面黄，晡热，而胎不长，因稍劳欲坠，脉软虚数。此气血虚而不能固护其胎也。投八珍汤倍加参、术，二十余剂使脾健旺，则血气日足，胎得所养，而无不长矣。（《女科医案·胎不长门》）

一娠妇，因怒胁痛，寒热呕吐，胎至八个月而不长，脉数弦软而滑。此肝脾郁结，邪遏不解，血气不能荣运养胎也。投以六君子汤加柴胡、紫苏、山栀、枳壳、桔梗，而诸症悉愈，胎亦渐长矣。（《女科医案·胎不长门》）

◆ 子肿

一妇，妊娠自三月成胎以后，两足脚面浮肿，以及腿膝，渐至周身，喘急满闷，行步艰辛，脉虚弦滑。此为子肿，投全生白术散，数服而肿退食进。继以千金鲤鱼汤、紫苏饮间服，一月而胎孕全安。（《女科医案·子肿子气门》）

一娠妇，四五个月后，遍身浮肿，饮食如常，脉缓沉涩。谓之子气，投天仙藤散，四服而肿势顿减。改以四君子汤加木香、

苏梗，日渐调理。至弥月，进紫苏饮三服，当晚分娩，而肿势全消矣。(《女科医案·子肿子气门》)

◆ 子痫

一妇，妊娠六七个月，一日清晨昏仆，移时苏醒，语言谵妄，手足抽搐不已，脉象弦数。此木旺风淫，热乘于心之候也。先以羚羊角散，三剂而神志清，语言静。惟抽搐未定，小水频数，更以加味黑逍遥散去丹皮，加池菊。水煎去渣，冲竹沥、姜汁数匙服。(《女科医案·中风门》)

◆ 子嗽

一娠妇，久嗽不止，其痰上涌，日吐五六碗许，诸药不应，脉虚数无神。此气阴两亏，不能收摄邪水，而水泛为痰也。朝用地黄汤，夕用四君子汤，更迭调治，数服稍减，一月全安。(《女科医案·咳嗽门》)

一娠妇，咳嗽不已，咳甚则大便遗出不禁，脉之虚软微数无神。此肾阴亏损，肺气不足，不能收摄而司开阖也。朝用补中益气汤加麦冬、五味，以培土生金；夕用地黄汤合生脉散，以收摄肾气而安。(《女科医案·咳嗽门》)

一孕妇，因怒咳嗽，呕吐痰涎，两胁作痛，脉沉弦数。此肝火侮金，肺失清肃也。全福花汤加羚羊角、山栀、生地，调治三日而减。后以润肺抑肝，半月而全安。(《女科医案·咳嗽门》)

◆ 妊娠小便淋痛

一妇，妊娠六七个月，溺出涩痛，淋沥不断，脉带沉数。此湿热积于膀胱，气不施化，而溺窍不利也。先投五淋散，服三剂而涩痛稍减。又以导赤散加麦冬、山栀、黄芩、知母，数服而小便清利。后用加味黑逍遥散去丹皮，加麦冬、知母，调理一月，而精神倍加。（《女科医案·淋沥门》）

一孕妇，患淋，血赤涩痛，脉数沉涩。此热结水府，伤血室而阻塞溺窍也。先投加味木通汤，利其溺窍，而涩痛稍减。又以知柏地黄汤去丹皮加山栀、麦冬，数服而血自止。后以八珍汤加麦冬、知、柏，调理一月而全安。（《女科医案·淋沥门》）

◆ 妊娠小便不通

一妇，妊娠饮食如故，烦热而倚息不得卧。此名转胞不得溺，以胞系了戾致此。但当利小便则愈，肾气丸去丹皮，加车前子、牛膝主之。肾气丸，即八味丸加车前子、怀牛膝。（《女科医案·小便不通门》）

一妇人，妊娠七八个月，患小便不通，诸医不能利，转加急胀，诊其脉细弱。意其血气虚弱，不能承载其胎，胎重坠下，压住膀胱下口，因此溺不得出。用补药升扶则起而小便自下。若药力未至，愈加急满，当令老练稳婆，用香油涂手，自产门入内，托起其胎，则溺出如注，而胀急无不自解。一面却以人参、黄芪、升麻大剂煎服。如或稍有急满，仍当手托取溺。如此三七日后，则元气渐充，而胎气渐举，小便无不如常。（《女科医案·小便不通门》）

一妇人，四十一岁，怀孕九个月，转胞小便不出已三日矣。下急脚重，不堪存活，来告急于余。往视之，见其形瘁，脉之，右濡而左稍和。此饱食而气伤胎，系弱不能自举，而下坠压着膀胱，偏在一边，气为所闭，故水窍不利，小便不通也。遂以人参、归身、白芍、白术、半夏、炙草、生姜煎浓汁，与四帖，任其叫唉。至次朝，又与四帖，药渣并作一帖，煎令顿服之。探喉令其吐出，皆黑水，小便立通。后就此方加大腹绒、枳壳、葱青、砂仁，与二十帖，以防产后之虚。果得就蓐平安，产后亦健。(《女科医案·小便不通门》)

一司徒李杏冈仲子室，孕五个月，小便不利，诸药不应。余诊六脉细数，曰：非八味丸不能效。不信，仍用分利之药，遂肚腹肿胀，喘急不卧，以致不救。(《女科医案·小便不通门》)

◆ 妊娠遗尿

一妇，孕，房室不慎，忽然小便遗出不禁，脉数虚软。此肾虚，膀胱之气不能收摄而遗溺也。投以六味丸料去丹皮、泽泻，合生脉散加金樱子、覆盆子，数服而安。(《女科医案·遗溺门》)

一娠妇，遗溺，内热烦躁，肝脉洪数、按之涩溺，或两太阳疼，或两胁肋胀。余以为血虚，肝火不能摄水，而自遗也。投加味逍遥散，去丹皮，加醋炒龙胆草，又以六味丸料，去丹皮，加麦冬、五味寻愈。后因患怒，或寒热，或身热不恶寒，前症仍作，更以逍遥散、八珍汤，兼清肝火，养肝血，更迭调治而安。(《女科医案·遗溺门》)

◆ 子烦

一妇人，素奉膏粱，纵恣酗酒，怀娠至五六个月，心烦肉跳不宁，脉数洪大。此胃火乘心，湿热浸淫于肌肉也。先服竹叶石膏汤三剂，而烦热退；后以加味黑逍遥散去丹皮，加麦冬、牡蛎，数剂而心烦肉跳全安矣。(《女科医案·子烦子燥门》)

一孕妇，房劳太过，心肾失养。一日朝膳后，忽躁扰不宁，终宵不寐，独言独语，若有神灵所附。脉之虚浮急疾，重按少神。急以知柏地黄汤去丹皮、泽泻，加人参、五味、麦冬。数剂而神志宁，语言静，丸服而胎成顺产矣。(《女科医案·子烦子燥门》)

◆ 子喑

一妇人，怀孕之后，欲语无声，遂至无语，举家惊惶，邀余诊之。曰：此名子喑，非病也，不须治之。黄帝曰：人有重身九月而喑，何也？岐伯对曰：胞之络脉绝也。帝曰：何以言之？岐伯曰：胞络者，系于肾，少阴之脉，贯肾，系舌本，故不能言。帝曰：治之奈何？岐伯曰：无治也，当十月复。(《女科医案·中风门》)

◆ 妊娠感冒

一娠妇，寒热头痛，恶寒身痛。脉数弦滞。此寒邪外盛，营气被遏，而清阳不伸也。投芎芷香苏饮，一汗而寒热顿解，疼痛亦退。惟胎动不安，饮食少进，投以紫苏饮，三剂而胎安食进，健旺如常矣。(《女科医案·伤寒门》)

一娠妇，伤寒汗出后，恶寒已罢，潮热不解，脉数弦濡。投以黄龙汤三剂，而身热顿解。后以加味逍遥散去丹皮，加地骨皮，而康复如常矣。(《女科医案·伤寒门》)

◆ 妊娠喘证

一妇，娠六个月，恼怒气逆，喘急不宁，已数日矣，脉弦而疾。以全福汤加抑肝顺气之药，三啜而安卧如常。(《女科医案·喘急门》)

◆ 妊娠心痛

一妇，妊娠心痛，烦热作渴，脉数虚弦。用白术散即愈。后因停食，其痛仍作，胸腹胀满，按之愈痛。此因饮食停滞，用人参养胃汤。按之不痛，乃停滞已化，脾胃受伤也。六君子汤调补，而痛胀全瘳矣。（《女科医案·心痛门》）

一妇，素有心疼疾，受孕之后，不时举发，诸医杂治罔效。延至四月，适小肠经脉养胎，其痛牵脐，势不可忍。命予脉之，弦细而紧。此手太阳受邪，即女子之疝也。投以火龙散，三啜而痛如失。（《女科医案·心痛门》）

◆ 妊娠泄泻

进士王徵之内，怀孕泄泻，恶食作呕。余诊之，脉象冲和，右关微涩。此饮食不节，脾胃滞气不化，不能分泌清浊也。其夫忧之，强进米饮。余谓：饮亦尚能滞气，先以砂仁、藿香煎汁饮之，使宿滞化，则脾胃和，自能进食而呕泻无不定。后果不药而痊。（《女科医案·泄泻门》）

一妇，怀娠泄泻，六脉弦虚，此脾土虚而不能胜其运化也。投以四君子汤加山药、扁豆、白芍、木香，数剂而泄泻顿止，胎亦全安。（《女科医案·泄泻门》）

一妇人，妊娠四五个月，忽然呕吐泄泻，手足挥霍，眼目撩乱，脉数弦芤。此外感风寒，挟暑湿而脾土不能胜，受其邪也。改用香苏饮，加白术、砂仁、厚朴、藿香，一剂顿止。改用四君子汤加木香、砂仁，冲藿香露而全瘳。（《女科医案·霍乱门》）

一娠妇，上吐下泻，势甚发厥，水谷不得入口。六脉已脱，法在不治。投以调中汤，一剂吐止阳回，脉起食进。改用调中养营汤，三剂而全安，泻亦止矣。调中汤：用熟地四钱，葛根钱半，白芍钱半，厚朴八分，白术钱半，藿香三钱，木香八分，茯苓三钱，甘草五分。（《女科医案·霍乱门》）

兰溪潘开于表弟，其夫人怀娠患痢，昼夜百余次，延余视。余以黄芩汤加减，兼养胎药饮之，利遂减，饮食得进，而每日尚数十次，服药无效。余曰：此不必治，名曰子利，非产后则不愈，但既产，恐有变证耳。病家不信，更延他医，易一方，则利必增剧。始守余言，止服安胎药少许，后生产果甚易，而母气大衰，虚象百出。适余从浙中来，便道过其门，复以产后法消息治之，病瘳而利亦止。盖病有不必治而自愈，强求其愈，必反致害，此类甚多，不可不知也。

王士雄按：此所谓利，即是泄泻。古人名曰利下，非今之痢也。痢疾古名滞下，若胎前久痢不愈，产后其能免乎？（《洄溪医案·子利》）

◆ 妊娠大小便不利

亚卿李浦汀侧室，妊娠大小便不利，或用降火理气之剂，元气反虚，转加胀闷。肝脉弦急，脾脉迟滞。视其面色，青黄不泽。余曰：此郁怒伤阴，肝脾之气不能输化，乃大虚症也。遂以归脾汤加山栀、木香，而大便先通。改用加味逍遥散去丹皮加生地，数剂而二便通利，胎亦全安。（《女科医案·大小便不通》）

◆ 妊娠痢疾

主政王天成之室，妊娠痢疾，愈后二便不通。其家世医，自用清热之剂未效。余诊其脉，浮大而涩，此气血两虚，津液无以下润也。朝用八珍汤加麻仁、杏仁，夕用加味逍遥散去丹皮加车

前子，数剂而二便通利，胎亦全安。(《女科医案·大小便不通》)

地官胡成甫之内，怀娠久痢，自用消积理气之剂，腹内重坠，胎气不安，又用阿胶、艾叶之类不应。余诊脉软微数，此气血两虚，清阳下陷，而不能承载其胎，故腹中重坠，胎动不安也。遂用补中益气汤加白芍、木香，而胎渐安，痢渐稀。改用香砂异功散加黄芩、白芍，而痢下全瘳矣。(《女科医案·痢疾门》)

汤总兵妇人，怀娠病痢不止。壶仙翁诊之，其脉虚而滑，两关独涩。此血气不足，相火炎灼，而有似乎热痢，实非痢也。乃用黄芩、白芍以安胎，四物汤换生地黄以养血，数剂遂安。(《女科医案·痢疾门》)

◆ 妊娠血证

一妇，妊娠六七个月，傍午或午后必衄血如注，起居不衰，饮食少减，脉数弦涩。此肺家伏热，伤血分而上出于鼻也。投以黄芩清肺饮，四剂而血定。后以加味黑逍遥散去丹皮，加桑皮、黄芩、麦冬，数剂而衄不再作矣。(《女科医案·吐血衄血咳血门》)

一妇，素有咳嗽，怀孕至六个月后，每咳燥痰，必带鲜血，脉数虚弦，饮食减少。此血虚挟热，肺金受克，而动血妄行也，如不早治，即种蓐劳之根。投以二地二冬二母汤加阿胶、白芍，三十余剂，直至分娩，咳嗽虽未全定，而血不复来矣。(《女科医案·吐血衄血咳血门》)

一妇，娠三四个月，每晨吐血升余，饮食如常，脉数洪大。此胎热伤阴，胃火迫血也。投以犀角地黄汤加用黄芩、石膏，去丹皮，三剂而血止；去石膏加阿胶、知母，数剂而全安。(《女科医案·吐血衄血咳血门》)

一妇，妊娠，因怒溺血，烦热食少，胸乳间作胀，脉弦洪涩。此血虚挟肝火而血动也。投加味逍遥散去丹皮，六味地黄丸去丹皮、泽泻，兼服渐愈。又用八珍汤加柴、栀、麦冬、知母而全安。（《女科医案·溺血门》）

一孕妇，素食膏粱，性耽酩酒，积热阳明，有伤血室，而溺血不止也，脉数洪涩。先投清胃散去丹皮，加白芍、知母，三剂而血减。又以生地黄丸，数剂而全瘳。后以加味黑逍遥散去丹皮，加麦冬、知母，而临蓐平安，产后亦健。（《女科医案·溺血门》）

◆ 妊娠颈项强直

一娠妇，颈项强直，腰背作痛，脉象弦浮。此膀胱经受邪，宜从太阳经治。用拔萃羌活汤，一剂而痛减。改用独活寄生汤，二剂而全瘳。后以八珍汤加秦芄、杜仲调补，而胎顺产矣。（《女科医案·腰背痛门》）

◆ 妊娠疟病

一妇，妊娠六七个月，患疟先寒后热，六脉浮紧，医用柴胡桂枝无效。予曰：此非常山不愈。众皆难之。越数日后，疟热甚难禁，仍从予言，投以七宝散，一服即差。（《女科医案·疟疾门》）

一妇，妊娠三四个月，即患疟疾，先寒后热，热多寒少，脉数弦浮，饮食减少。投以黄龙汤，四五剂而寒热俱减。改用逍遥散，而饮食渐进，数剂而疟疾全瘳矣。（《女科医案·疟疾门》）

◆ 妊娠失明

一妇将临产，忽然两目失明，不见灯火，头痛眩晕，项腮肿满，不能转颈，诸治不差，反加危困。偶得消风散，服之病减七分，获安分娩，其眼吊起一边，人物不能辨识。乃以四物汤加荆芥、防风，兼投眼科天门冬饮子，二方间服，目渐稍明。须忌酒、面、煎、炙、鸡、羊、鹅、鸭、豆腐、辛辣热物，并禁房室过劳。此症因怀孕之后，多用炉火，衣着太暖，致伏热在内，而生病也。（《女科医案·眼目门》）

◆ 妊娠舌肿

南门陈昂发夫人怀娠三月，胎气上逆，舌肿如蛋，色紫黑，粒米不能下，医者束手，延余治。余曰：此胎中有毒火冲心，舌为心苗，故毒聚于舌，肿塞满口，则饮食绝矣。乃用珠黄散及解毒软坚之药，屡涂其舌，肿渐消而纳食；复用清凉通气之方，消息治之。或谓解毒清火，与胎有害。余曰：不然。胎气旺甚，愈凉愈安，但热毒伤阴，当滋养其血气耳。乃专服余药，孪生二子。后询其得病之故，乃曾听邪人之言，服不经之药，几至伤生，可为戒也。（《洄溪医案·胎中毒火》）

◆ 妊娠脏躁

一妇人，妊娠，忽然无故悲泣不止，或谓之有祟，祈禳请祷备至，终不应。予忆《金匮》有云：妇人脏躁，悲伤欲哭，象如神灵所附，宜甘麦饮。令煎急服而安。（《女科医案·脏躁悲伤门》）

一妇人，妊娠，无故悲伤欲哭，与甘麦大枣汤二剂而愈。后复患，又用前汤，佐以四君子汤加山栀而安。（《女科医案·脏躁悲伤门》）

一娠妇，悲哀烦躁，其夫询之，曰：我无故，但自欲哭耳。

287

脉虚数微涩。此气血两虚，虚阳内郁，而神志不伸，故欲哭。宜淡竹茹汤为主，佐以八珍汤而安。(《女科医案·脏躁悲伤门》)

◆ 待产

一妇，妊娠十个月有余，夫疑其胎有异。请余诊之，脉微数不滑，此血虚而气滞也。法当补血行气，投四物汤去白芍，加香附、木香、砂仁、枳壳，而胎微动，产蓐顺利也。(《女科医案·欲产非期门》)

◆ 试胎

余往候族兄龙友，坐谈之际，有老妪惶遽来曰：无救矣。余骇问故，龙友曰：我侄妇产二日不下，稳婆已回绝矣。问：何在？曰：即在前巷。余曰：试往诊之。龙友大喜，即同往。浆水已涸，疲极不能出声，稳婆犹令用力迸下。余曰：无恐，此试胎也。尚未产，勿强之，扶令安卧，一月后始产，产必顺，且生男。稳婆闻之微哂，作不然之态，且曰：此何人，说此大话，我收生数十年，从未见有如此而可生者。其家亦半信半疑。余乃处以养血安胎之方，一饮而胎气安和，全无产意。越一月，果生一男，而产极易。众以为神，龙友请申其说。曰：凡胎旺而母有风寒劳碌等感动，则胎坠下如欲生之象，安之即愈。不知而以为真产，强之用力，则胎浆破而胎不能安矣。余诊其胎脉甚旺，而月份未足，故知不产。今已摇动其胎，将来产时必易脱，故知易产。左脉甚旺，故知男胎。此极浅近之理，人自不知耳。(《洄溪医案·试胎》)

◆ 产后血晕

一妇，产后小腹痛甚，牙关紧急，神昏厥冷，脉紧涩大。此瘀血夹冷凝结，而心失所荣，神明失指也。投以失笑散加姜、桂、煎汤，一服而苏，二剂而痛全定，厥亦回。再以四物汤加炮姜、肉桂、白术、陈皮，调理半月而康复如常。(《女科医案·腹痛门》)

一妇，因产饮酒，恶露甚多，忽患血晕，口出酒气，脉数浮涩。此血得酒热而妄行，致血虚而心神失养，故亦发晕焉。以四物汤加葛花一剂，汗微出而差。(《女科医案·血晕门》)

一家人妇，产后小腹作痛，忽牙关紧急，不省人事，脉滞沉涩。此瘀血冲心，灌以失笑散，良久而苏。又用四物汤换赤芍，加琥珀、炮姜而愈。(《女科医案·血晕门》)

一新昌徐氏妇，病，产后暴死，但胸前微热。奉化陆严诊之，脉象沉涩。曰：此血不行，而闷绝也，于理尚可救治。令以红花数十斤，大锅煮之，候汤沸，以长桶盛之，将病者寝其上，汤气微复热之，有顷，妇人指动，半日遂苏。(《女科医案·血晕门》)

◆ 产后血崩

一产妇，血崩，小腹痛胀，服破气行血之剂，其崩如泉涌，四肢不收，恶寒呕吐，大便泄泻，势濒于危，脉涩弦细。此脾胃虚寒，不能摄血归原也。余投六君子汤加黑附、炮姜、白芍、熟地，四剂稍减。又以十全大补汤黑附易肉桂、加炮姜，三十余剂而诸症悉痊矣。(《女科医案·血崩门》)

一产妇，因怒血崩，其血如潮涌，至神气昏沉，手足抽搐。脉数弦浮，按之不振。此肝经血耗生风，而不能藏血归经也。余以六味地黄丸一剂，诸症稍减，但食少晡热。又以四君子汤加柴胡、归、芍、丹皮、熟地数剂，而病悉全愈。(《女科医案·血崩门》)

一妇，新产后血崩发热，右手足不便，脉数微弦。此血虚中风，而不能统血归经以荣筋也。投大秦艽汤屏去风燥诸药，加虎骨、鹿角霜，三剂而血定热退。惟手足偏右软痿，毫不能举动转移，犹喜饮食渐进，神志渐宁，脉更软数。改用十全大补汤去川芎、甘草，加炮姜、黑附、虎骨胶、鹿角胶，三十余剂而轻便如常。（《女科医案·中风门》）

◆ 产后胞衣不下

一产妇，胞衣不下，腹无痛胀，手按之满腹和软，脉亦软弱微涩，此气虚不能推送其胞也。用保生无忧散，一剂而下，恶露亦下而安。（《女科医案·产后门》）

一妇，产后面赤口干，五心烦热，其血败瘀入胞，故胞衣不下，脉数滞涩。但去其败血，则胞衣自下。遂用黑豆炒透二合，并烧红铁秤锤一枚，同豆淬酒，冲热童便一杯，调下益母丹二丸，胞衣从血而出，诸症悉平。（《女科医案·产后门》）

一家人妇，胞衣不下，胸腹胀痛，手不可近，脉滞沉涩，此瘀血入胞，胞满为患。用温酒下失笑散一剂，恶露、胞衣并下而安。（《女科医案·产后门》）

◆ 产后恶露不绝

洞庭某妇，产后小腹痛甚，恶露不止，奄奄垂毙。余诊之，曰：恶露如此多，何以其痛反剧？更询其所行之物，又如脓象。余曰：此乃子宫受伤，腐烂成痈也。宜令名手稳婆探之，果然。遂用绵作条，裹入生肌收口之药，而内服解毒消瘀之方，应手而愈。凡产后停瘀，每多外证，如此甚多，不可不知也。（《洄溪医案·产后肠痛》）

一妇，产后恶露未尽，因早离床抹浴，寒湿之气客于经络，乍寒乍热不已，脉紧细软涩。此寒郁其经，不能运行血气，而托出外邪也。令与生料五积散，三剂恶露下，而寒热亦解。(《女科医案·发热门》)

一妇，产后恶露下来，比常较多，医以涩药止之，遂腹痛牵引小腹难忍，脉滞沉涩，此血气凝滞而不调也。投失笑散，用木香、枳壳煎汤，三服而安。(《女科医案·腹痛门》)

◆产后恶露不下

一妇，经盛暑月中产三日，恶露不行，遂热狂言，叫呼奔走，拿捉不住，脉大而疾。此败血冲心，心气不降，而神明失指也。以干荷叶、生地黄、牡丹皮煎汤，调下生蒲黄三钱，一服即定，恶露旋下而安。(《女科医案·发热门》)

苏州顾某继室，产后恶露不出，遂成血臌，医者束手，顾君之兄掌夫，余戚也，延余治之。余曰：此瘀血凝结，非桃仁等所能下，古法有抵当汤，今一时不及备，以唐人法，用肉桂、黄连、人参、大黄、五灵脂成剂，下其瘀血。群医无不大笑，谓寒热补泻并相犯之药合而成方，此怪人也。其家因平日相信，与服。明日，掌夫告余曰：病不可治矣。病者见鬼，窃饮所服药，乃大呼曰：我不能食鬼之所吐也，先生可无治矣。余往验之，药本气味最烈之品，尝之与水无二，怪之。仍以前方煎成，亲往饮之，病者不肯饮，以威迫之，惧而饮，是夕下瘀血升余，而腹渐平，思食。余以事暂归，隔日复往，其门首挂榜烧楮，余疑有他故，入门见者皆有喜色，询之，则曰：先生去之夕，病者梦其前夫人怒曰：汝据余之室，夺余之财，虐余之女，余欲伤汝命，今为某所治，余将为大蛇以杀汝，即变为大蛇。大惊而醒，故特延僧修忏耳。盖前夫人以产后血臌亡，病状如一，而医者治不中病，遂致

不起。盖一病有一病治法，学不可不博也。(《洄溪医案·产后血臌》)

一妇，产后恶露不行，上渴下泻，无少宁时，脉软弦浮，此脾胃虚而津液不能上奉也。与七味白术散，二剂泄泻顿止。又用八珍汤加糯粉炒麦冬、五味子，三十余剂而渴亦全解。(《女科医案·发渴门》)

一妇，产后恶露涩少，遂至大腹胀闷，呕吐不定，脉数濡弦涩滞，此气亏不能化血，而湿伏于中也。与抵当汤三钱，而血水大下，腹胀顿退。后以六君子汤，数剂呕吐不复再作矣。(《女科医案·腹胀门》)

一妇，产后寒热泄泻，恶露不行，小腹痛胀，脉细紧数，此中气大虚，寒邪伤之，而不能化血也。投理中汤合三物建中汤去当归，加荆芥、泽兰，三剂而寒热退，恶露行，小腹痛减，泄泻渐稀。又以理中汤加熟地、肉桂，数剂则泄泻定，腹痛除，调理半月而健旺如常。(《女科医案·伤寒门》)

一妇，产后血逆上行，鼻衄心燥，舌黑口干，脉数沉涩，此恶露不下，瘀血上升也。遂以益母丸二丸，童便化下，鼻衄渐止，恶露下而安。(《女科医案·鼻衄门》)

一妇，新产后恶露涩少，寒热不止，饮食少进，神志时昏，脉软细数，此冲任两亏，寒邪伤之，为血分伤寒。投三物建中汤合清魂散，二剂而寒热顿解。改用八珍汤去川芎、甘草，加姜、桂，三剂而全安。三物建中汤：当归、赤芍、肉桂。清魂散见产后。(《女科医案·伤寒门》)

◆ **产后腹痛**

一妇，产后一月有余，小腹作痛，咳嗽、食少，微觉潮热憎寒，脉涩弦数。此冲任受寒，血滞而上干肺络也。日久失治，乃荣怯之根。投以新制温经饮，三剂而稍凉，调治半月而全瘳。新制温经饮：肉桂、杏仁、米仁、丹参、黑荆芥、茯苓、续断。（《女科医案·咳嗽门》）

一妇，产后腹痛发热，气口脉大，薛以为饮食伤脾。不信，乃破血补虚，反加寒热头痛，呕吐涎沫。又用降火化痰理气等药，遂至四肢厥逆，泄泻下坠。始悔悟，问余曰：何也？余曰：此脾胃虚寒之变症也，法当温补其中。遂用六君子汤加炮姜、肉桂、木香，四剂而诸症悉退。再进补中益气汤加姜、桂，数剂而元气遂复。（《女科医案·腹痛门》）

一妇，产后腹大痛，觉脐下有块，脉涩软数，此血虚挟寒滞而成瘕也。故痛减则块亦减，小痛定时则块亦平复无痕，百治不效。一人教以羊肉四两，熟地二两，生姜二两，酒煎，服汁十三次，块与痛全消尽释而安。（《女科医案·腹痛门》）

一妇，产后腹痛，后重下痢无度，形体倦怠，饮食不进。与余为邻，余诊脉细软弱，曰：此脾肾俱虚，火不生土也。用四神丸、十全大补汤寻愈。但饮食不化，肢体倦怠，又用补中益气汤加炮姜而安。（《女科医案·痢疾门》）

一妇，产后腹中疠痛，牵引小腹，兼寒热不止，脉虚涩弦浮，此恶露已尽，冲任受寒，而营卫不调也。投当归建中汤，四剂而寒热减，腹痛退，小腹和。又以八珍汤加姜、枣，调治半月而霍然矣。（《女科医案·腹痛门》）

一妇，产后身腹作痛，发热不食，烦躁不寐，盗汗胁痛。服解散祛瘀之药，不时昏愦。六脉洪大，重按如无。此元气大虚，邪气陷伏。投补中益气汤加炮姜、半夏，病势顿退。又二三剂，寝食甘美。但背强而痛，此邪虽外解，血气并虚。又用八珍汤、

十全大补汤，调理半月而康复如常。(《女科医案·遍身疼痛门》)

一妇，产后食鱼鲊，腹痛患痢，脉弦微涩。此鱼为水中之味，鲊为鱼肉之滓，惟能助湿伤脾，滑利肠胃，所以诸药不能克应。令以陈皮、白术等分，生研为末。茉莉花浓汁调下三钱，数服而痛痢全差。(《女科医案·痞闷门》)

一妇，产后小腹痛，小便不利。用薏苡仁汤，二剂痛止。更以四物汤加桃仁、红花，下瘀血而愈。大抵此症皆因营卫不调，兼瘀血停滞。其脉洪数，已有脓；脉但数，微有脓。脉若迟紧，乃仍瘀血，可下之而愈。(《女科医案·腹痛门》)

一妇，产后小腹痛，脉数滞滑，此瘀血停滞，势欲成痈。瓜子仁汤下之而安。(《女科医案·腹痛门》)

一妇，产后小腹作痛，服行气破血之药不效，其脉洪数，此瘀血内溃为脓也。以瓜子仁汤，二剂痛止。更加以太乙膏下脓而全愈。(《女科医案·腹痛门》)

一妇，产后小腹作痛有块，脉芤而涩，此血虚挟瘀。以四物汤加桃仁、红花、延胡、牛膝、木香，治之而安。(《女科医案·腹痛门》)

◆ **产后腹胀**

一妇，产后患腹胀，或以为瘀血，用抵当汤，败血果下，胀急益甚，脉数软涩。此脾气虚而清阳下陷，脉络不能宣通，而瘀血未尽也。朝用补中益气汤，夕用六君子汤，俱加炮姜，仍下瘀血而后安。(《女科医案·腹胀门》)

一妇，产后四肢浮肿，寒热往来，气喘咳嗽，胸膈不利，呕吐酸水，两胁疼痛，脉弦浮涩。此夹肝气受邪，邪逆而气不得下降也。遂用旋覆花汤，微汗而解。后用小调经散，以泽兰煎汤调

下，则喘肿诸症悉平矣。(《女科医案·腹胀门》)

一妇，产后饮食少思，服消导之剂，四肢浮肿，饮食益不能进，脉软微涩。余以为中气不足，清阳陷而浊阴不化也。遂朝用补中益气汤，夕用六君子汤，各数剂，肿退食进而愈。(《女科医案·腹胀门》)

◆ 产后发热

西濠陆炳若夫人，产后感风热，瘀血未尽，医者执产后属虚寒之说，用干姜、熟地治之，且云必无生理，汗出而身热于炭，唇燥舌紫，仍用前药。余是日偶步田间看菜花，近炳若之居，趋迎求诊。余曰：生产血枯火炽，又兼风热，复加以刚燥滋腻之品，益火塞窍，以此死者，我见甚多。非石膏则阳明之盛火不解，遵仲景法，用竹皮、石膏等药。余归而他医至，笑且非之，谓自古无产后用石膏之理。盖生平未见仲景方也。其母素信余，立主服之，一剂而苏。明日炳若复求诊，余曰：更服一剂，病已去矣，无庸易方。如言而愈。医者群以为怪，不知此乃古人定法，惟服姜、桂则必死。(《洄溪医案·产后风热》)

一大尹俞君之内，产后恶露已去，发热晡热，便血吐血，小便频数，而无盗汗潮热，时痛胀不止，肚腹痞闷。余以诸脏虚损，治当固本。彼自恃知医，反用降火之剂，更加泄痢肠鸣，呕吐不食，腹冷足冷，始信余言。诊其脉或浮洪，或沉细，或如无。其面或青黄，或赤白。此虚寒在内，而外乃假热。时值仲夏，当舍时从证。先以六君子汤加炮姜、肉桂，数剂痛胀俱退，痢亦遂瘳。更以十全大补汤加炮姜、大枣，三十余剂而热亦不复发矣。(《女科医案·发热门》)

一妇，产后恶露未尽，瘀血入络，又感寒邪，身疼寒热如

疟，脉浮紧细弦涩。与生料五积散，五帖恶露下而寒热诸证悉痊。（《女科医案·发热门》）

一妇，产后恶露已行，恶寒发热不休，脉象软数，重按无神。此营卫大虚，不能布传也。用十全大补汤加炮姜，数剂而愈。惟饮食不甘，肢体倦怠，用补中益气汤加炮姜而渐安。后犯怒气，遂复恶寒发热，反抽搐咬牙，难于候脉，视其面色青中带黄，欲令按腹，以手护之。此必肝木侮脾土，饮食停滞，而清阳失敷，百脉皆无泉气以滋荣也。六君子汤加木香、钩藤，一剂而减，四剂而全安。（《女科医案·发热门》）

一妇，产后恶露已行，发热不止，脉数虚软，此血气虚而阳欲外亡也。余欲用八珍汤加炮姜治之，其家自恃知医，以为风寒未解，欲用小柴胡汤。余曰：寒热不齐，乃气血虚乏，不能外卫之象。不信，仍服一剂，汗出不止，谵语不绝，烦热作渴，肢体抽搐，始信余治。乃改用十全大补汤加炮姜，不应。脉洪大，重按全无。此因虚极生寒，乃内真寒而外假热也。仍以前方加附子，四剂稍缓，二十余剂全安。（《女科医案·发热门》）

一妇，新产，甫经三日，恶露虽通，血气未定，其朝早起感冒，遂身热目暗，如中风状，脉数弦涩。即以清魂散加肉桂、当归，一剂而得微汗，三剂而身热全瘳，目亦不复暗矣。（《女科医案·发热门》）

一儒者杨敬之内，产后发热泻痢，更兼吐痰，或用温补化痰不应，面色黧黑，两尺浮大，按之微细。曰：此命门火虚，不能生脾土，而虚阳外浮，湿不受制也。以八味丸补土之母，而痰、痢皆除，热亦不再发矣。（《女科医案·发热门》）

一妇，产后朝寒暮热，或不时寒热，久不愈，脉弦迟疾不调。此正气内虚，不能胜邪而外却也。用六君子汤、补中益气汤相间

煎服，各三十余剂而始瘳。(《女科医案·疟疾门》)

◆ **产后身痛**

一妇，产后患疟久不愈，苦楚万状，百疾蜂起。或头痛，或腰痛，或身痛，或呕恶。其脉或洪大，或微细，或弦紧，或沉伏。此寒热交争，而正气不胜，邪不受制也。遂以六君汤加炮姜，二十余剂脉证始定。又用参、术煎膏，佐归脾汤，百余剂而始差。(《女科医案·疟疾门》)

一妇，六月生产，产后多汗倦怠，不敢袒被，故汗渍被褥，冷则浸渍，得风湿疼痛。脉细弦浮。遂以羌活续断汤，数服而愈。(《女科医案·遍身疼痛门》)

郭茂恂嫂金华居，产七日不食，始言头痛，头痛已，又心痛作，既而又目睛痛，如割如刺，更作更止，相去无瞬息间。每头痛甚，欲取大石压，良久渐定。心痛作，则以十指抓臂，血流满掌，痛定。自腹痛，又以两手自剜取之，如是十日不已。众医无计。脉缓不虚。此无他，乃积聚转攻，经气窒塞，所以更迭作痛。余用杀虫药，先进黑龙丹半粒，疾少间，中夜再进，乃瞑目寝如平时。至清晨下一行，约三升许，如蝗虫子，三疾减半。巳刻又行，如厕毕，而顿愈矣。(《女科医案·头痛门》)

一产妇，遍身头项作痛，恶寒拘急，脉紧浮数，此风寒伤营之证。用五积散一剂，汗出遍身而愈。但倦怠发热，此外邪去而真气内陷，用八珍汤调理而安。(《女科医案·遍身疼痛门》)

一妇，产后两足疼痛，直至腿膝，脉细紧弦。此风湿袭经而邪搏于下也。投独活寄生汤加肉桂，一剂而汗出病愈。后因劳复作，脉数软弱。此气血太虚，脾阳不能统运，故汗出如水，吐痰如涌也。用十全大补汤培养气血，病势渐减，惟饮食日少，肌肉日瘦，脉数沉细。此命门火衰，脾土虚寒，而吐痰肌削，纳化迟难也。用八味丸、归脾汤，一月而病始全愈，肌肉亦渐生矣。（《女科医案·脚气门》）

◆ 产后小便不通

一妇，产后小便不通，诸药不应，脉数沉涩。此冲任血虚气燥，膀胱不能施化，而水竭焉。令以梨汁和人乳各一杯，日夕兼进而溺渐通，口亦不燥矣。（《女科医案·小便不通门》）

◆ 产后小便淋沥

一妇，产后小水淋沥，或时或出，服分利降火之剂不效，已二年矣，脉软微数。此肺肾虚乏，气不施化也。今朝服补中益气汤加车前子，暮用六味地黄丸加麦冬、五味，各数剂，而日渐痊安矣。（《女科医案·淋沥门》）

◆ 产后小便频数

一妇，产后小便频数，时忽寒战，脉软微数。此脾肺俱虚，膀胱不能化气也。遂以补中益气汤加山茱、山药，佐以桑螵蛸散而愈。后患发热晡热，盗汗自汗，月经不调，服加味逍遥散而安。（《女科医案·小便频数门》）

一妇，产后小便频数，始而吐痰发热，继而日晡潮热，脉软虚数。此膀胱阴虚，阳不施化，故水府蓄泄不灵。遂用补中益气汤朝暮兼服，而日渐痊安。再用六味地黄汤同服。（《女科医案·小便频数门》）

◆ 产后小便失禁

一妇，产后小便不禁，二年不愈，面色青赤或黄白。此肝脾两虚，血热而迫水府也。脉虚数沉弦。用加味逍遥散，佐以六味地黄丸而愈。(《女科医案·小便不禁门》)

一产妇，先胸乳痛胀，后因大怒，遂口噤吐痰，臂不能伸，小便遗出。诊之，左三部脉弦。余以为肝经血虚，风火相煽，而不能荣经络也。先用逍遥散治之，则臂能屈伸。又以补肝散、六味丸，数剂而诸症悉平。(《女科医案·瘈疭门》)

一(产)妇……因劳怒发厥昏愦，左目牵紧，两唇抽动，小便自遗，脉软急疾。以为肝火炽盛，生风而撩扰，神明失其主宰而昏厥也。仍以十全大补汤加钩藤、山栀，数服而病愈。再用十全大补汤加辰砂、远志，丸服而病不复发。(《女科医案·恍惚门》)

◆ 产后大便难

一妇，产后大便不通，已经八日。或用通利之药，中脘痛胀，不思饮食。又云：通则不痛，痛则不通，乃用蜜煎导之，大便不禁，呃逆不食。余诊脉软微弦。此脾胃虚而初不传送，复受药伤，所以不能禁固也。呃逆不食，胃气垂亡，势甚危迫。遂以六君子汤加吴茱、肉果、补骨脂、五味子，数剂病幸获效而身渐康。(《女科医案·大便不通门》)

一妇，产后大便不通，已七日矣，饮食如常，腹中如故，脉软微涩。此血气虚而不能濡润宣通也。故饮食不减，腹无胀满。用八珍汤加桃仁、杏仁，至二十一日觉腹满欲去。用猪胆汁导之，先去干结燥粪五六枚，后皆常粪而愈。(《女科医案·大便不通

门》）

一妇，产后大便秘结，小腹痛胀，用大黄等药，吐泻不食，腹痛胸痞，脉虚弦细。此脾胃虚寒，关门失启闭之职。余用六君子汤加黑附、炮姜、木香、肉果治之而愈。（《女科医案·大便不通门》）

一妇，产后大便秘涩，诸药不应，苦不可言，诊其脉涩，口燥。此血枯津涸，令饮人乳而安。（《女科医案·大便不通门》）

◆产后大便失禁

一产妇，素脾泄，产后饮食少思，五更必遗粪，几不自觉，倦怠无力，六脉软弱。此中气虚寒，脾肾不足，而肠胃滑脱也。令以补中益气汤送四神丸，半月而霍然。（《女科医案·遗屎门》）

◆产后汗证

一妇，产后心神恍惚，盗汗自汗，发热晡热，面色黄白，四肢畏寒。脉软微数。此血气大虚，神失所依，而心脾之阳不能上奉而外敷荣内也。用八珍汤，不应。更以十全大补、加味归脾二汤，俱加枣仁、五味，服五十余剂方始克应。（《女科医案·恍惚门》）

◆产后烦躁

一妇，素禀薄弱，新产后去血过多，心烦不宁。余诊之，脉濡数细涩。此血气两亏，心神失养而虚烦也。先以人参当归汤，数剂稍宁。又以逍遥、归脾二汤，调治数月全安。（《女科医案·虚烦门》）

一妇，产后心胸烦满，气短不宁，脉数弦涩，此心气郁而虚热乘心也。与竹叶汤，三剂稍宁。又以竹茹汤去黄芩，加归身，四剂。再用加味逍遥散及加味八珍汤，各数服而全安。(《女科医案·虚烦门》)

◆ 产后咳嗽

一妇，产后咳嗽痰鸣，时有寒热，脉数弦浮。此外感风寒，留恋肺络也。投以旋覆花汤，三剂而咳嗽稍减，调治半月而全安。(《女科医案·咳嗽门》)

◆ 产后喘证

浦江吴辉妻，孕八个月分娩，因二日后洗浴，即气喘，坐不得卧。五日后，身热恶风，得暖稍缓。两关脉动，尺寸皆虚。百药不效。余以丹皮、桃仁、桂枝、茯苓、干姜、枳实、厚朴、桑皮、苏叶、五味、蒌仁，三服而得卧，其痰如失。盖作污血感寒治之也。(《女科医案·喘急门》)

一妇，产后喘急自汗，手足俱冷，常以两手护其脐腹，脉细沉软。此真火衰弱，虚阳欲脱也。投参附汤，四剂而安。后加熟地、黄芪、白术、当归，丸服而喘不复发。(《女科医案·喘急门》)

◆ 产后心痛

一妇，产后心痛，昏愦口噤，冷汗不止，手足厥逆，六脉弦细，势甚危急。余以六君子汤加附子、炮姜，以回其阳顿苏。又以十全大补汤加炮姜、附子，补其血气而全安。(《女科医案·心痛门》)

一妇，产后心痛，手不可近腹，脉大涩滞，此瘀血蕴蓄。余

投失笑散，下血而愈。次日复作，又用前药而安。(《女科医案·心痛门》)

◆**产后不寐**

一妇，产后朝吐痰夜发热，昼夜无寐。或用清痰降火，饮食日少，肌肉日瘦。余诊脉数虚弦，曰：朝间吐痰，脾气虚也；昼夜无寐，心脾血耗而肝火内扰也。遂用六君子汤、加味逍遥散、加味汤、加味归脾汤，以次调理，而诸症悉痊。(《女科医案·呕吐门》)

◆**产后惊悸**

一妇，产后患惊悸，惕惕然惊，松松然悸，日夜靡宁。医用琥珀地黄丸、局方妙香散，随效。后因劳复作，仍以前二方服之，其症益甚，反发热恶寒。诊六脉洪大，按之无神。此血气大虚，胆失所依也。用十全大补、加味归脾二汤，各百余剂而安。(《女科医案·惊悸门》)

◆**产后谵语**

一妇，产后形体倦甚，时发谵语妄言，脉数虚涩，此心气虚而血不荣心也。用柏子仁散稍减，又用加味归脾汤而愈。又因暴怒胁痛狂言，小便下血，脉软弦数。此肝血虚而肝火旺，肝热则多言也。用加味逍遥散以清肝火，养肝血而差。又以加味归脾汤，三十余剂全安。(《女科医案·谵语妄言门》)

◆**产后抑郁**

一妇，产后别无他病，时若与人对话，或惊吒，或悲愁，家人劝慰，乃大声曰：鬼神满堂，结队成群，曷不与我敬送之。医用调经散愈而复作，仍用前药益甚，反朝寒暮热，痰涎上涌。脉软急疾，重按无神。余曰：此血气大虚，心失所养，而神不守舍也，故乍有所见，名之曰乍见鬼神。朝用八珍汤加枣仁、远志，夕用加味归脾汤加枣仁、柏仁，各五十余刘，而寒热顿解，痰涎亦化，病不再发。(《女科医案·乍见鬼神门》)

一妇，产后不语。……后复因怒不语，口噤发搐，腰背反张，或小便见血，或面赤，或青或黄。脉数弦浮，重按绵软。余以为心血太虚而不能化气，致见心肝脾三经之色。用八珍汤加钩藤、茯神、远志，四剂而渐渐能言。又用加味归脾汤，百余剂而病不再发矣。(《女科医案·不语门》)

一妇，产后不语，脉数弦浮软涩。此气亏血涩，挟风邪而心气闭塞，神机不能鼓舞也。用七珍散，一剂而能言，三服如旧。后因劳而不语，内热晡热，肢体倦怠，饮食不进，脉软微数。此心脾火虚，挟热而神机不能开发也。用加味归脾汤为主，佐以七珍散而愈。(《女科医案·不语门》)

一妇，产后时癫时狂，或言或笑，或怒或哭，脉数弦洪。此心气虚而心火为之升降也。先以茯神汤专补其心，癫狂之势日以渐减。又用八珍汤加远志、枣仁，三十余剂而全安。(《女科医案·癫狂门》)

一妇，产后亦患前症（指时癫时狂，或言或笑，或怒或哭。编者注），用安神化痰等药，病益甚，反加神思困倦，饮食不进。余诊之，脉软微涩。此心脾血气大虚而挟郁也。遂以参、术、芎、归、茯苓、枣仁、远志，大剂与服，计四斤余而渐安。又用归脾汤，五十余剂而全愈。(《女科医案·癫狂门》)

◆产后霍乱

一妇，产后停食，霍乱，用藿香正气散已愈。以后胸闷膨胀，饮食稍过，非呕吐即泄泻。脉数虚弱。余以为脾胃两虚，土不制湿也。用六君子汤加木香、益智治之，渐愈。(《女科医案·霍乱门》)

一妇，产后吐泻作酸，面目浮肿。脉象弦虚，重取细涩。此脾胃虚寒，而肝郁乘脾也。遂以六君子汤加炮姜、越菊丸而作酸退。又以补中益气汤加半夏、茯苓而吐泻止，脾胃康复如常矣。(《女科医案·霍乱门》)

◆产后腹胀

一妇产后……因怒腹胀，误服沉香化气丸，吐泻不止，饮食不进，而小便不利，肚腹、四肢浮肿。乃以金匮肾气丸加减，调治三十余剂而诸症悉平。(《女科医案·腹胀门》)

◆产后泄泻

一产妇，泄泻年余，形体骨立，潮热晡热，自汗盗汗，口舌糜烂，日吐痰二三碗。脉数洪大，重按全无。此命门火衰，脾土虚寒，而假热发露也。吐痰者，乃脾土虚寒，而不能运化津液也。遂用八味丸补火生土，又用补中益气汤兼补肺金，而脾胃健、泄泻止，痰亦不吐矣。(《女科医案·泄泻门》)

一妇，产后泄泻，发热作渴，吐痰甚多，肌体消瘦，饮食少思，或胸膈痞满，或小腹重坠，已年余矣。脉濡弦滑。余以为脾胃虚弱，不能制湿，而关门不固也。朝用二神丸，夕用六君子汤，各数剂而诸证全安。(《女科医案·泄泻门》)

一妇，产后泄泻，面目、四肢浮肿，喘促恶寒，脉数浮软。余以为脾肺虚寒，不能输化浊阴而气陷也。先以六君子汤加炮姜，而泄泻定。后以补中益气汤加炮姜、五味，则喘肿诸症悉平矣。（《女科医案·腹胀门》）

一妇，产后泄泻，呕吐吞酸，面目浮肿，已数月矣。脉虚浮弦。此乃脾气虚寒，火不生土，而不能制湿也。先用六君子汤加炮姜、附子，佐以越菊丸，而吞酸愈，肿、呕除。又用补中益气汤加附子、茯苓，而泄泻止，脾胃健，饮食渐进，而身体康复如常。（《女科医案·泄泻门》）

◆ 产后痢疾

一产妇，五月患痢，日夜无度，小腹痛坠，发热不恶寒。用六君子汤送香连丸，二服痢渐稀、痛渐减。又以前汤四神丸，四服全愈。此乃湿热伤脾之痢也。（《女科医案·痢疾门》）

一妇，产后痢，未至满月，即食冷物及酒，冷热相搏，而与血攻击，滞下纯血，缠绵极痛。诊其脉大无力，此湿热伤血，蕴蓄肠胃也。用黄芩芍药汤，三服而渐安。（《女科医案·痢疾门》）

一妇，产后食鸡子，腹中作痛，面色萎黄，服平胃、二陈，便下痢腹胀。服流气饮子，又小腹有一块，不时上攻，饮食少进，脉缓虚弦。此脾胃虚寒，肝木克侮脾土，而气陷结积也。用补中益气汤加木香、姜、茱渐减。又以八珍、大补二汤，俱加炮姜、木香，调理一月，痢止胀退而康。（《女科医案·痢疾门》）

◆ 产后积聚

一产妇，腹中似有一块，或时作痛而转动，按之不动，面色痿黄，痛甚则皎白，脉浮而涩。余以为肝气虚而血弱不能营运也。

不信，乃服破血行气药，痛益甚，转动无常。又认以为血鳖，更用破血驰逐之药，痛攻两胁，肚腹尤甚，益信为血鳖，确服下血等药，去血过多，形气愈虚，肢节间各结小核，隐于肉里，以为鳖子畏药而走散于外。余曰：肝藏血而养诸筋，此肝血复损，则筋失所养而筋挛也。盖肢节胸项，皆属肝胆部分，当养其脾土，补其肺金，以滋肝血，则筋自不挛，核自消散，而痛无不解。始任余用八珍汤、逍遥散、归脾汤三方迭治，各数服而核消，痛渐安矣。（《女科医案·积聚门》）

一妇，产后两拗肿胀，小便涩滞，腹中有块作痛，或上冲胁腹，或下攻小腹，发热恶寒，肌肉消瘦，饮食无味，脉软虚涩，久而不愈。余以为肝脾亏损，不能营运血气也。遂以逍遥散、八珍汤、归脾汤，随症势遂投，各三十余剂而诸症悉平矣。（《女科医案·积聚门》）

◆ 产后中风

一妇，产后患中风，手足不便，诸治不效，反加腹痛雷鸣，自汗泄泻，四肢厥冷，脉细弦滑，此脾土虚寒，而不能制湿以招风也。投六君子汤加姜、附各五钱，未应。以参、附各一两，干姜炮黑五钱，白术五钱，三剂始应。又以十全大补汤加姜、附，三十余剂而始安，手足亦渐渐轻捷矣。（《女科医案·中风门》）

◆ 产后血证

一妇，素禀多火，产后已十三日，恶露已行，鼻衄不止，脉数弦浮，此去血过多，阴不维阳，而虚阳上迫，动血而下溢也。遂以四物汤冲热童便，一服顿止，再服全安。（《女科医案·鼻衄门》）

一妇，产后面黄尿血，胁胀少食，脉数虚弦。此肝火乘脾，迫血而偏渗也。用加味逍遥散、补中益气汤兼服，而血定胀平矣。(《女科医案·小便出血门》)

一产妇，大便下血，口干饮水，胸胁膨胀，小腹重坠，脉数弦虚紧涩。此肝脾血虚，肝阳侮土而不能摄血也。投以逍遥散合左金丸稍减，又以六君子汤合补中益气汤，数十剂而全愈。(《女科医案·大便出血门》)

一产妇，粪后下血，饮食少思，肢体倦怠，诸药不应，脉软微数。此中气虚弱，不能摄血归经也。投补中益气汤加吴茱、炒黄连，四剂顿止，汤用归脾调理而全安。(《女科医案·大便出血门》)

一产妇，粪后下血，脉软迟涩。此脾胃虚寒，不能摄血归原也。投以补中益气汤加白芍、炮姜渐愈，又加炒黑附子，数剂而始痊。(《女科医案·大便出血门》)

一产妇，劳倦后复怒，忽大便下血，身热时烦，夜间谵语，脉数弦涩。此肝脾素亏，怒则火逆，而热入血室也。投以小柴胡加白芍、生地，二剂而热退神清，血亦顿减。又用加味逍遥、补中益气、归脾三汤，一月而血定全安矣。(《女科医案·大便出血门》)

一妇，产后怒则便血，且寒热口苦，胸胁痛胀，或小腹痞闷，脉数弦濡。此肝火乘脾，而不能摄血也。投六君子汤加山栀、柴胡而愈。又用加味逍遥散、补中益气汤而血不复下矣。(《女科医案·大便出血门》)

◆ 产后消渴

一妇，产后发渴，朝寒暮热，肚腹作痛，以手按之不痛，脉软微数。余以为气血俱虚，津液不能上奉也，当以八珍之类治之。彼不信余言，反行逐血，更加发热烦躁，脉更软数。余用当归补血汤，热燥渐止。更以八珍汤加麦冬、五味，补其血气，滋其津液，而腹痛止，渴亦顿解矣。(《女科医案·发渴门》)

一妇，产后盗汗不止，神思困倦，口干引饮。脉数虚涩。余以为血虚有热。遂令以当归补血汤代茶，又以当归六黄汤，苓、连、柏炒黑，倍人参、五味子，煎服四剂，盗汗不复作，渴亦顿解而身康矣。(《女科医案·发渴门》)

一妇，产后略闻声响，其汗如雨，顷刻昏愦，诸药到口即呕。脉软沉细。余以为脾土虚寒，火不能生，而卫气不密也。用参附末、五味子，浓汁细丸，干噙咽汁，仍以参、附、芪、术、熟地、归身、五味，数十剂而汗定身康矣。(《女科医案·发渴门》)

◆产后瘈疭

一妇人，产后血风，患瘈疭，脉涩浮弦。此血分受风，而筋脉失养也。遂以小续命汤加减，数剂而安。(《女科医案·瘈疭门》)

一产妇，因太劳两臂不能屈。服苏合香丸，肢体痿软，汗出如水。余以为前药辛香，耗散真气，腠理虚而津液妄泄也。脉虚软。先用十全大补汤加五味子，补实腠理，收敛真气，汗顿止。又以四君子汤，调补元气。更用逍遥散、大补汤，调理一月而康。(《女科医案·瘈疭门》)

◆产后拘挛

一妇，产后筋挛臂软，肌肉瞤动，脉软虚数。此气血大虚，

虚风内煽，而筋失所养也。用十全大补汤药，三十余剂而安。（《女科医案·拘挛门》）

一妇，产后手麻，服愈风丹，遍身皆麻，神思倦怠。脉怠弱涩。此阳气虚而不能统运也。用十全大补汤加炮姜，数剂而麻渐退，虚渐回。改逍遥散加姜汁，又数剂而全安。（《女科医案·拘挛门》）

◆ 产后疟病

一妇，产后患疟，发热作渴，胸膈胀满，遍身作痛，三日不食，咽酸嗳气，脉弦滞涩。此饮食所伤，脾胃不能克化也。用六君汤加神曲、山楂，四剂而不作酸，脉之涩滞已觉流利，乃去神曲、山楂，又数剂而饮食渐进。其大便不通至三十五日，计饮食七十余碗，腹始闷，令用猪胆汁导而通之，其粪且不甚燥，疟乃愈。（《女科医案·疟疾门》）

◆ 产后玉门不闭

一妇，产后玉门不闭，发热发寒，脉软虚细。此气血虚寒，真阳不足，而荣卫不能布濩也。与补中益气、十全大补二汤，俱加附子、炮姜，迭治而寒热退，更加五味、山萸，三十余剂而玉门无恙矣。（《女科医案·乳汁不行门》）

一妇，产后玉门不闭，小便淋沥，腹内有一块攻走胁下，或胀或痛，脉数弦虚微涩。此肝脾虚弱，怒火逆满，而湿热下注以结块也。与加味逍遥散加车前子，数剂而小便利，更以前方去山栀，加川楝子、小茴香，又数剂而诸症悉退，玉门亦永久无恙矣。（《女科医案·乳汁不行门》）

一妇，产后玉门不闭，饮食少思，脉软虚涩。此血气大亏，

而真阳衰耗，失其启闭之权也。遂用十全大补汤加附子、萸肉，三十余剂而玉门自收，丸服而如旧矣。(《女科医案·乳汁不行门》)

◆ 产后前阴肿痛

一妇，产后前阴肿痛，右脚难伸，脉虚弦数。此脾胃素虚，挟肝火而湿热下注也。与加味逍遥散加米仁、车前子，四剂顿平。仍服逍遥、补中益气汤，各二十余剂而全安。(《女科医案·前阴肿痛门》)

一妇，产后玉门肿痛，寒热作渴，呕吐不食。外敷大黄等药，内服驱利之剂，遂致肿及于肾，诸症蜂起，脉软虚弦。此真气弱而湿气淫溢于经隧也。先用六君子汤健运脾胃，次用补中益气汤升举清阳，不数剂而肿痛如失，寒热亦解，不复呕吐矣。(《女科医案·前阴肿痛门》)

一妇，产后玉门肿痛，失治溃腐，形体消瘦，饮食少思，朝寒暮热，自汗盗汗，已半年矣，脉软虚涩。此气血大亏，而湿渍于下也。遂以补中益气汤加茯苓、半夏，数剂而脓水渐少，饮食亦渐进。又用归脾汤，五十余剂而全愈。(《女科医案·前阴肿痛门》)

◆ 难产

地官李孟卿，娶三十五岁女为继室，虑其难产，索加味芎归汤备用。至期果产门不开，只服一剂，顿然分娩。(《女科医案·交骨门》)

一妇，累日难产，遍服催生药不下。予曰：此必坐蓐太早，心怀畏惧，气结不行，非不顺也。《素问》曰：恐则气下，益恐则

精却，却则上焦闭，闭则气还，还则下焦胀，气不行矣。投以本事方，一服胎下而愈。(《女科医案·胀满门》)

上舍费怀德之室，产门不开，两日未生。服加味芎归汤，随药势而即产矣。(《女科医案·交骨门》)

一妇人，分娩素易，至四十岁时，妊娠临蓐，下血甚多，产门干涩不开。投以加味芎归汤加冬葵子三钱，白蜜一杯，一剂未下。又以无忧散斤余，煎汁时饮之，以助其津血，而产即顺矣。(《女科医案·交骨门》)

一医，宿客店，值店妇产数日不下，下体已冷，无药甚窘，脉迟紧。令以椒、桂、姜、茱，煎浓汤，可下手，则和脐腹产门处皆淋洗之，使气暖血行遂产。(《女科医案·难产门》)

◆ 缺乳

一妇，产后乳少，服药通之，乳房肿胀，发热作渴，而乳汁绝不能行，脉虚微数。此气血而不能行上，为乳窍壅闭不通也。与玉露散加莲房、荷梗，补而通之。又用八珍、归脾二汤，各三十余剂而乳汁涌出不匮，乳肿亦即霍然矣。(《女科医案·乳汁不行门》)

◆ 产后乳汁自出

一妇，产后劳役太过，忽然乳汁涌出，昏昧吐涎，脉软急数。此血气大虚，而因劳奔迫以发厥也，灌以独参汤而神渐苏。更以十全大补汤，数剂而乳汁收，神志清，涎亦不复再吐矣。若妇人血气方盛，乳房作胀，或无儿哺，痛胀发热憎寒，用炒麦芽二三两，水煎服即消。此即断乳法。如胎前乳汁先出，谓之乳泣，生子多不育，当大补之。(《女科医案·乳汁自出门》)

◆ 阴挺

一产妇，数日后水道中出肉线一条，长三四尺，动之则痛欲绝，脉象不虚。先服失笑散，以带皮姜二斤研烂，入香油二斤煎，油干为度，用绢兜起肉线，屈曲于水道边，以煎姜熏之，冷则熨之。六日后，缩其大半，二六日即尽入。再服失笑散，参汤下，或芍归调理之。此血实气亏，不能统摄子宫脂膜而下肉线也，如肉线断，则不可治矣。（《女科医案·阴户下脱门》）

一产妇，子宫下坠，脉软虚涩。此气虚不能收摄而下陷也。遂与黄芪三钱，人参钱半，当归二钱，升麻五分，炙草八分，作一帖服，却令用五倍子末煎汤洗，又以末敷之，如此数次即安。（《女科医案·阴户下脱门》）

一妇，产子后，阴户中下一物如合杯状，有二歧，其夫来求治。余思之，此必子宫也。乃气血虚弱，而下坠于外者。用黄芪、升麻，大剂一帖与之。半日后其夫复来，曰：服二次后觉响，视之已收。但因经宿干着席上，破落一片如掌心大，其妻在家哭泣，恐伤破不可复生。予思之，此非肠胃，乃脂膜也。肌肉破尚可复元。遂用四物汤加人参数剂，丸服一料而复能生子。（《女科医案·阴户下脱门》）

一妇，年三十余，生女二日后，产户下一物如手帕，下有帕尖，约重一斤。予思之，此因劳乏伤气，以致肾虚肝痿，不能约束胞门，而阴户下脱也。却喜血不甚虚，但因时春暮天寒，恐其冷干损坏，急与炙黄芪三钱，人参二钱，白术一钱，当归二钱，升麻五分，三帖连服之，即收上，得汗遍体乃安。惟下裔沾席处干者落一片，约重二三斤许，盖脂膜也。食进得眠。诊其脉涩，左略弦。视其形却实，与白术、芍药各钱半，陈皮一钱，生姜一

片，煎二三帖，养之而全安。(《女科医案·阴户下脱门》)

一妇人，年四十，劳倦后阴中挺出五寸许，闷痛重坠，水出淋沥，小便涩滞，脉软洪涩。夕与龙胆泻肝汤，分利湿热；朝用补中益气汤，升补脾气，诸症悉愈。惟阴挺未收，再与归脾汤加川芎、山栀、黄柏、牡蛎，煎服；外以葱白、归全、红花，煎汤熏洗，揉上安卧，然后服药数剂，后每次如此，不复下脱矣。(《女科医案·前阴诸疾门》)

一产妇，子宫肿大坠出，二日方收，损落一片殊类猪肝。面黄体倦，饮食无味，内热晡热，自汗盗汗。脉软虚涩。此血气大虚，真阳不能收摄也。与十全大补汤去肉桂，加附子、鹿茸、麦冬、五味，三十余剂诸证悉愈，仍复生育。(《女科医案·阴户下脱门》)

儿科医案

◆ 虫证

苏州黄四房女，年十二，患腹痛，愈医愈甚。余偶至其家，昏厥一夕方苏，舌俱咬破，流血盈口，唇白而目犹直视，脉参错无常。余曰：此虫痛也。贯心则死，非煎药所能愈，合化虫丸与之，痛稍缓，忽复更痛，吐出虫二十余条，长者径尺，紫色，余长短不齐，淡红色，亦有白者，自此而大痛不复作，小痛未除，盖其窠未去也。复以杀虫之药，兼安胃补脾之方调之，而虫根遂绝。盖此证甚多，医者既不能知，惟认为寒与食，即以为虫，又无杀虫之方，在精力强旺者，久能自化；其不足者，变为丁奚（指小儿疳积，见黄瘦腹大，或膝小胫大。编者注）、劳怯、痞臌等证，至死而人不能知，亦可哀也。余治此证不一，姑举其最剧者以明治法。（《洄溪医案·虫痛》）

◆ 肠痈

长兴朱季舫少子啸虎官，性极聪敏，年九岁，腹痛脚缩，抱膝而卧，背脊突出一疖，昼夜哀号，遍延内外科诊视，或云损证，或云宿食，或云发毒，当刺突出之骨以出脓血。其西席茅岂宿力荐余治，往登其堂，名医满座，岂宿偕余诊视，余曰：此缩脚肠痈也，幸未成脓，四日可消。闻者大笑，时季舫为滦州牧，其夫人孔氏，名族之女，独信余言。余先饮以养血通气之方，并护心丸，痛遂大减，诸医谓偶中耳。明日进消瘀逐毒丸散，谓曰：服此又当微痛，无恐。其夜痛果稍加，诸医闻之哗然，曰：果应我辈之言也。明早又进和营顺气之剂，痛止八九，而脚伸脊平，果四日而能步，诸医以次辞去。中有俞姓者，儒士也，虚心问故。余谓：杂药乱投，气血伤矣。先和其气血，自得稍安，继则攻其所聚之邪，安能无痛，既乃滋养而通利之，则脏腑俱安矣。(《洄溪医案·肠痈》)

◆ 疮疡

苏州一小童，背上肿大如覆碗，俯不能仰，群谓驼疾也。或戏余曰：君能治奇疾，若愈此，则我辈服矣。其父母以余为果能治也，亦力求焉。余实不知其中何物，姑以腐药涂上，数日皮开肉烂，视其肉，如蚯蚓者盘结数条。细审之，乃背上之筋所聚也。余颇悔轻举，急以舒筋收口丸散，外敷内服，筋渐散，创渐平，肤完而身直矣。此筋瘤之一种也。哄传以余为能治驼疾，从此求治驼者云集，余俱谢不能，此乃幸而偶中，古人并无此治法。癸未入都，尚有人询及者，余谢无此事而已，存此以识异。

王士雄按：洄溪神于外科，读其所评《外科正宗》等书，已见一斑。是编列案仅十余条，然各大症治法略备，洄痈疽家赤文绿字之书也，可不奉为圭臬哉。(《洄溪医案·筋瘤》)

苏州一小儿，甫九龄，颇聪慧，而患流注，肩背腰胁十余处，百端医治无效。余视之曰：此惟大活络丹能愈。服至三十余丸，未破者消，已破者收口，更服补气血之药而愈。盖流注一证，由风寒入膜所致，膜在皮中，旁通四达，初无定处，所以随处作患，此真脉络之病，故古人制大活络丹以治之，其余煎丸，皆非正治。所谓一病有一病之法，药不对证，总难取效也。(《洄溪医案·流注》)

◆ **痘疹**

余长孙女种痘，点密而色深赤，种痘之医束手。余用清发之药，并时含紫雪，赤色稍衰，将就寝，复往视，忽变灰白色而咬牙。余惊曰：证变虚寒矣。此所谓亢害承制也。即用人参、鹿茸等药托之，至三鼓而疮色复红，形渐高起，仍用清火养血之方而浆成。盖病变无常，顷刻转易，故凡属危险之证，医者当时时消息，不可片刻离也。但不明理之医，则偏僻固执，又方法绝少，不能肆应不穷耳。(《洄溪医案·恶痘》)

外科医案

◆ 疮疡

郡中朱姓患项疽，大痛彻心，时时出血。延医施治，漫肿滋甚，神思昏迷，束手待毙，延余视。急用围药裹住根盘，敷以止血散，饮以护心丸，痛缓血止，神安得寝。明日前医来，告以故。医谓同一金黄散，我用无效，彼用神验，此命运不同，非药异也。彼盖不知围药每病各殊耳。疮口已定，乃大托其脓，兼以消痰开胃之品，饮食渐进，坐卧皆安，两月而愈。凡治痈疽之法，在视其人之肥瘠，瘦弱之躯，尤忌见血。疮口若大，则肌肉难生，所以最重围药。其方甚多，不可不广求而预备也。(《洄溪医案·项疽》)

洞庭卜夫人，患寒疾，有名医进以参、附，日以为常，十年以来，服附子数十斤，而寒愈剧……逾年，附毒积中者尽发，周身如火烧，服寒凉得少减，既又遍体及头、面、口、鼻俱生热疮，下体俱腐烂，脓血淋漓。余以外科治热毒之法治之，一年乃复。以后年弥高而反恶热，与前相反。如不知其理，而更进以热药，则热并于内，寒并于外，阴阳离绝而死，死之后，人亦终以为阳虚而死也。(《洄溪医案·畏寒》)

苏州章倚文夫人，体质本弱，平时饮食绝少，忽患项毒，平漫不肿，痛辄应心。医者谓大虚之证，投以峻补，毒伏神昏，奄奄一息，延余视之。余曰：毒无补理。疮口不高，则以围药束之，饮以清凉养血之品，托毒于外，兼服护心丸，痛定而疮根渐收。

余暂归，转托一医代治。医者强作解事，曰围药不过金黄散之类，无益也，去之。用药亦意为改易，以炫己能。疮遂散大，血出不止，痛复甚而神疲。余再至，大骇，询之，乃知其故。医者乃不复生议论，于是仍用前法，脓成食进，而后得安。盖外科病不治者绝少，皆由医之不得其道，所以动手辄误，病变日增，而药无一验，即束手无策矣。（《洄溪医案·项疽》）

同学沈自求，丧子，忧愁郁结，疽发于项，调治无效。项三倍疮口，环颈长尺余，阔三寸，惟近咽喉处二寸未连，而枕骨直下之筋未断，血流不止。余辞不治，坚恳不已。先进护心丸二粒，令毒不内攻。又付止血散止其血，外用围药厚涂束其根，更以珠黄等药，时时敷疮口上，其膏药长一尺三寸，再以黄芪四两煎汤，煎药服之。势定而饮食稍进，数日血止脓成，肌与腐肉，方有界限。疮口太大，皮肉不能合，以生肌等药，并参末厚涂而封之，月余口乃合。病家欲备人参斤许以待用，余曰：无庸也。诸痛痒疮，皆属于火；脓流肉腐，皆伤于阴。凡属外证，总以清火养阴为主，而加开胃健脾之药，人参止用钱许，数剂即止，此从古一定之法。其用温补，乃后世讹传之术，无不阴受其害。余凡治大证，无不神效，时人多不之信也。（《洄溪医案·项疽》）

白龙桥吴时臣，年七十余矣，患对口，痛欲绝。余视其外无围药，疮内反有插药五条，乃三品一条枪，此古方蚀顽肉之恶药，而近日医者，误以为必用之品，所以痛极昏迷。余悉拔去，掺以珠黄解毒散，其痛立除而神安。复用围药裹住其根，使疮头高而脓易出。或谓七旬之人，精力已衰，宜用温补。余曰：外证俱属火，苟非现证虚寒，从无用热药之理。进清凉开胃之剂，胃气开则肌肉自生，调养月余而愈，精神较胜前矣。（《洄溪医案·对口》）

平湖徐抡斋，阴毒对口，颈项漫肿而色紫，有头如痘者百余，神烦志乱，医者束手，就治于余。余曰：此乃阴毒，兼似有祟。其家为述：患病之后，鬼声绕屋，鬼火不断。余曰：且敷药试之，色稍鲜，肿亦稍消。明晨视之，色转淡红，其如痘者，俱出微脓而低软，中聚一头，亦不甚大，势已消其十之三，神亦渐清，而思饮食。病虽属阴，亦不可用热药以增邪火，惟和血通气，使营卫充盈，使血中一点真阳诱出，则阴邪自退。若用热补，则反助毒火，而生机益绝。故治外科之阴证，非若伤寒之阴证，为外感之寒邪，可专用桂、附以驱之也。今之号外科者，惟拾内科之绪论，以为热可御寒，则贻害不小矣。(《洄溪医案·对口》)

洞庭吴姓，从徐州经纪返棹，背起粟粒，深紫色而痛应心，周围肌肉皆不仁，知非轻证，未至家而就余治。余辞不能，再三恳求，姑用围药束之。稍定，病者谓我尚未到家，当归处分家事，求藉一廛，如果不治，死无余憾。归二日而复来，其疮不甚大，顶微高而坚黑，当用刀挑破，方可上药。以洋刀点之，洋刀坚利非凡，竟不能入，用力挑之，刀头折，乃用金针四面刺之，以泄毒气。内托外敷，其方屡变，然后脓从四旁出，顽盖自落，约深半寸，脊骨隐露，其尖亦腐去，急以生肌散填补之，内服峻补之剂，两月而肉满皮完。此九死一生之证，不早为外束内托，则焦骨攻脏，无生理矣。(《洄溪医案·发背》)

郡中唐廷发，偶过余寓，时方暑，谓背上昨晚起一小瘰，搔之甚痒，先生肯一看否。余视之骇曰：此对心发也。唐不甚信，曰：姑与我药。余曰：君未信余言，一服药而毒大发，反疑我误君矣。含笑而去，明日已大如酒杯而痛甚，乃求医治。余曰：此非朝夕换方不可，我不能久留郡寓，奈何？因就医余家，旦暮易法，其中变迁不一，卒至收口。其收口前十日，忽头痛身热，神昏谵语，疮口黑陷，六脉参差。余适出门两日，归而大骇，疑为疮证变重，几无可药。细询其仆，乃贪凉当风而卧，疮口对风，膏药又落，风贯疮中，即所谓破伤风也。乃从外感治法，随用风药得汗而解，身凉神清，疮口复起，仍前治法而痊。若不审其故，又不明破伤风治法，则必无效，惟有相视莫解而已。(《洄溪医案·对心发》)

长兴周某之子，臂生疽，经年脓水不干，变为多骨。所食米粒，间有从疽中出者，奄奄待毙。余为内托外敷，所服末药，亦从疮口出，继而脓渐减少，所出碎骨，皆脓结成，出尽之后，肌肉日长，口收痂结而愈。(《洄溪医案·臂疽》)

横泾钱某之女，素有痞块，从腹入少腹，又从少腹入环跳之下，大腿外臁，变成大痛，脓水淋漓成管，管中有饭粒流出，真不可解，日渐狼狈，诸医束手。其父泣而告余曰：寒俭之家，服人参已费百金，而毫无效验，惟有立而视其死耳。余曰：人参不可长继，祛脓填漏，外科自有正方也。乃为合治漏之药，内服外敷，所服末药，亦有从疮口流出者，继乃渐少，胃气亦开，肌肉内生，数月之后，痂结筋舒。前此从未生育，期年怀孕生子。凡治病各有对证方药，非可以泛治之方，图侥幸也。(《洄溪医案·腿痈》)

嘉善黄姓，外感而兼郁热。乱投药石，继用补剂，邪留经络，无从而出，下注于足，两胫红肿大痛，气逆冲心，呼号不寐。余曰：此所谓刖足伤寒也，足将落矣。急用外治之法薰之、蒸之，以提毒散瘀，又用丸散内消其痰火，并化其毒涎，从大便出，而以辛凉之煎剂，托其未透之邪，三日而安。大凡风寒留于经络，无从发泄，往往变为痈肿，上为发颐，中为肺痈、肝痈、脾积，下为肠痈、便毒，外则散为斑疹疮疡，留于关节则为痿痹拘挛，注于足胫则为刖足矣。此等证具载于《内经》诸书，自内外科各

分一门，此等证遂无人知之矣。(《洄溪医案·刖足伤寒》)

嘉善张卓舟，未弱冠，患流注五年，自胁及腰腿，连生七八孔，寒热不食，仅存人形，历年共服人参二三千金，万无生理。父母先亡，只有慈母，其伯悉收其田产文契，专待其毙而取之。其从兄汪千造余家哀恳，余颇怜之，破格往视，半身几成枯骨，此乃虚痰流注。医者不能治其经络之痰，徒费重赀而无一中病者，则药之误，而非病之真无治也。余用大活络丹为主，而外敷拔管生肌之药。医者闻之大笑曰：活络丹辛暴之药，岂可入口？盖彼惟知俗本所载乌头、蚯蚓之活络丹，而不知古方五十余味之大活络丹也。盖流注之痰，全在于络，故非活络丹不效。以后脓稀肉长，管退筋舒，渐能起立，不二年而面肌肉丰肥，强健反逾于常。呜呼！不知对病施药，徒事蛮补，举世尽然，枉死者不知其几也。

王士雄按：大活络丹治虚痰流注，深为合法，而外科不知也。若实痰，则控涎丹最妙。(《洄溪医案·流注》)

周庄陆姓，疽发背，周径尺余，一背尽肿，头以百计，毒气内攻，沉闷昏迷。医者以平塌无头，用桂、附托之。余曰：此疮止宜收小，若欲加高，则根盘如此之大，而更加高，则背驮栲栳矣，此乃火毒，用热药必死。乃以束根提毒之药敷之，一夕而疮头俱平，皮肤亦润，止有大头如杯，高起于大椎骨之下，大三寸许，尚不思饮食，惟求食西瓜，医吓以入口即死。余令纵其所食，一日之内，连吃大西瓜两个。明日知饥，欲求肉饭，食肉四两，饭半碗，明日更加，始终用托毒清火之剂，而脓成口敛。余嘱曰：此疽初起盈背，背中脂膜皆空，非填补里膜，必有他变。有庸医献媚曰：病已全愈。为此说者，图厚谢也，我力能保之。病家利其省费，从之。至来年二月，忽旧疤中一细眼流血不止，放血斗余，两日而卒。盖其前一背尽肿，其中之脂膜俱化成脓，从大口

出尽。庸医安知治法，贪利误人。富贵之家，往往最信此等人，可不省察耶。（《洄溪医案·发背》）

◆ **痘疹**

毛履和之女患痘，医者曰：此闷痘也，五日而毙。举家扼腕，适余至，曰：先生亦治痘否？余曰：医者不肯治之痘则治。曰：已回绝矣。因入视，遍体大热，神昏不语，细点如鱼子，隐在肉中，余急以升麻羌活汤为主，而佐以养血透肌药饮之，三日而痘形显，前医群骇，告之以故。则又大笑曰：升麻、羌活等药，岂入痘科。不知升麻汤乃痘证初起之主方，而医者不知也，继以养血解毒补气之品。其结痂也，额如覆釜，身如树皮，发连痂脱，三年始生。时医见此等证，必用大黄、石膏及恶毒之物，虚其里而增其毒，五日而死之言必验。病家亦以为医者断期如神，孰知非其识之高，乃其药之灵也。呜呼惨哉！（《洄溪医案·恶痘》）

吴超士家僮，已弱冠，随超士往戏馆观戏，因寒热作而先归，夜半呻吟不绝。至明旦往视，则匿于床下，口称群鬼欲杀之，拽出视之，细点如麸。余曰：此恶痘也。色暗紫，急以升麻、羌活、生地等药，煎汤灌之。三日而痘形出，遍体无毫孔，头面结聚重叠，始终用滋养气血之品，不用时下恶药一味。二十余日始结痂，焦黑成片，大如手掌，形如缸爿，剥去之后，非复本来面目，见者俱不相识，可知痘证之必死者绝少，皆医以寒凉克伐之药误之也。（《洄溪医案·恶痘》）

余同学沈冠云之女，痘密黑陷而无浆，医者束手，冠云告以故。余曰：姑处以补托之法，用地黄、归身、黄芪、人参等药。闻者咸笑。一服而浆来，至明日以参贵停服。余曰：精力不充，毒发未尽，未尽必生痘毒。后果臂弯生二毒，复为治之而安。（《洄

溪医案·恶痘》)

◆ 乳痈

东洞庭刘某夫人，患乳疬，医者既不能消散，成功之后，又用刀向乳头上寸余出毒，疮口向上，脓反下注，乳囊皆腐，寒热不食，将成乳劳，内外二科聚议无定，群以为不治矣。延余诊之，曰：此非恶证，治不如法耳。尚可愈也，但须百日耳。其家戚族皆少年喜事，闻余言欲塞群医之口，向病家曰：我辈公恳先生留山中百日，必求收功而后已。如欲归家，备快舟以迎送。余初不允，继勉承之，多方治之，至九十日而未见功。盖病者柔弱畏痛，既不敢于乳下别出一头，而脓水从上注下，颇难出尽，故有传囊之患。忽生一法，用药袋一个，放乳头之下，用帛束缚之，使脓不能下注；外以热茶壶熨之，使药气乘热入内；又服生肌托脓之丸散，于是脓从上泛，厚而且多，七日而脓尽生肌，果百日而全愈。后以此法治他证，无不神效。可知医之为术，全赖心思转变，刻舟求剑，终无一验也。(《洄溪医案·乳疬》)

◆ 流注

本邑刘近曾夫人，患虚痰流注，色㿠脉虚，发无定处，痛极危险，非旦夕可奏功，余辞不能治。郡中一医以百金包好，因留在家治之。闻余有不能治之说，笑曰：我医好后，更请徐君质之，当无言可对耳。月余，刘君之兄元谷招余诊，近曾出曰：流注之疾，虽向愈而未收口，托在相好，肯一观否？余因视之，肩后疮孔大如钱，内膜干空，与皮不连，气促脉微。诊毕而出，近曾求方，余笑不答，书"危在顷刻"四字。刘不信，少顷内呼，刘父子入，已气绝矣。群执包好之医，欲加以无礼。余晓之曰：此病本不治，非药误也，但不知生死，为无目耳。乃释之。盖流注之证，其类不同，大段皆津液枯而痰流膜内之证，当内外交治，而祛邪补虚，亦另有切病方药，蛮补无益也。（《洄溪医案·流注》）

◆ 瘰疬

苏州钱君复庵……至乾隆三十年，家业日隆，因迁居大造，途中相值，邀余视其新居，坐谈良久，辞出，见其右额有豆大黑点，问之，钱对曰：昨此处生一瘰，颇痒，无他苦也。余谛审之曰：此毒发于内，治之失宜，可以伤命，非轻疾也。钱笑而腹非之。余曰：本当为君竭力，但君未信，若一用药而毒大发，则反以为病由药作，故不敢。但多年相好，不可不尽言，如五六日病势增重，当来相闻，勿为人误。越五日，遣人邀余山中，往则见其额肿目闭，哀号竟夕，方悔信余之不早，细视皮中有物，乃三品一条枪也。拔去五条。嗟乎！此乃腐烂死肌之恶药，好肉用上，其痛应心，况额上皮内即骨，横插皮中，所以痛极。余既不能久留，又坏证难治，力辞归山。易以他医，面目俱腐而卒。嗟乎！前何相信之深，后何不信之至，岂非命乎！（《洄溪医案·肺痈》）

◆ 阴囊肿胀

姻戚殷之晋，年近八旬，素有肠红证，病大发，饮食不进，小腹高起，阴囊肿亮，昏不知人。余因新年贺岁候之，正办后事。余诊其脉，洪大有力，先以灶灰、石灰作布袋，置阴囊于上，袋湿而囊肿消；饮以知母、黄柏泻肾之品。越三日，余饮于周氏，周与至戚相近半里，忽有叩门声，启视之，则其子扶病者至，在座无不惊喜，同问余曰：何以用伐肾之药而愈？余曰：此所谓欲女子而不得也。众以为戏言，翁曰：君真神人也。我向者馆谷京师，患亦相似，主人以为无生理也，遂送我归，归旬日即痊。今妻妾尽亡，独处十余年，贫不能蓄妾，又耻为苟且之事，故病至此，既不可以告人，亦无人能知之者。言毕凄然泪下，又阅五年而卒。盖人之气禀各殊，亢阳之害，与纵欲同，非通于六经之理，与岐黄之奥者，不足与言也。

王士雄按：纵欲固伤阴，而亢阳亦烁阴，知柏泻肾者，泻肾火之有余，而保其不足之水也。（《洄溪医案·亢阳》）

◆阴茎烂掉

濮院沈维德，患下疳，前阴连根烂尽，溺从骨缝中出，沥灌肾囊中，哀号痛楚，肛门亦复烂深半寸，载至余家，止求得生为幸。余亦从未见此病，姑勉为治之。内服不过解毒养血之剂，而敷药则每用必痛，屡易其方，至不痛而后已。两月后结痂能行，惟阴茎仅留根耳。余偶阅秘本，有再长灵根一方。煅乳石三钱五分，琥珀七分，朱砂六分，人参一钱，真珠七分，牛黄四分，真水粉五分，胎狗一个，雄黄六分，用灵仙、首乌、大力子、蓼草汁煮一昼夜，炒如银色。上为末，每服三厘，日进四服，卧又一服，俱以土茯苓半斤，阴阳水十二碗，煎五碗，连送五服，七日验。

王士雄按：煮一昼夜而炒如银色之药品，即上文煅乳石等九味也。详玩文义，似宜移上字于用字之上方顺。第胎狗煨燥必黑，全狗分两，又必数倍于诸药，同煮同炒，不知何以能如银色，是必煨时不令黑也。内用胎狗一个，适余家狗生三子，取其一，泥裹煨燥，合药付之。逾二年，忽生一子，举族大哗，谓人道已无，焉能生子？盖维德颇有家资，应继者怀觊觎之心也。其岳徐君密询之，沈曰：我服药后阳道已长，生子何疑？徐君乃集其族人共验之，阳道果全，但累生如有节而无总皮。再期又生一子，众始寂然。远近传之，以为奇事，今犹有述之以为异闻者。(《洄溪医案·下疳》)

◆ **交接头痛**

一男子，交接后头痛，脉象细数。此根气未固，虚阳不摄。当投补阴益气汤加附子、肉桂、白芍、熟地，常服自愈。(《女科医案·前阴诸疾门》)

五官科医案

◆ 牙紧不开

湖州副总戎穆公延粥，气体极壮，忽患牙紧不开，不能饮食，绝粒者五日矣。延余治之，晋接如常，惟呼饥耳。余启视其齿，上下止开一细缝，抚其两颊，皮坚如革，细审病情，莫解其故。因问曰：此为恶风所吹，公曾受恶风否？曰：无之。既而恍然曰：诚哉！二十年前曾随围口外，卧帐房中，夜半怪风大作，帐房拔去，卒死者三人，我其一也。灌以热水，二人生而一人死。我初醒，口不能言者二日，岂至今复发乎？余曰：然。乃戏曰：凡治皮之工，皮坚则消。我今欲用药消公之颊皮也。乃以蜈蚣头、蝎子尾及朴硝、硼砂、冰、麝等药擦其内，又以大黄、牙皂、川乌、桂心等药涂其外，如有痰涎，则吐出。明晨余卧未起，公启户曰：真神仙也，早已食粥数碗矣。遂进以驱风养血膏而愈。盖邪之中人深，则伏以脏腑骨脉之中，精气旺则不发，至血气既衰，或有所感触，虽数十年之久亦有复发者。不论内外之证尽然，亦所当知也。

王士雄按：皮肤顽痹，非外治不为功。此因其坚如革，故多用毒烈之品也。(《洄溪医案·恶风》)

其他医案

◆ 真热假寒

洞庭卜夫人，患寒疾，有名医进以参、附，日以为常，十年以来，服附子数十斤，而寒愈剧，初冬即四面环火，绵衣几重，寒栗如故。余曰：此热邪并于内，逼阴于外。《内经》云：热深厥亦深。又云：热极生寒。当散其热，使达于外。用芦根数两，煎清凉疏散之药饮之，三剂而去火，十剂而减衣，常服养阴之品而身温。（《洄溪医案·畏寒》）

附：选录他人医案

内科医案

◆ 喘证

吕沧洲治经历哈散侍人，病喘不得卧，众作肺受风邪治之。吕诊之，气口盛于人迎一倍，厥阴弦动而疾，两尺俱短而离经。因告之曰：病盖得之毒药动血，致胎死不下，奔迫而上冲，非风寒作喘也。乃用催生汤加芎、归，煮二三升服之，夜半果下一死胎，喘即止。哈散密嘱曰：病妾诚有怀，以室人见嫉，故药去之，众所不知也。众惭而去。（《女科医案·喘急门》）

◆ 痢疾

崇明施姓，迁居郡之盘门，其子患暑毒血痢，昼夜百余行，痛苦欲绝。嘉定张雨亭，其姻戚也，力恳余诊之。余曰：此热毒蕴结。治之以黄连、阿胶等药，一服而去十之七八矣。明日再往，神清气爽，面有喜色。余有事归家，约隔日重来。归后遇风潮，连日行舟断绝，三日后乃得往诊。病者怒目视余，问以安否？厉声而对曰：用得好药，病益重矣。余心疑之，问其父，曾服他人药否？隐而不言。余甚疑之，辞出。有二医者入门，因托雨亭访其故，其父因余不至，延郡中名医，仍进以人参、干姜等药。给病者曰：视汝脉者此地名医，而药则用徐先生方也。及服而痛愈剧，痢益增，故恨余入骨耳，岂不冤哉！又闻服药之后，口干如出火，欲啖西瓜。医者云：痢疾吃西瓜必死。欲求凉水，尤禁不与，因给其童取井水嗽口，夺盆中水饮其半，号呼两日而死。近日治暑痢者，皆用《伤寒论》中治阴寒入脏之寒痢法，以理中汤加减，无不腐脏惨死，甚至有七窍流血者，而医家病家视为一定治法，死者接踵，全不知悔，最可衰也。(《洄溪医案·痢》)

妇科医案

◆月经后期

薛新甫治一妇人，经候过期，发热倦怠，或用四物、黄连之类，反二月一度，且少而成块。又用峻药通之，两目如帛所蔽。曰：脾为诸阴之首，目为血脉之宗，此脾一受伤，五脏皆为失所，不能归于胃矣。胃气一虚，则清阳皆不能上奉，遂用补中益气、归脾二汤，专主脾胃，半年寻愈。(《女科医案·发热门》)

◆月经愆期

一妇人，经候过期，发热倦怠，或用四物、黄连之类，反两月一度，且少而成块。又用峻药通之，两口如帛所蔽，腹中痞闷，脉软微涩。薛新甫曰：脾为诸阴之首，目为血脉之宗，腹为血脉之都会，脾之所主也。盖脾一受伤，则五脏皆为失所，不能统运于腹，而上奉于目也。随以补中益气、济生归脾二汤，专主脾胃，年余而康复如常。(《女科医案·积聚门》)

◆月经过多

吴菱山治一妇，经血过多，五心烦热，日晡潮热，脉数沉涩，诸药不效，投以四物汤加胡黄连，三服而愈。(《女科医案·发热门》)

◆ 闭经

一室女，年十七，病久未愈，天癸不通，发热咳嗽，饮食少思，欲用通经丸。薛曰：此盖因禀气不足，阴血未充故耳，但养血气，益津液，其经可自行。彼惑于速效，仍用之。余曰：非其治也。此乃剽悍之剂，大助阳火，阴血得之则妄行，脾胃得之则消耗。后果经血不止，饮食不入，遂致不救。（《女科医案·经闭门》）

一妇人，生育多胎，月经不调，两足发热年余，其身亦渐潮热，劳动则足跟酸痛。又年余，唇肿痛裂。又半年，裂唇出血，倦怠食少，经停不行，脉涩弦数。此气血两虚，燥热相乘肝肾之症。彼误服通经丸，遂致不起。（《女科医案·潮热门》）

◆ 痛经

汪石山治一妇，瘦小，年二十余，经水紫色，或前或后，临行腹痛，喜热恶寒，或时感寒，腹亦作痛。脉皆细濡近滑，两尺重按，脉略洪而滑。此血热也，或谓恶寒如此，何谓为热？曰：热极似寒也。遂用黄连四两，香附、当归身尾各二两，五灵脂一两。为末，糊丸。空腹吞之而愈。（《女科医案·调经门》）

一妇，年二十一岁，六月经行，腹痛如刮，难忍求死，脉则细软而快，尺则沉弱而近快。汪曰：细软属湿，数则为热，尺沉属郁滞也。以酒煮黄连八两，炒香附六两，五灵脂半炒半生三两，归身尾三两。为末，糊丸。空心汤下三四钱，服至五六料。越九年，得一子，后屡服屡效。历十五年后，前药周效。汪复诊之，脉皆洪滑无力，幸其尚有精神。汪曰：此非旧日比矣，旧乃郁热，今则虚寒。东垣曰：始为热中，终为寒中是也。经曰：脉至而从，按之不鼓，乃阴盛格阳，当作寒治。且始病时而形敛小，今则形肥大矣。书曰：瘦人多血热，肥人多血虚，岂可同一治也。所可虑者，汗大泄，而脉不为汗衰；血大崩，而脉不为减耳。其痛日重夜轻，知由阳虚不能健运，故亦凝滞而作痛。以症参脉，宜用助阳。若得脉减痛轻，方为佳兆。遂投参、芪、归、术、桂、附一剂。来朝再诊，脉皆稍宁，服至二三十剂，病已愈。盖病有始终寒热之异，药有前后用舍不同，形有肥度壮少不等，岂可以一方而通治哉？（《女科医案·调经门》）

◆ 崩 漏

大尹王天成之内，血崩。自服四物凉血之剂，或作或止，因怒发热，其血大下，服前药不应，更主降火，腹胁大痛，手足俱冷。余曰：此脾胃虚寒所致。先用附子理中汤，痛止肢热；又用补中益气、归脾二汤，崩血顿止，热亦解而食进神康矣。（《女科医案·血崩门》）

戴同父治一妇，血大至，曰崩中。或清或浊，或纯下块血瘀腐，势不可遏，甚则头目昏晕，四肢厥冷。并宜胶艾汤吞灵砂丸，佐以三灰散，或以童子小便煎理中汤，或以沉香降气汤加入百草霜。血崩甚而腹又痛，人多疑为恶血未尽，又见血色瘀黑，愈信恶血之说，不敢止截。大凡血之为患，欲出未出之际，停在腹中，即成瘀色，固难尽以瘀色之血为恶，又焉知瘀之不为虚冷乎？若必待瘀去之后截之，恐并与人无之矣。此腹痛更有说，瘀血腹痛，血通则痛止；崩下腹痛，血住则痛止。宜芎归汤加炮姜、黑附，止其血而痛自止矣。（《女科医案·血崩门》）

西园公治妇人，年六十二岁，血崩不止，投黄连解毒汤四剂，后服凉膈散合四物汤六剂后即愈。此妇因悲哀太过，则心系急，

肺布叶举，而上焦不通，热气在中，迫血而崩，故效。(《女科医案·血崩门》)

薛氏治一妇人，年将七十，素有脾肺之症，每发则饮食不进，胸膈不利，或中脘作痛，或大便泄泻，或小便不利，投以逍遥散加山栀、木香、香附，换茯神而愈。后忧女婿居，不时崩下紫黑血。其病每作，先倦怠而后发热。经曰：积犹伤肺，积思伤脾，肺伤则肝木无制，脾伤则木愈来乘，脾肺两伤则肝阳独旺，不能摄血归经而发也。随以前方加炒黑黄连五分，炒黑吴萸三分。一服顿止，数服而康。(《女科医案·血崩门》)

薛新甫表弟方健甫内，年五十，辛丑患血崩，诸药罔效。壬寅八月，身热体痛，头眩涕出，吐痰少食，众作火治，展转发热，绝粒数日。余诊之曰：脾胃久虚，过服寒药，虚病未已，寒病复起。遂用八味丸料，一服翌早遂索粥数匙，再服食倍，热减痛止，乃服八味丸而愈。癸卯秋，因劳役忧怒病，虽幸不大发。(《女科医案·血崩门》)

薛新甫表弟方健甫内，年五十……甲辰忧怒复作（指崩漏。编者注），胸闷发热，脊痛腰疼，神气拂郁。或作中暑，遂崩血便血，烦渴引饮，粒米不进，昏愦有时，脉洪大，按之微弱，此无根之火，内虚寒而外假热也。十全大补汤加附子一剂，食粥三四匙，仍服八味丸而始愈。(《女科医案·血崩门》)

薛新甫治一妇人，血崩兼心痛，已三年矣，诸药不应。每痛甚，虚症悉具，面色萎黄。此心王血，血去过多，心无所养，以致作痛。宜十全大补汤倍参、术，三十余剂稍愈，百余剂全安。(《女科医案·血崩门》)

一妇人，年四十余，久患血崩，面色萎黄，倦怠无力，或健忘怔忡，惊悸不寐，或心脾伤痛，饮食不思。薛诊之脉大软涩，曰：此思虑伤脾，不能摄血，以致经血妄行，故屡崩不已焉。归脾汤加熟地、白芍，投百余剂，而永不再发，健旺如常。(《女科医案·血崩门》)

◆热入血室

《衍义》云：一妇人，温病已十二日，诊之，其脉六七至而涩，寸稍大，尺稍小，发寒热，颊赤口干不了了，耳聋。问之，病数日经水乃行，此属少阳热入血室也，若治不对病则必死。乃按其症，与小柴胡汤服之二日，又与小柴胡汤加官桂、干姜一日，寒热遂止。又云脐下急痛，又与抵当丸微利，脐下痛痊，身渐凉，脉渐匀。尚不了了，乃与小柴胡汤；次日但胸中热躁，口鼻干，又少与调胃承气汤；不得利，次日心下痛，又与大陷胸汤，半服，利三行；次日虚烦不宁，时妄有所见，复狂言，虽知其尚有燥屎，以其极虚，不敢攻之，遂与竹叶汤，去其烦热，其夜大便自通，至晚两次，中有燥屎数枚，而狂言虚烦尽解。但咳嗽吐沫，此肺虚也，若不治恐成肺痿，遂与小柴胡汤去人参、大枣、生姜，加干姜、五味子，一日咳减，二日而病悉愈。(《女科医案·热入血室门》)

虞恒德治一少妇，夏月行经，得伤寒似疟，谵语狂乱。诸医皆以伤寒内热，投双解散、解毒汤，服之大汗如雨，反如风状；次以牛黄丸、金石之药，愈投愈剧。一日延虞诊视，脉弦而大。虞思伤寒内热狂乱，六阳俱病，岂不口干、舌黑，况脉不数，病体按之，或热或静，其腹急痛。意必有内伤在前，伤寒在后，今伤寒得汗虽已，内伤则尚存故也，因细问之。患者曰：正行经时，因饮食后，必多用冷水抹身，因得此症。方知冷水外闭其汗，内阻其血，邪热入于血室，经血未尽，血得邪热，乍静乍乱，故寒热谵语，掉眩类风也，须得玉烛散下之。下后谵语已定，次以四物、小柴胡汤调理，五日热退身凉，患遂瘳。(《女科医案·热入血室门》)

许学士治一妇，病伤寒发寒热，遇夜则如见鬼状，经六七日，忽然昏塞，涎响如引锯，牙关紧急，瞑目不知人，病势危困。许视之曰：得病之初，曾值月经来否？其家云经水方来，病作而经遂止，得一二日发寒热，昼虽静，夜则有鬼祟从，日昨不省人事。许曰：此乃热入血室症。仲景云：妇人中风，发热恶寒，经水适来，昼则明了，暮则谵语，如见鬼状，发作有时，此名热入血室。医者不晓，以刚剂与之，遂致胸膈不利，涎潮上涌，喘急息高，昏冒不知人，当先化其痰，后除其热，乃急以呷散投之。两时顷，涎下得睡，省人事。次以小柴胡汤加生地黄，三服而除，不汗而自解矣。(《女科医案·热入血室门》)

一妇人，热入血室症，医者不识，用补血调气治之，数日遂成血结胸。或劝用药，许公曰：小柴胡已迟，不可行也，无已，刺期门穴斯可矣。予不能针，请善针者治之，如言而愈。或问：热入血室，何为而成结胸也？许曰：邪气传入经络，与正气相搏，上下流行，遇经水适来适断，邪即乘虚入于血室。血为邪所迫，上入肝经，肝受邪则谵语而见鬼；复入膻中，则血结于胸中矣。何以言之？妇人平居，水养木，血养肝，方未受孕则下行为月水，既受孕则中蓄之养胎，及已产则上壅之以为乳，皆血也。今邪逐血并归于肝经，聚于膻中，结于乳下，故手触之则痛，非药可及，故当刺期门也。(《女科医案·热入血室门》)

◆带下病

韩氏曰：山妻年三十余，十八胎犊七夭。会先君松潘难作，贱兄弟皆西奔，妻惊忧过甚，遂昏昏不省人事，口唇舌皆疮，或至封喉，下部虚脱，白带如注。如此四十余日，或时少者，欲自溢，自悲不能堪。医投凉剂，解其上热，则下部带疾愈甚；或投热剂及汤药薰蒸下部，则上热昏晕欲绝。四弟脉之，始知为亡阳证也。大哭曰：宗嗣未立，几误杀吾嫂。急以盐煮大附子九钱为君，制以薄荷汁，佐以姜炭、麦冬、五味之属，水煎入井水冷与之。未尽剂，即鼾鼻熟睡通宵觉，即能识人。时止一嗣子二女，相抱痛哭，疏戚皆悲。挚友赵宪长惊曰：君何术也？弟曰：方书有之，真对真，假对假耳。外乃假热，故以假冷之药从之；内有真冷，故以真热之药反之。斯外内和而病解矣。继以女金丹错综变化，不但去其疾，且调元气。庚午生一子，今应袭也。女金丸即胜金丸，方见种子门。（《女科医案·赤白带下门》）

息城李左卫之妻，病白带如水窃漏，绵绵不断，臭秽之气不可近身，面黄食减已三年矣。诸医皆云积冷，阳起石、石硫黄、姜、附之药，重重燥补，污水转多。余断之曰：此带浊水，本热乘太阳经，其寒水不能禁固，故如此也。夫水自高而趋下，宜先竭上源。乃涌痰二三升，次日复下污水十余行，至三遍，汗出周身。明旦病人云：污水已不下矣。改用寒凉之剂，清涤子室，服至半载，后产一男。（《女科医案·赤白带下门》）

◆ 堕胎

一妇，形长瘦，色黄白，性躁急，年三十余。常患堕胎病，已七八见矣。汪诊其脉，皆软弱无力，两尺虽浮，不任寻按。曰：此胎堕太多，气血耗甚，胎无滋养，故频堕耳。譬之水涸而木枯，土削而木倒也。况三五个月，正少阳火动之时，加以性躁而急，发动炎威，故胎多堕于此际也。宜大补阴煎加黄柏、黄芩，煎服，

仍以此药研末，蜜丸，服半年，则胎固而连生二子。(《女科医案·防胎自坠门》)

一孕妇，病，医言胎防其堕。钱仲阳诊之，脉偏弱。曰：娠者五脏传养，率六旬乃更候其用，当偏补之，何必堕，已而母子皆全。(《女科医案·防胎自坠门》)

◆ 转胞

儒者王文远室，重身患小便不通，小腹肿胀，喘急不能安卧者已三日，几至于危。六脉细数，重按无神。用八味丸一服，小便滴沥。再以前丸加车前子一剂，即利。肚腹顿宽，而产顺全安矣。(《女科医案·小便不通门》)

◆ 产后血崩

汪镐妻三十五岁，厌产，误服打胎药，下血如崩。旬余，腹痛一阵即行，或时鼻衄，诸药不效。江应宿诊，六脉数而微弦。乃厥阴之火泛逆，迫血上下妄行。投以四物汤换生地，加阿胶、石脂粉炒及炒黑山栀、炒黑蒲黄，一剂而减，四剂而全瘳矣。(《女科医案·防胎自坠门》)

◆ 产后恶露不通

一妇，产后恶露不通，三日后水谷入口即发呃二三声。医用丁香柿蒂汤不应，反加昏愦，口中喃喃，呃发则撮口抬肩，危迫殆甚。薛氏诊之，脉洪涩动。曰：此难产受惊，心气不下，胃气上逆，瘀血阻而升降失调也。其夫应之曰：然，三日不产，分娩后即便如此。遂以失笑散，热童便调下三钱，一剂而苏醒，再剂而呃减，三剂而呃定，恶露亦下而霍然矣。(《女科医案·呃逆

门》)

◆产后腹痛

一妇，产后腹痛，后重下痢无度，形体倦怠，饮食不甘，以怀抱久郁，并患茧唇，寐而盗汗如雨，竟夜不敢寐，神思消烁殆甚。薛诊，脉数洪涩，重按无神。曰：此气血虚而湿热淫溢也。投当归六黄汤，连、柏、黄芩皆炒黑，一剂而盗汗止，再剂而痛痢瘳。乃以归脾、八珍二汤兼服，元气得复而全安矣。(《女科医案·腹痛门》)

◆产后腹胀

一妇，年近四十，禀气素弱，自去其胎。五月内渐渐腹胀如鼓，至心前吐不能食，用补不效。程仁甫诊之，六脉微弱，但只叫胀死，此乃损伤脾气而胀甚。然急则治标，以桃仁承气汤加枳实、厚朴，倍硝、黄，煎服，四分中吐其一。次早仍胀急不通，又服琥珀丸三钱，至申时，大便通而胀减。但倦怠无力，发热口淡，再用参、芪、归、芍、楂、术、陈皮，八剂而渐安。(《女科医案·防胎自坠门》)

◆产后发热

王金宪室人，产后因沐浴遂发热呕恶，渴欲饮冷水，谵言妄语若狂。盖其体气丰厚，素不受补，医用清凉之剂，则热燥转增。汪诊六脉浮大洪数，曰：产后气血暴虚，孤阳外越，内真寒而外假热也，宜大补气血。与八珍汤加炮姜一钱，一剂而热减大半。病人自以素不受参，不宜再服。过一日，大热如火，复与前剂，潜加参、芪、炮姜，三四剂而热退身凉，脉亦静，而病不再发矣。

《女科医案·发热门》）

吴菱山治一妇人，产后去血过多，食后着恼，头疼身痛，寒热如疟。左手弦大，微有寒邪；右手弦滑不匀，乃饮食挟痰火也。二者皆因虚而得，宜养正祛邪。遂以茯苓补心汤去地黄，加羌活、青皮、葱、枣，三服汗出身凉，其患渐差。然后以八物汤调理半月后始全愈。（《女科医案·发热门》）

◆产后喘证

史仲子室，年甫二十，因疫堕胎，因咳服清肺解表，反加喘急不寐。请薛诊之，脉软数而涩。曰：此脾土太虚，不能生肺金，而湿伏不化，药重伤之，故喘。与补中益气汤加茯苓、半夏、五味、炮姜，四剂渐减。又与八珍汤加五味子及十全大补汤而全安。（《女科医案·堕胎门》）

一妇，有胎，四月堕下。逾旬腹肿气喘，发热面赤，舌青，口鼻俱疮。陈斗岩诊之，脉洪盛。曰：胎未坠，面赤口鼻疮，心火盛而液干也，舌青气喘，肝热亦枯而胎死矣。内外人皆曰：胎堕已久。复诊色脉如前。以蛇蜕煎汤下平胃散三钱，加芒硝、归尾一倍，服之须臾，腹鸣如雷，阵痛引腰，痛甚则复下一死胎，病亦寻愈。（《女科医案·防胎自坠门》）

◆产后心痛

一妇，产后心痛，用大黄等药，其血虽下，复患头痛，而发热恶寒。次日昏愦，自以两手坚护其腹，不得诊脉。视其面色青白，薛以为脾气虚寒而作痛也。用六君子汤加姜、桂而痛止。又用八珍汤加姜、桂而全安。（《女科医案·心痛门》）

◆ 产后头痛

一产妇，患头痛，日用补中益气汤不缺，已三年矣，稍劳则恶寒内热。脉软而涩。薛以为阳虚不能布漾，仍用前方加熟附子二钱，三十余剂而痛不再发。（《女科医案·头痛门》）

一妇，产后头痛，面青口苦，已二年矣，日服四物等无效。薛诊之，脉数虚弦微涩。曰：此肾水不足，不能涵养肝木，而血虚生风也。用六味丸加柴胡、归、芍、五味子，两月余，而二年之患已全差矣。（《女科医案·头痛门》）

◆ 产后腰痛

一妇，产后腰痛，牵引腹胀，善噎，诸药皆呕，脉涩弦濡。薛以为脾虚血弱，胃气不化，而浊阴窒塞，肾家受制使然也。用白术三斤，久制醇热，焙脆为末，每剂一两，米饮调下，四剂痛减，四十余剂而霍然矣。（《女科医案·腰痛门》）

◆ 难产

一府判女，产不利已敛，刘取红花浓煎，令扶女子登上，以绵帛蘸汤盒之，连连浇帛上，以器盛汤，又暖又淋，久而苏醒，遂生一男。盖遇严冬血冷，凝滞不行，血暖即产，见亦神矣。（《女科医案·难产门》）

一妇，难产，七日不下，且饮食甚少。伯仁诊之，脉虽和平，寻按涩涩。令以凉粥一盂，捣枫叶煎服调啖之，旋即产。或诘其故，曰：此妇饮食甚少，未有谷气不充而津液独旺者。且枫叶先生先落，后生后落，故作汤以引之也。（《女科医案·难产门》）

一妇，难产三日不下，服破血行经之药，俱罔效。吴诊之，脉沉。便秘。为制一方，车前子为君，冬葵子为臣，白芷、枳壳为佐。已服药，午即产。众医异之。吴曰：《毛诗》采芣苢之义，以防产难是也。（《女科医案·难产门》）

蓿州王美人，怀子而不乳。召淳于意诊之，脉滑疾不弱。投以莨菪药一服，酒下之，胎立产。复症脉躁疾，此病气有余，非虚也。即饮硝石一剂，遂下血，血如豆瓣而愈。（《女科医案·难产门》）

附录 方剂组成

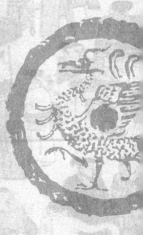

B /

白附子散：白附子一两，麻黄、炮川乌头、炮南星各半两，全蝎五个，炮干姜、朱砂、麝香各一分。为细末，酒调服之，去枕少时。主治风寒客于头中，偏痛无时，久之牵引两目，遂致失明。

白虎加苍术汤：知母六两，炙甘草二合，石膏一斤，苍术三两，粳米三两，锉如麻豆大，每服四大钱，煎服；主治湿温多汗。

白术散：白术、木香、炮附子、人参各等分，为细末，每服二钱，生姜三片，大枣一个，水煎温服。

白芷丸：白芷、石斛、炮干姜各一两半，细辛、五味子、厚朴、茯苓、肉桂、防风、炙甘草、陈皮各一两，白术一两一分。为细末，炼蜜丸如梧子大，每服三十丸，清米饮下，不饥不饱服。主治气虚头晕。

槟榔汤：槟榔三钱，生姜三片，紫苏七叶，陈皮三枚，煎服。主治脚气。

补脾汤：人参、炮干姜、白术、炙甘草、陈皮、青皮，为细末，每服三钱，煎数沸，热服，入盐点亦得。

补阴益气汤：人参半两，黄芪三两，山药三两，阿胶三两，白芍两半，炙草五钱，熟地五两，升麻钱半，柴胡三钱。

D /

道人深师增损肾沥汤：黄芪、甘草、芍药、麦门冬、人参、肉苁蓉、干地黄、赤石脂、地骨皮、茯神、当归、远志、磁石、枳实、防风、龙骨各一两，桂心、川芎各二两，生姜四两，五味子三合，半夏一升，白羊肾一具，大枣三十枚。上二十三味，㕮咀，以水二斗，煮羊肾，取汁一斗二升，纳诸药，煮取四升，分为五服。不利下者，除龙骨、赤石脂；小便涩，以赤茯苓代茯神，加白术三两；多热，加黄芩一两；遗溺，加桑螵蛸二十枚。《胡洽方》无黄芪、苁蓉、赤石脂、地骨皮、磁石、枳实、防风、龙骨、半夏，有黄芩，为十五味。治风虚劳损挟毒，脚弱疼痹或不随，下焦虚冷，胸中微有客热，心虚惊悸不得眠，食少失气味，日夜数过心烦，迫不得卧，小便不利，又时复下。

独活散：独活、白术、茯苓、秦艽、葳蕤、柏子仁、炙甘草各一两，花椒、熟地黄、枳实、白芷、肉桂各半两，人参一分。为细末，每服二钱，生姜三片，大枣一个，同煎，不拘时服。

独活汤：独活、羌活、防风、人参、前胡、细辛、五味子、沙参、茯苓、半夏、酸枣仁、炙甘草各一两，为粗末，每服四大钱。生姜三片，乌梅半个，同煎。不拘时服。

E /

二神丸：骨脂四两，肉豆蔻二两，为细末，用大枣四十九个，生姜四两，切片同煮，枣烂去姜，取枣，剥去皮核用肉，研为膏，入药和杵，丸如梧子大，每服三十丸，盐汤下。主治脾肾虚弱，全不进食。

F /

服桑枝法：桑枝一小升，细切炒香，以水三大升，煎取二升，一日服尽，无时。《图经》云：桑枝性平，不冷不热，可以常服。疗体中风痒干燥，脚气风气，四肢拘挛，上气眼晕，肺气咳嗽，消食，利小便。久服轻身，聪明耳目，令人光泽；兼疗口干。

茯神散：茯神、熟地黄、白芍药、川芎、当归、茯苓、桔梗、远志、人参各一两，为细末，每服二钱，灯心草、大枣同煎，不拘时候。

G /

干姜丸：炮干姜、巴豆、大黄、人参各一钱，除巴豆外，余为末，同研，炼蜜丸如梧子大，服前汤时用汤吞下一丸，米饮亦得。

葛根汤：葛根、麻黄、桂枝、芍药、生姜、炙甘草、大枣，疏风散寒，舒筋解肌。另外许叔微《普济本事方》中还有同名主治胁肋下痛，不美食的葛根汤：葛根、桔梗、防风、白芍药、炙甘草、诃子、川芎、白术、枳壳、生姜、大枣。

枸杞汤：枸杞枝叶一斤，栝楼根、石膏、黄连、甘草各三两。上五味，咀，以水一斗，煮取三升。分五服，日三夜二。剧者多合，渴即饮之。

桂枝加厚朴杏子汤：桂枝、芍药各一两，炙甘草六钱，姜汁炙厚朴六钱，杏仁十七个；锉如麻豆大，每次五大钱，生姜五片，大枣二个，同煎，去滓温服，覆取微汗。

H /

槐花散：皂角、白矾、炒槐花、炙甘草，四味等分为末，每服二钱，白汤调下。主治热吐。

火府丹：生地黄、木通、黄芩各一两，为细末，炼蜜杵，丸梧子大，每服三十粒，木通煎汤下。主治心经热，小便涩，五淋，脐下满痛。

J /

交加散：生地黄五两，生姜五两，均研取汁，右交互用汁浸一夕，各炒黄渍，汁尽为度。主治妇人荣卫不通，闭经，腹痛，气多血少，结聚为瘕，产后中风。

椒附散：炮附子二大钱（为末），花椒二十粒（用白面填满），水一盏半，生姜七片，同煎至七分，去椒入盐，通口空心服。主治肾气上攻，项背不能转侧。

惊气丸：炮附子、木香、僵蚕、花蛇（酒浸）、橘红、天麻、麻黄各一两，全蝎一两，紫苏子各一两，天南星半两，朱砂一分。为末，入研脑麝少许，同研极匀，炼蜜，杵，丸如龙眼大，朱砂为衣，每服一粒，金银薄荷汤化下，温酒亦得。主治惊忧积气，心受风邪，发则牙关紧急，涎潮昏塞，醒则精神若凝。

L /

羚羊角汤：羚羊角、肉桂、炮附子、独活各一两三钱半，白芍药、防风、川芎各一两，为粗末，每服三大钱，生姜三片，同煎，日二三服，秋季服之。主治筋痹肢节束痛。

硫黄丸：硫黄二两，硝石一两，水丸如指头大，空心，腊茶嚼下。主治头痛。

M /

麻子苏子粥：紫苏子、大麻子二味各半合，净洗研极细，用水再研，取汁一盏，分二次煮粥啜之。主治老人诸虚人风秘、产后便秘。

麋茸圆：麋茸或鹿茸一两，茴香半两，菟丝子一两，为末，以羊肾二对，法酒煮烂去膜，研如泥，和丸如梧子大，阴干。如肾膏少，入酒糊佐之。每服三五十丸，温酒盐汤下。主治肾经虚，腰不能转侧。

蜜兑法：蜜四两，铜器中文武火煎之稍凝如饴状，搅之勿令焦，候可丸。即取出捻作梃，如指许长二寸，当热时急作，令头锐，塞入肛门中，以手急抱定。欲大便时乃去之，未利再作。

木瓜煎：木瓜二个（取盖，去穰），没药二两，乳香一分，将没药、乳香纳木瓜中，合上盖子，竹签定之，饭上蒸三四次，烂研成膏，每服三五匙，地黄酒化下。生地黄汁半盏，好酒二盏和之，用八分一盏，热暖化膏。主治筋急项强不可转侧。

N /

宁志膏：人参一两，酸枣仁一两，朱砂半两，乳香一分，为细末，炼蜜，和杵，丸如弹子大，每服一粒，薄荷汤化下。

P /

破阴丹：硫黄、水银各一两，陈皮、青皮各半两。先将硫黄铫子内熔，次下水银，用铁杖子打匀，令无星，倾入黑茶盏内，研细，入陈皮、青皮二味匀研，用厚面糊丸如桐子大，每服三十丸。如烦躁，冷盐汤下。如阴证，冷艾汤下。主治阴中伏阳。

Q /

清心丸：黄柏一两为末，生脑子一钱，同研匀，炼蜜丸如梧子大，每服十至十五丸，浓煎，麦门冬汤下。主治经络热，梦漏，心忪恍惚，膈热。

S /

山蓣圆：山药、人参、沙参、远志、防风、珍珠母、紫石英、茯神各一两，龙齿、五味子、丹参、菖蒲、细辛各一分，为细末，炼蜜为丸，如梧桐子大，每服三五十丸，金银薄荷汤下，食后临卧。

山栀子散：栀子不拘多少，烧存性，末之，搐入鼻中，立愈。

麝香丸：川乌头三个，全蝎二十一个，黑豆二十一粒，地龙半两，为细末，入麝香少许，同研匀，糯米糊为丸，如绿豆大，每服七丸，甚者十丸，夜卧令膈空，温酒下，微出冷汗一身，便瘥。主治白虎历节，诸风疼痛，游走无定，状如虫啮，昼静夜剧，及一切手足不测疼痛。

神宝丸：木香、胡椒各二钱半，全蝎十个，巴豆（研）。为细末，汤释蒸饼，丸麻子大，朱砂为衣，每服三粒。心膈痛柿蒂灯心汤下；腹痛柿蒂煨姜煎汤下；血痛炒姜醋汤下；肺气甚者白矾蛤粉各三分，黄丹一分同研为散，煎桑根白皮糯米饮调下三钱，小喘只用桑皮糯米饮下；肾气胁下痛茴香酒下；大便不通蜜汤调槟榔末一钱下；气噎木香汤下；宿食不消茶酒浆饮任下。

升麻牛蒡圆参汤：升麻一两，牛蒡子二两，人参半两，为粗末，每服三钱，煎服。此药能消肿祛风，不动正气，一日可三服。

苏合香丸：苏合香油一两（入安息香膏内），白术、丁香、朱砂、木香、白檀香、薰陆香、沉香、荜茇、香附、诃藜勒、麝香各二两，冰片一两，安息香二两（为末，用无灰酒一斤熬膏）。共为细末，入药研匀，用安息香膏并炼白蜜和剂。每服丸如梧桐子大四丸，老人小儿可服一丸，空心服之，或温酒化服亦得。主治传尸，骨蒸，殗殜，肺痿，疰忤，鬼气，卒心痛，霍乱吐利，时气鬼魅，瘴疟，赤白暴利，瘀血月闭，痃癖下肿，惊痫，鬼忤中人，小儿吐乳等。

T /

桃仁煎：桃仁、大黄、朴硝各一两，炒虻虫半两。为末，以醇醋二升半，银石器中漫火煎取一升五合，先下大黄、桃仁、虻虫三味，不住手搅，欲圆，下朴硝，更不住手搅。良久出之，丸如桐子大。前一日不用吃晚食，五更初用温酒吞下五丸，日午取下如赤豆汁鸡肝虾蟆衣，未下再作，血鲜红即止，续以调气血药补之。主治妇人血瘕血积，闭经。

W /

温脾汤：厚朴、炮干姜、甘草、肉桂、附子各半两。大黄四钱，碎切，汤一盏渍半日，搦去滓，煎汤时，和滓下。前五药细锉，水二升半，煎八合后，下大黄汁再煎六合，沉淀，去除残渣，不要晚食，分三服温服，自夜至晓令尽。主治痼冷在肠胃间，连年腹痛泄泻，休作无时，服诸热药不效，宜先去宿积，然后调治易瘥，不可畏虚以养病也。

乌梅丸：乌梅、细辛、干姜、附子、花椒、桂枝、黄连、黄柏、当归、人参，温脏、补虚、安蛔，主治寒热错杂、蛔虫证等。

乌头汤：炮乌头、细辛、花椒、炙甘草、秦艽、炮附子、肉桂、白芍药各等分，炮干姜、茯苓、防风、当归各一两，独活一两三钱半，为粗末，每服三钱，大枣二个，同煎，空心，食前服，冬季服之。主治寒冷湿痹，留于筋脉，挛缩不得转侧。

五积散：白芷、川芎、炙甘草、茯苓、当归、肉桂、芍药、半夏、陈皮、炒枳壳、麻黄、苍术、干姜、桔梗、厚朴、生姜，疗外感风寒，内伤生冷。

五苓散：猪苓一两半，泽泻二两半，白术一两半，茯苓一两半，肉桂一两，各捣为散，拌匀，每服三钱，白汤调下，不计时候，服讫多饮热汤。汗出即愈。主治伤寒温热病表里未解，头痛发热，口燥咽干，烦渴饮水，或水入即吐，或小便不利，汗出表解烦渴不止者宜服。又治霍乱吐泻，燥渴引饮。又治瘀热在里，身发黄疸，浓煎茵陈蒿汤下，食前服。疸病发渴及中暑引饮，亦可用水调服。

五味子散：五味子二两，吴茱萸半两，二味同炒香熟为度，细末，每服二钱，陈米饮下。主治肾泄。

X /

小续命汤：麻黄、桂枝、防风、防己、杏仁、黄芩、人参、甘草、大枣、川芎、白芍、附子、生姜，主治中风。

续断汤：续断、杜仲、肉桂、防风、炙甘草、牛膝、茯苓、细辛、人参、当归、白芍药各一两，川芎、秦艽、独活、熟地黄各三两，为细末，每服二钱，生姜三片，大枣一个，同煎空心食前稍热服。

Y /

养血地黄丸：熟地黄十分，蔓荆一分，山茱萸五分，地肤子、狗脊、白术、炒干漆、炒蛴螬、炮天雄、车前子各三分，草薢、山茱萸、泽泻、牛膝各一两，为细末，炼蜜和杵，丸如梧子大，每服五十丸，空心，夜卧，温酒服，春夏服之。主治筋极。

茵陈蒿汤：茵陈蒿一两半，大黄三分，栀子小者十枚，为粗末，每服一钱，煎去滓服，调五苓散二钱服，以知为度。主治胃中有热、有湿、有宿谷，相抟发黄。

玉屑圆：槐根白皮、苦楝根白皮各三两，椿根白皮四两，天南星、半夏半两，威灵仙一两，寒食面三两，为细末，滴水丸如桐子大，每服三十丸。水八分一盏，煎沸，下丸子煮令浮，以匙抄取，温温送下，不嚼，空心食前服。主治肠风泻血久不止。

愈风散：焙荆芥穗过一两，为细末，每服二钱，温酒调下。主治产后中风，口噤，牙关紧急，手足瘛疭。

远志丸：远志、南星、炮白附子、茯苓、人参、酸枣仁各半两，金箔五片，朱砂半两（水飞，并入麝香少许，同研）。为细末，炼蜜丸如梧子大，朱砂为衣，每服三十丸，食后临卧时用薄荷汤下。主治因惊语言颠错。

Z /

真珠丸：珍珠母三分（研如粉），当归、熟地黄各一两半，人参、酸枣仁、柏子仁各一两，茯神、沉香、龙齿各半两，为细末，炼蜜为丸，如梧子大，朱砂为衣。每服四五十丸，金银薄荷汤下，日午夜卧服。主治肝经因虚，内受风邪，卧则魂散而不守，状若惊悸。

知母汤：知母一两，麻黄、黄芪、炙甘草、羌活、白术、枳壳各半两，为粗末，每服四钱，水一盏半，牛蒡子百粒，研碎，煎至七分温服，日三四，觉冷不用牛蒡子。主治游风攻头面，或四肢作肿块。

治肾脏风攻注脚膝方：甘遂一两，木鳖子二个（研末）。猪腰子二个破开，药末一钱掺匀，湿纸裹数重，慢火煨熟，放温。五更初细嚼米饮下，积水多则利多，少则少也，宜软饭将息。

竹茹汤：葛根三两，炙甘草三分，姜半夏三分，为粗末，每服五钱，生姜三片，竹茹一弹大，大枣一个，同煎，去滓，温服。主治胃热呕吐。

紫金丹：胆矾三两，黄蜡一两，大枣五十个，茶叶二两。前三药于瓷合内用头醋五升，先下矾、枣，漫火熬半日以来，取出枣去皮核，次下蜡一处，更煮半日如膏，入好腊茶末二两同和，丸如梧子大。每服二三十丸，茶酒任下。如久患肠风痔漏，陈米饮下。主治男子、妇人患食劳、气劳，遍身黄肿，欲变成水肿，及久患疟癖，面目悉黄。